检验与临床思维案例
血液与体液相关疾病

主　编　崔　巍　续　薇　王学锋
副主编　李绵洋　曲林琳　沈亚娟　王小中　方　琪

科 学 出 版 社
北 京

内 容 简 介

本书汇集了血液与体液相关疾病诊疗过程中检验与临床沟通、融合的48个典型案例，共分三部分，分别为"临检血液""骨髓""体液及其他"。每个案例由概述、案例经过、案例分析、知识拓展、案例总结、专家点评六部分组成。本书最大的特点是所有案例均由检验医师与临床医师沟通合作后共同完成，体现了检验与临床协作配合、融合发展。

本书可供各级医疗机构临床医师和检验医师阅读与参考，有助于医务工作者掌握检验与临床结合的思维方法，对一线检验与临床工作者具有指导意义。

图书在版编目（CIP）数据

检验与临床思维案例·血液与体液相关疾病 / 崔巍，续薇，王学锋主编．—北京：科学出版社，2024. 8. -- ISBN 978-7-03-079135-1

Ⅰ．R446.1

中国国家版本馆 CIP 数据核字第 2024WF1389 号

责任编辑：丁慧颖　张艺璇 / 责任校对：张小霞
责任印制：肖　兴 / 封面设计：吴朝洪

科 学 出 版 社 出版
北京东黄城根北街 16 号
邮政编码：100717
http://www.sciencep.com

北京中科印刷有限公司印刷
科学出版社发行　各地新华书店经销

*

2024 年 8 月第　一　版　　开本：787×1092　1/16
2024 年 8 月第一次印刷　　印张：20 1/2
字数：490 000
定价：**158.00 元**
（如有印装质量问题，我社负责调换）

主 编 简 介

崔　巍　研究员，博士研究生导师。国家癌症中心/中国医学科学院肿瘤医院检验科主任。长期从事肿瘤生物标志物临床应用研究。作为负责人承担国家自然科学基金、国家重点研发计划项目、中国医学科学院创新工程等各类课题20余项。在 *Gut*、*J Hematol Oncol*、*Clin Infect Dis* 等国内外期刊发表论文200余篇。现任中华医学会检验医学分会候任主任委员，《中华检验医学杂志》《检验医学》副总编辑，国际实验室血液学学会（ISLH）细胞分析/流式委员会委员，亚太临床生物化学与检验医学联合会（APFCB）教育委员会主席等。

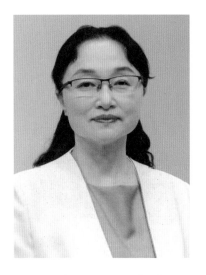

续　薇　主任医师，教授，博士研究生导师。吉林大学第一医院临床检验中心主任、实验诊断学系主任。中国医师学会检验医师分会常委，中华医学会检验医学分会第九届常委、第十届委员会血液体液学专业学组组长，中国老年医学学会检验医学分会常委，中国医院管理协会临床检验专业委员会委员，吉林省医学会检验分会主任委员，吉林省抗癌协会临床细胞学专业委员会主任委员，吉林省教学指导委员会委员，中国合格评定国家认可委员会主任评审员，《中华检验医学杂志》等多家杂志编委。

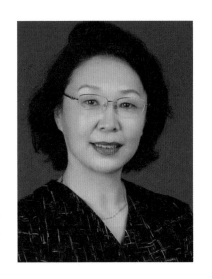

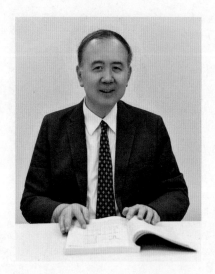

王学锋 主任医师，教授，博士研究生导师。上海交通大学医学院医学技术学院副院长、检验系主任，上海交通大学医学院附属瑞金医院实验诊断中心主任、检验科主任、临床输血科主任。上海医学会检验医学分会主任委员，上海市领军人才。*LabMed Discovery* 执行主编，《诊断学理论与实践》主编，中国输血协会临床输血委员会主任委员，中华医学会检验医学分会第十一届委员会临床血液体液学组组长。长期从事出血病及血栓病诊治的研究，对各种出血性疾病尤其是严重出血的诊断与治疗有较丰富的经验。

编 审 人 员

主　　编　崔　巍　续　薇　王学锋
副 主 编　李绵洋　曲林琳　沈亚娟　王小中　方　琪
编　　委　（以姓氏笔画为序）

马汝飞	王　珏	王　倩	王昌敏	王临艳
王恕歆	王逍遥	王蓓丽	王翠峰	韦菊英
毛志刚	毛海婷	尹　萌	石　艳	石红霞
叶先飞	付　璐	包梦颖	朱　倩	朱名超
乔永峰	刘　茜	刘咏梅	刘家云	闫　彬
关　明	米玉红	江　虹	安崇文	苏　磊
李　果	李　峥	李永哲	李亚军	李相磊
李雯雯	李登举	李满桂	杨　俊	杨　霖
杨学敏	吴　俊	吴　遐	吴晓本	吴超利
汪　玲	宋　俐	宋振举	张　娟	张　颖
张　慧	张　磊	张丽霞	张景逍	张智辉
陈　波	陈建霞	郐文琳	林晓燕	周　强
郑　磊	项贵明	胡　敏	胡翊群	俞　颖
袁育林	贾克刚	顾　兵	徐　薇	徐少卿
徐丹菲	徐倩倩	高　佳	郭　玮	郭思琪
郭勇晖	郭晓临	席　倩	唐强虎	黄　芊
黄　睿	黄钰雯	曹颖平	崔梦丽	笪文武
梁湘辉	甄晓玲	路其凤	窦心灵	管佩钰

点评专家 （以姓氏笔画为序）

丁邦胜	马春燕	王志芳	王昌敏	王相华
王晓琴	叶向军	包 慎	曲林琳	任 蕾
刘 利	闫存玲	关秀茹	江 梅	杜伟鹏
李传保	李红春	李建兰	杨大干	杨丽华
何旭英	余 抒	沈 薇	沈亚娟	宋卫青
张 娟	张 鸽	周 新	郑 沁	屈晨雪
钟 俊	恽志华	秦晓松	柴凤霞	凌利芬
郭飞波	唐 宁	黄若凡	黄海樱	黄望香
盛晓芳	崔 巍	鹿全意	梁湘辉	梁 鑫
续 薇				

编　者 （以姓氏笔画为序）

门 翔	王 力	王 倩	王婉宁	王瑞娟
孔维娅	石 伟	石 晶	付鹤鹏	代 阳
匡欣薇	曲惠廷	任鹏丽	庄 芸	刘 颖
刘彦超	汤 丽	安 科	祁永花	杜忠华
李 昕	李化会	李晓勇	杨 欣	杨宗兴
肖小灵	吴弘英	吴雪莲	何军儒	何悦成
沈 迪	张 伟	张 青	张 娜	张 鸽
张 磊	张宇杰	张鑫鑫	陆婧媛	陈 丹
陈 锟	陈 静	陈尧磊	陈显秋	陈晓彤
陈靖楠	林淡钰	周 强	周兴田	单宁宁
赵殊棋	胡 娟	胡天喜	胡渲珩	柏久莲
段金霞	索涛丽	柴凤霞	徐 菲	高 静
黄若凡	黄海樱	梁静文	蒋 娟	喻小娟
舒新乐	曾令鹏	谢经丰	甄长青	廖 静
冀天星				

前　言

改革开放以来，我国检验医学经历了长达40多年的飞速发展，在这个过程中，学科的各个层面都发生了翻天覆地的变化，包括实验室环境、人员素质、仪器设备及质量管理等。然而，在这个坚实的基础之上，我们如何进一步推动检验医学的发展，提升其在临床疾病诊疗中的地位，促进检验医学与临床医学的深度交融，以及提升检验医师对临床疾病的诊疗能力，成为当前学科发展的重要议题。

检验医师的临床沟通、咨询和会诊能力的提升并非一蹴而就，而是依赖于长期积累的临床和实验室工作经验，以及二者交叉融合的实践训练。只有具备了扎实的临床知识，检验医师才能更好地为临床疾病诊疗提供精准的检测结果和专业的咨询意见。我国检验医学的发展已经取得显著成果，但仍有很大的发展空间。我们需要在已有基础上，进一步提升检验医学在临床疾病诊疗中的地位，加强检验医师与临床医师的沟通与合作，以实现诊疗更精准、更高效。这不仅需要不断提升检验医学的技术，更需要我们关注临床需求，以人为本，以患者为中心，为临床疾病诊疗提供更加精准和专业的支持。在这个过程中，临床与实验室工作经验的积累和实践训练的加强至关重要。

在新的时代背景下，检验医师要以更高的标准要求自己，以更严谨的态度对待工作，不断推动检验医学的发展，为我国的医疗服务贡献力量。在这个过程中，我们需要注重临床与检验经验的积累，强化跨学科的交流与合作。这样，我国的检验医学才能在未来的发展中发挥更大的作用。

鉴于此，在中华医学会检验医学分会指导下，自2021年以来，由检验医学新媒体主办了"全国检验与临床思维案例展示"系列活动，通过全国征稿、初审、专家复审及现场评审，将选出的优秀案例进行线下展示和线上直播，受到了业内的一致好评。本书即从众多来稿中选出优秀案例编辑而成。书中案例均由检验医师与临床医师反复沟通后共同完成，是检验与临床协作配合、融合发展的成果。

检验与临床的深度融合与发展，并非一蹴而就，而是需要检验医学专业人士秉持信念、持续努力，同时也离不开临床医师的理解与支持。中华医学会检验医学分会始终关注检验与临床的协同发展，鼓励检验医学专业人士在日常工作中积极与临床医师开展对话与合作。期望通过每年举办此类检验与临床思维案例展示活动，以及出版相关系列图书，进一步推动检验与临床之间的交流与互动。我们期待年轻一代的检验人能在未来工作中更加主动地与临床医师沟通交流，为多学科的融合发展贡献智慧和力量。

崔 巍 续 薇 王学锋 检验医学新媒体

2024年2月

目　录

第一部分　临检血液

第二部分　骨　髓

第三部分　体液及其他

第一部分

临检血液

1　阿米巴肝脓肿

作者：叶先飞[1]，胡娟[2]（浙江大学医学院附属第一医院：1. 检验科；2. ICU）

点评专家：杨大干（浙江大学医学院附属第一医院检验科）

【概述】

患者半年前不明诱因出现慢性腹泻，大便次数4～5次/日，为稀便，无黏液脓血便及黑便。入院前20天，患者无明显诱因出现右上腹疼痛，为隐痛、钝痛，无明显加重及减轻因素，有发热，体温38.2℃，不伴有恶心、呕吐。于外院行多次抗生素及肝脓肿穿刺引流术治疗，症状持续未有效缓解。患者病情逐渐加重，家属要求转入ICU进一步治疗。临床医师与检验医师沟通，送检穿刺引流液行常规及高通量测序（NGS）检查。生理盐水湿片镜检见一类虫体，可见舌状或指状伪足，胞内吞噬红细胞，有活动力，初步诊断为阿米巴滋养体，而NGS测序结果也提示为溶组织阿米巴。

【案例经过】

患者，男性，56岁，因"右上腹疼痛伴发热20天"收入院。患者入院前20天，无明显诱因出现右上腹疼痛，为隐痛、钝痛，无明显加重及减轻因素，有发热，体温38.2℃，不伴有恶心、呕吐，大便性状及次数无变化，自行于院外服用中药（为治胃病的中药，具体不详）治疗，症状持续未缓解。2022年3月19日于台州某医院就诊，腹部计算机断层扫描（CT）示"肝右叶多发占位：肝脓肿？"，完善腹部磁共振成像（MRI）示"右肝多发占位，首先考虑肝脓肿，建议治疗后复查，排除寄生虫感染"，给予头孢哌酮钠舒巴坦钠2.0g q12h后改为亚胺培南西司他丁钠0.5g q6h抗感染治疗，症状有所好转。于2022年3月22日及2022年3月28日在局麻下行"肝脓肿穿刺引流术"，术后于2022年3月30日复查CT提示肝脓肿增大。血常规：白细胞计数26.6×10⁹/L。家属要求转至浙江省某医院进一步治疗，转入后予以头孢哌酮钠舒巴坦钠2.0g抗感染，患者于2022年4月2日出现出血、胸闷、气促、氧饱和度下降，转入ICU予以气管插管接有创呼吸机支持治疗，改用注射用亚胺培南西司他丁钠（泰能）1.0g q6h抗感染。2022年4月3日患者出现高热，体温38.3℃，炎症指标上升，降钙素原14.65ng/mL，引流液细菌培养无阳性结果，大剂量使用去甲肾上腺素维持[约0.16μg/（kg·min）]，并加用替加环素100mg q12h联合抗感染。因治疗效果差，患者家属要求转入笔者所在医院进一步治疗。

入院后相关检查结果如下。PC模式：25cmH₂O。呼气末正压通气（PEEP）：5cmH₂O，吸氧浓度：30%，氧合指数：270mmHg左右。血常规：白细胞计数4.84×10⁹/L，中性粒

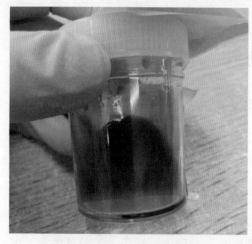

图1-1 果酱色外观的引流液样本

细胞78.2%↑，淋巴细胞14.7%↓，血红蛋白72g/L↓，血小板计数54×10⁹/L↓。生化：白蛋白24.9g/L↓，谷丙转氨酶40U/L，谷草转氨酶86U/L↑，总胆汁酸15.9μmol/L↑，总胆红素82.8μmol/L↑，直接胆红素74.8μmol/L↑，肌酐105μmol/L↑。凝血功能：活化部分凝血活酶时间59.1s↑，凝血酶原时间26.3s↑，D-二聚体6832μg/L FEU↑。炎症指标：超敏C反应蛋白249.49mg/L↑，降钙素原7.66ng/mL↑。肝脏超声检查：右肝见大片状低密度影，边界欠清，较大直径约9.9cm。肝穿刺引流液检查如图1-1～图1-3所示。

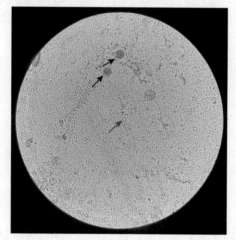

图1-2 湿片直接镜检视野1（10×40）

红色箭头所示为红细胞；黑色箭头所示为阿米巴滋养体，胞质内可见大量被吞噬的红细胞

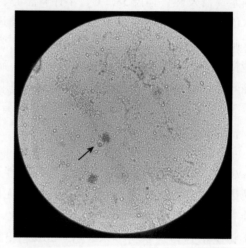

图1-3 湿片直接镜检视野2（10×40）

黑色箭头所示为呈舌状/指状伪足的滋养体

  同时，检验科分子诊断室引流液NGS结果提示为溶组织阿米巴（序列数615），外周血NGS结果同样为溶组织阿米巴（序列数2）。结合患者临床表现，临床诊断为溶组织阿米巴肝脓肿。抗感染治疗方案及措施如下。

  外院：注射用亚胺培南西司他丁钠1.0g q6h联合替加环素100mg q12h抗感染治疗。2022年4月3日入笔者所在医院ICU，美罗培南抗感染治疗。2022年4月5日停用美罗培南，改哌拉西林他唑巴坦4.5g q8h，加用甲硝唑0.5g q8h。2022年4月11日患者病情较前好转，转感染科继续抗感染治疗。2022年4月29日患者病情好转出院。

  治疗后的变化见图1-4。

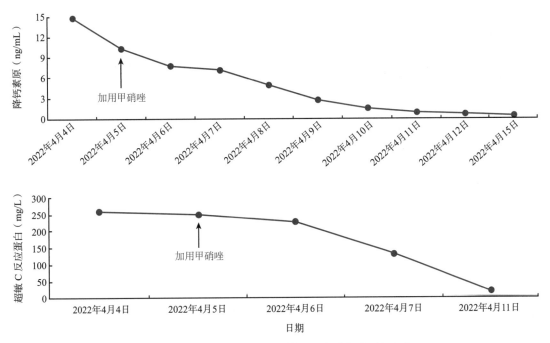

图 1-4   降钙素原（上）和超敏 C 反应蛋白（下）变化

最终诊断：①脓毒血症；②感染性休克；③肺部感染（重症）、急性呼吸衰竭；④肝脓肿（溶组织阿米巴，肺炎克雷伯菌）；⑤肺脓肿。

【案例分析】

1. 临床案例分析

阿米巴肝脓肿由溶组织阿米巴原虫引起，是肠道阿米巴感染的常见并发症。本病虽多继发于阿米巴痢疾，但有阿米巴痢疾或腹泻病史者仅占一半左右。阿米巴肝脓肿多在痢疾后 1 个月发生，或延迟至数月或数年后发生。发热、肝区疼痛、肝大伴压痛为阿米巴肝脓肿的主要临床表现，但有时可以其中一或两项为主，有时也可表现为三项均轻微而不典型，从而造成临床诊断上的困难[1]。该患者在肝脓肿发病前半年已有慢性腹泻的病史，与阿米巴肝脓肿具有较强的相关性，且临床表现较为典型，因此临床医师应高度怀疑阿米巴肝脓肿。

那么如何提高阿米巴肝脓肿的确诊率呢？主要有以下几方面。一是加强临床医师对阿米巴肝脓肿的认识，拓宽诊断思路。阿米巴病是一种全球性疾病，以第三世界国家、温热带国家及农村卫生条件较差的地区多见。感染溶组织阿米巴后，90% 的人无任何症状，仅10% 的人发展为有症状。随着我国卫生环境的改善，近年来阿米巴感染呈明显减少趋势，部分临床医师对该疾病的认识不够从而容易造成误诊漏诊。临床遇到发热、血象增高、肝区疼痛、影像学检查发现肝占位病变的患者，如经抗生素治疗无效，则应考虑阿米巴肝脓肿的可能。一旦怀疑该病，应进一步追问患者的流行病学史，并注意与其他肝脏疾病的鉴别诊断。二是加强与检验医师的沟通交流。阿米巴形态学检测受样本采集及送检、环境温度、检测人员技术等多方面的影响，如按常规标本送检流程可能会造成阿米巴虫体的死亡而漏检，这时与检验医师高效快捷的沟通就显得尤为重要。三是对于发热、右上腹疼痛患者应常规行腹部B超检查，但由于病程早期脓肿尚未液化，影像学不能确诊也不能进行穿刺脓液检查，此时应多次动态检查。高度怀疑该病时，也可进行经验性治疗。

明确患者为阿米巴肝脓肿后，临床在应用哌拉西林他唑巴坦抗细菌感染的基础上，给予甲硝唑抗原虫治疗，同时持续肝脏脓液引流，治疗8天后患者生命体征逐渐好转，由ICU转至感染科进一步治疗。在感染科继续抗感染治疗18天，患者恢复良好后出院。

2. 检案案例分析

患者长期慢性腹泻继而进展为右上腹疼痛，治疗期间出现高热且白细胞计数和降钙素原等炎症指标持续升高，抗生素联合抗感染治疗效果较差，提示该患者由少见病原体所致感染的可能性较大。

肝脓肿是一种由细菌、真菌或溶组织阿米巴等病原体所致的肝脏化脓性病变，其中细菌性肝脓肿一般可由多种细菌感染所致，约占80%；阿米巴肝脓肿约占10%，而真菌性肝脓肿则较少见[1]。该患者治疗过程中肝脓肿穿刺引流液多次细菌培养均无阳性结果且抗生素治疗效果差，提示需进一步排除寄生虫感染。

目前对于阿米巴肝脓肿实验室诊断最快捷、最直接的方法仍然是肝穿刺引流液直接涂片镜检，若发现阿米巴滋养体即可确诊。但是阿米巴的形态学诊断有一定的难度，如肝穿刺引流液标本不新鲜、低温影响等，易导致虫体死亡，从而造成漏诊。该患者在当地医院影像学检查提示需排除寄生虫感染，但实验室未能进一步排除。患者在转入笔者所在医院ICU后，临床医师询问检验医师能否查找引流液寄生虫，以排除阿米巴感染，沟通后检验医师要求留取新鲜引流液并及时送检。样本外观呈典型的暗红果酱色，直接涂片可见散在分布的红细胞，并有一类虫体且形态多变，可见舌状或指状伪足，做定向运动，胞质内可见被吞噬的红细胞，形态学初步确认为阿米巴滋养体，而分子诊断室NGS测序结果也提示溶组织阿米巴。

该患者在当地医院影像学检查结果提示需排除寄生虫感染，但最终未能明确诊断，原因无从考究。所幸笔者所在医院临床医师有着敏锐的临床思维能力，加上检验与临床的良好沟通，使得在很短的时间内确认了感染的病原体，为临床诊断及治疗提供了有力的帮助。

【知识拓展】

寄生于人类的阿米巴原虫主要有四种，其中只有溶组织阿米巴与人类疾病有关。溶组织阿米巴原虫有两种：一种为致病型溶组织阿米巴，另一种为共栖型迪斯帕内阿米巴。两者形态虽然相同，但其抗原性、基因结构和致病性完全不同。前者可致阿米巴侵袭性病变，人类阿米巴病即是由致病型溶组织阿米巴感染所致；后者为非侵袭性阿米巴，无毒力，人类感染后无症状[2]。本病例中肝穿刺引流液标本NGS测序结果提示为溶组织阿米巴。

溶组织阿米巴生活史一般分为滋养体和包囊。包囊是阿米巴的传染阶段，而滋养体是致病阶段。滋养体对外界抵抗力薄弱，易死亡，而包囊对外界抵抗力强。本病例中肝穿刺引流液标本湿片镜检可见大量滋养体形态，而包囊形态少见。

阿米巴肝脓肿误诊率高，为明确诊断，需结合症状、体征及各项检查指标综合分析[3]。临床表现：发热、右上腹痛、肝大伴压痛等，发病缓慢。流行病学调查：追问患者工作及居住地的卫生条件，近期有无慢性腹泻等症状。实验室及辅助检查如下。①病原学检查：包括直接涂片检查活动的滋养体，以碘液染色检查包囊，必要时做铁苏木素染色，以明确虫体的胞体结构。该检查方法漏检率较高，需要检验医师熟练掌握寄生虫学形态检查方法。②血清学检查：通过检测阿米巴肝脓肿引流液或血清中的抗原或抗体来进行诊断。但受限于该疾病较低的发病率，多数医院尤其是基层医院没有开展免疫学检查。③基因检测：通过聚合酶链式反应（PCR）方法从样本中检测溶组织阿米巴基因片段，具有较高的敏感性和特异性。此外，NGS技术为疑难罕见病原体的检测提供了巨大帮助，但受限于较高的技术要求及检测价格，目前的临床应用主要集中在大型医院。

【案例总结】

该例患者辗转多家医院，多次进行肝脓肿穿刺引流培养，无阳性结果。肝脓肿无法确认感染病原体，临床治疗无效而导致生命垂危。所幸在临床医师与检验医师的通力合作下，最终查明"真凶"。阿米巴是导致肝脓肿的一种相对少见的病原体，基层临床医师对该类疾病认识不足，临床思维局限，缺乏全面综合的判断而导致误诊。因此，临床医师应拓宽临床诊断思路，不断学习并提升能力，避免误诊。

在临床检验方面，目前大量自动化、智能化高技术分析仪器普遍应用于检验科，为临床疾病的诊治提供了巨大的帮助。但是，仍要重视手工细胞形态学检查在一些疑难罕见疾病诊断中的作用[4]，该案例中一张简单的湿片检查，方便快捷，准确及时，为患者的临床救治指明了方向。

【专家点评】

患者由长期慢性腹泻进展为右上腹肝区疼痛，辗转多家医院给予肝脓肿穿刺引流但始终未能明确病因，因病情垂危来笔者所在医院就诊。经ICU与检验科临检医师沟通，进行引流液的快速送检，经涂片镜检发现鲜活的溶组织阿米巴滋养体，最终确诊为溶组织阿米巴肝脓肿。临床及时加用甲硝唑，治疗效果显著，患者短时间内由ICU转至普通病房，大大减轻了痛苦。对于疑难或罕见病原体所致感染的诊断，临床与检验的沟通至关重要。

参 考 文 献

[1] 陈永平.肝脏疾病：案例与思考[M].北京：人民卫生出版社，2012.

[2] 尚红，王毓三，申子瑜.全国临床检验操作规程[M].4版.北京：人民卫生出版社，2015.

[3] 王爱华，包东武.18例溶组织内阿米巴致肝脓肿误诊分析[J].现代预防医学，2008，35（18）：3623-3624.

[4] 丛玉隆.回顾30年学科变化　展望检验医学发展趋势[J].中华医学杂志，2015，95（14）：1044-1048.

2　高白细胞导致高钾

作者：朱名超[1]，陈静[2]（天门市第一人民医院：1. 检验科；2. 血液科）

点评专家：郭飞波（天门市第一人民医院检验科）

【概述】

本病例既往诊断为慢性粒细胞白血病1年余，因"腹胀、纳差、乏力"就诊，血常规检查白细胞异常增高，血涂片镜检发现幼稚细胞，电解质检测提示高钾，因异常高钾，转ICU救治，但高钾与患者临床症状不相符，检验医师与临床医师积极沟通后，分析、查找高钾原因，并通过不同的实验方法纠正了患者高钾的检测误差，协助临床诊断及治疗监测。对于特殊病例，临床与检验密切沟通至关重要，而检验科适时采取必要的纠正试验，及时正确地发放检验结果在疾病的治疗与监测中起到了关键性作用。

【案例经过】

患者男性，40岁，2022年1月29日因"腹痛、腹胀十余天"就诊于笔者所在医院。患者2020年5月因"腹胀、纳差、乏力"在笔者所在医院就诊，行相关检查后确诊为"慢性粒细胞白血病P210阳性（加速期）"，予以羟基脲及对症支持治疗后好转出院；院外一直口服达沙替尼（70mg，2次/日），无发热、畏寒，无皮肤、口腔出血，无恶心、呕吐等症状。

2022年1月29日患者自述近十余天无明显诱因出现腹痛、腹胀，活动后加重，休息可缓解，为求进一步治疗，来笔者所在医院就诊，急诊以"慢性粒细胞白血病"收住血液内科。入院后白细胞计数 $379.6×10^9$/L，予以羟基脲降白细胞治疗；肾功能（离子七项+肾功能）：钾 7.70mmol/L，予以降钾治疗。经多次会诊未查出高钾原因，与检验科多次沟通后，行血气分析检测，测得动脉全血钾离子3.00mmol/L。改用动脉全血检测血钾，使假性高钾结果得到了纠正，避免了连续性肾脏替代治疗（CRRT）等不适当的治疗。

【案例分析】

1. 临床案例分析

患者因"确诊慢性粒细胞白血病1年余，腹痛、腹胀十余天"入院，白细胞异常增高，考虑慢性粒细胞白血病复发；既往有慢性乙型病毒性肝炎病史，口服恩替卡韦治疗。血钾异常增高，心脏彩超示：左心扩大，二、三尖瓣少量反流，心包腔少量积液。心电图显示为窦性心律，偶发房性早搏（期前收缩）。予以降钾（葡萄糖+胰岛素、碳酸氢钠、呋塞米）治疗，定期复查电解质，拟转ICU行血液透析治疗。彩超检查提示：肝、脾肿大，腹膜后异常低回声（考虑肿大淋巴结），盆腹腔积液。腹部及盆腔CT提示：双肺感染，心脏增大，心包积液，肝脏及脾脏肿大，脾脏内可见大片低密度灶，建议进一步完善辅助检查，腹膜后多发淋巴结，腹腔及盆腔积液。结合临床考虑合并脾梗死。但以上似乎均与高钾无关，由于高钾与临床症状不匹配，与检验医师反复沟通，查找原因，检验医师通过外周血细胞形态最终发现为高白细胞破坏，细胞内钾释放引起血清钾假性增高，因此改用动脉全血检测血钾，纠正了检测结果偏差，继续行羟基脲降白细胞，碱化尿液，抗感染，维持水、电解质平衡，对症支持等治疗，患者病情好转。

2. 检验案例分析

患者为中年男性，患有慢性粒细胞白血病1年余，本次入院白细胞计数高达379.6×10⁹/L，考虑为慢性粒细胞白血病复发，入院时以"腹痛、腹胀"为主要症状，血钾异常增高，联系临床医师后，发现患者心电图结果基本正常，无高钾血症引起的肢体麻木、乏力、心律及传导异常，如心悸、心动过缓、肢体瘫软等症状，临床表现与高钾不相符。

分析查找原因：高钾结果与临床症状不符，考虑高钾检测是否存在其他干扰或检测误差，反复确认样本（无溶血）及室内质控、仪器、试剂状态均在控，重新采样复测，发现样本检测并无误差。然后分析了引起血钾假性增高的各种原因，并逐一排查。

（1）标本溶血：本例患者无溶血。

（2）抗凝剂污染或输注含钾液体：与临床医师沟通后，患者并无输注含钾液体，同时给患者重新采样后，血清钾依然高。

（3）异常增高的血小板：本例患者血小板计数333×10⁹/L，为正常范围。

（4）温度影响：血液离体后，受环境温度影响明显。低温时，细胞膜上钠钾泵的活性受抑制，使细胞内钾移出胞外，血清钾测定升高。本例患者血液样本与其他患者样本处理方式相同，因此基本排除温度影响。

（5）异常增高的白细胞：白细胞增多易出现假性高钾血症。患者白细胞异常增高，因此首先考虑是否为高白细胞引起的假性高钾，患者外周血细胞形态学检查如表2-1和图2-1所示。

表2-1 患者外周血细胞形态学检查结果

项目名称	计数结果	参考值或范围（%）
原幼细胞	65	0
早幼粒细胞	1	0
中性中幼粒细胞	1	0
中性晚幼粒细胞	2	0
中性杆状核粒细胞	0	1～5
中性分叶核粒细胞	8	45～75
成熟淋巴细胞	10	20～50
成熟单核细胞	2	3～10
嗜酸性粒细胞	4	0.5～5

续表

项目名称	计数结果	参考值或范围（%）
嗜碱性粒细胞	7	0～1
异型淋巴细胞	0	0
异常淋巴细胞	0	0
计数的细胞总个数	100	

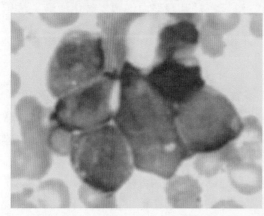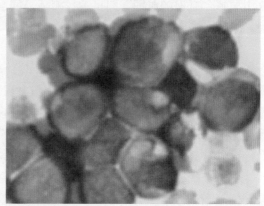

图2-1　外周血细胞形态

红细胞形态明显大小不等，中心淡染区明显扩大，血小板散在易见，可见大血小板

分析其原因：一是高白细胞患者的血液在离心处理时，在高离心力的作用下，常常会导致细胞破坏，大量白细胞被破坏后，细胞内钾离子外流，导致血清中钾离子浓度升高；二是大量白细胞代谢增强，使血糖降低，糖酵解减少，不能为白细胞上的钠钾泵提供所需的ATP，从而使钠钾泵活性被抑制，细胞内钾离子就会顺着浓度梯度外流而导致血清钾进一步增高。

在患者的外周血涂片中，发现了很多涂抹细胞，并有较多的浆质体，如图2-2所示。

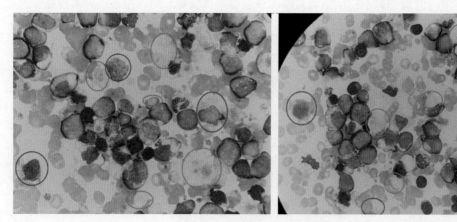

图2-2　外周血细胞显微镜下形态

红色圈为涂抹细胞；绿色圈为浆质体

从外周血涂片中发现了众多的涂抹细胞，表明患者细胞易破碎，从而找到了白细胞破

坏的有力证据。同时，患者血糖正常，标本从采集前处理到检测时间相对较短，白细胞过多消耗血糖的原因可能还未形成。那么是不是只要想办法减少白细胞的破坏，就会减少钾的释放？于是立即联系临床医师采动脉全血样本，用血气分析仪检测钾离子，避免患者的血液经过离心处理，而引起白细胞破坏释放钾离子，这样可以比较真实地测得患者体内钾离子水平。通过血气分析检测，患者血钾3.0mmol/L（表2-2），成功破获了高"假"（钾）案。立即联系临床医师停止给患者行血液透析治疗，避免了对患者不适当的治疗。经过继续予以羟基脲降低白细胞、补液、碱化、利尿、抗感染等相关治疗后，复查血钾最终达到4.2mmol/L的正常水平。

表2-2　患者血气分析检测结果

项目名称	缩写	结果	单位	参考范围
酸碱值	pH	7.39		7.35～7.45
二氧化碳分压	pCO_2	45.00	mmHg	35～45
氧分压	pO_2	↓ 31	mmHg	80～105
碳酸氢根浓度	HCO_3^-	↑ 27.20	mmol/L	22～26
碱剩余	BE	1.80	mmol/L	−2.0～3.0
氧饱和度	SO_2	↓ 59.00	%	95～98
二氧化碳总量	TCO_2	28.60	mmol/L	24～32
乳酸	Lac	↑ 5.60	mmol/L	0.5～2.2
*血钾	K	↓ 3.00	mmol/L	3.5～5.3

*动脉全血钾离子。

【知识拓展】

血钾是人体内重要的无机离子，人体内的钾离子大部分（98%）存在于细胞内，少量（约2%）存在于细胞外液，且浓度恒定。正常血钾参考区间是3.5～5.5mmol/L。钾的主要生理作用是维持细胞的新陈代谢，调节渗透压与酸碱平衡，保持神经肌肉的应激性和心肌的正常功能。由于低血钾和高血钾都会对患者的生命构成极大的危害，需要立即采取相应的救治措施，所以血钾<2.5mmol/L或>6.5mmol/L应被作为危急值报告给临床。然而，假性高钾常常会误导临床，引起不适当的治疗。引起假性高钾的原因如下。

（1）标本溶血。体外溶血是血钾假性升高的最常见原因。红细胞内钾是血浆中的20～30倍，因此，红细胞破裂释放钾离子，可引起血清中钾离子浓度假性升高。研究表明，当游离血红蛋白浓度高达4.5g/L时，钾离子浓度平均升高1.48mmol/L[1]，因此溶血的标本可引起假性高钾。

（2）抗凝剂污染或补含钾液体。使用含EDTA-K_2或K_3抗凝剂真空采血管采血，血液混匀时可引起连接采血管的注射针头被抗凝剂污染，不恰当的采血顺序（如先采EDTA-K_2抗凝管，再采血清管）会增加污染其他采血管的概率，即会引起血清管假性高钾。静脉输液侧采血，如患者输注了含钾液体，在其同侧采血也可能会导致血钾升高。

（3）异常增高的血小板。钾离子浓度升高程度与血小板数目相关，研究表明，当血小板数目达到1000×10⁹/L时，可引起血浆和血清钾分别升高0.2mmol/L和0.7mmol/L[2]。原因为血小板（PLT）参与一期止血，在血液凝固过程中，由于过多的血小板活化聚集，导致血小板破坏增加，血小板内含有的大量钾离子会释放到血中，造成假性高钾血症。

（4）环境温度的影响。血液离体后，受环境温度影响明显。在低温时，细胞膜上钠钾泵的活性受抑制，使细胞内钾移出胞外，血清钾测定升高，高温时则相反。文献报道，血液标本在4℃环境存放5h，血钾将升高2mmol/L[1]。因此，采血后应立即检测电解质，最适检测温度为25～28℃。

（5）异常增高的白细胞。白细胞数目异常增多，慢性粒细胞白血病患者白细胞往往很高，尤其是髓系和淋系白血病更易出现假性高钾血症。原因是这两类白细胞，更容易在体外裂解破坏，从而引起细胞内钾外溢，造成血清钾离子浓度假性升高。

【案例总结】

本病例异常的高白细胞，与以往遇到的白细胞升高不同，伴随了血钾升高，文献报道，高白细胞可以导致低糖高钾[3]。

实验室检测中通过外周血细胞形态，发现了大量的涂抹细胞和浆质体，间接证明了患者的白细胞可能存在易破碎性。于是换用不离心处理的全血样本检测血钾，经过与临床医师沟通，临床医师同意采集动脉全血样本进行血钾检测，同时分别测定血清钾与动脉全血钾离子浓度，结果发现血清钾与动脉全血钾离子浓度并不一致，动脉全血钾离子结果更符合患者的临床症状。

在检验过程中，当遇到异常危急值结果时，一定要密切联系临床，根据患者的临床症状来判断检验结果的可靠性，不论检验结果如何精准，质量控制如何精密，如果不结合临床，必然会成为闭门造车的机器。因此，脱离了患者临床症状的检验是无效的检验。只有密切联系临床，将临床症状与检验结果有机结合，去除疾病以外的其他种种原因才能发出准确、可靠的检验结果，才能为临床所信赖，才能真正做到为患者服务。

【专家点评】

本案例是1例通过检验与临床密切配合，最终纠正不适当治疗的成功案例，案例给出的几点启示：

第一，检验与临床必须密切配合，及时沟通，遇到危急值或比较异常的结果时，检验医师应主动与临床医师沟通，关注检验结果与临床症状是否相符，如不符应积极查找原因，帮助临床解决难题。

第二，临床医师遇到疑难问题时，也应与检验医师密切联系，有时检验的及时配合可能会帮助临床快速诊断疾病，避免误诊或采取不适当的治疗。

第三，检验医师应该不断学习临床知识，不仅要掌握扎实的检验技能，还要将检验与临床融合，用临床知识去验证检验结果的可靠性，弥补检验方法学的缺陷。

参 考 文 献

[1] 刘晓叶，胡蕊，李刚，等．假性高血钾症的识别与避免 [J]．中华高血压杂志，2018，8：784-789.

[2] 高雄一，顾恪波，王秋风，等．血小板增多合并假性高钾血症 1 例 [J]．疑难病杂志，2020，4：407-408.

[3] 李发爵，李湘成，胡燕琴．白细胞增多引起假性低血糖和假性高血钾 1 例分析 [J]．实验与检验医学，2017，4：633-634.

3 血涂片检出HIV

作者：陈建霞[1]，梁静文[1]，肖小灵[2]（深圳市龙岗中心医院：1.检验科；2.血液内科）
点评专家：黄望香（深圳市龙岗中心医院血液内科）

【概述】

马尔尼菲篮状菌（*Talaromyces marneffei*，*Tm*）可引起深部真菌感染的马尔尼菲篮状菌病（TSM），多见于艾滋病患者等免疫力低下的人群。艾滋病合并TSM患者大多数为播散型，其主要的临床表现为不规则且长时间高热、体重明显下降、皮疹、呼吸道感染症状、贫血和肝脾肿大[1]。该病起病隐匿，6个月内病死率非常高，从11.3%到29.4%不等。

【案例经过】

患者女性，44岁，以"反复发热1个月余，头晕、乏力2周"为主诉于2019年4月30日由外院转来笔者所在医院。患者入院前因反复发热、感染1个月，伴有咳嗽、关节痛等症状，至外院就诊，查血常规提示贫血及血小板减少，怀疑"免疫风湿性疾病"可能，建议住院治疗，患者未同意。曾进行抗感染治疗但效果欠佳。2周前头晕、乏力明显，无法行走，活动后胸闷、心悸，伴头痛、咳嗽、关节疼痛等症状逐渐加重，全身出现皮疹及脓包，于某医院就诊，因病情危急转至笔者所在医院急诊科，以血象异常收住血液内科。进一步完善血液系统疾病相关检查，血涂片镜检、骨髓片镜检、血培养及鉴定、HIV抗体初筛和确诊试验，患者最终确诊为HIV合并马尔尼菲篮状菌感染。

【案例分析】

1.临床案例分析

中年女性患者急性起病，反复感染，曾进行抗感染治疗但效果欠佳。该患者主要以发热、头晕、乏力、贫血等为临床表现，血常规提示贫血、血小板减少，以血象异常查因收住血液内科，临床上主要考虑：①急性白血病；②系统性红斑狼疮；③感染继发；④其他，如噬血细胞综合征等。患者反复发热，伴贫血、血小板减少，外周血涂片可见疑似马尔尼菲篮状菌，T淋巴细胞亚群倒置，伴凝血功能障碍，肝功能不全，查体见极重度贫血貌，全身皮肤散在瘀点、瘀斑，颜面部可见散在脓包，浅表淋巴结及肝脾肿大，以上考虑为HIV感染。行HIV初筛为阳性，临床上考虑患者艾滋病发病期，免疫功能下降，引发了马尔尼菲篮状菌感染，导致多器官功能障碍综合征，进一步完善HIV确诊试验为阳性，血培养提示马尔尼菲篮状菌生长。

2. 检验案例分析

2019年4月30日患者入院，入院后完善相关实验室检查。

血常规：白细胞计数12.14×10⁹/L，红细胞0.99×10¹²/L，血红蛋白27g/L，血小板计数18×10⁹/L。仪器显示血常规异常散点图（图3-1）：①中性粒细胞区域下方出现异常散点提示可能有真菌、寄生虫等；②中性粒细胞区域上方出现异常散点提示有粒细胞核左移、幼稚粒细胞等；③WNR通道提示有核红细胞；④WPC通道上方出现异常灰色散点；⑤与WDF通道联合应用辅助识别髓系和淋系的原始幼稚细胞，初步鉴别淋系细胞；⑥日常工作中发现，当外周血出现"中幼红细胞"时，可导致WPC通道上方出现异常散点。以上异常散点提示白细胞散点图出现异常，血细胞计数及血小板计数减少，血象异常，遂建议行血细胞形态检测。尽管马尔尼菲篮状菌感染后血常规变化研究的相关文献很少，仍有报道[2]通过回顾性分析275例获得性免疫缺陷综合征（AIDS）患者血液细胞学检查结果，显示AIDS-TSM组"三系减少"的比例明显高于AIDS-非TSM组，本案例患者血常规结果与之相符。

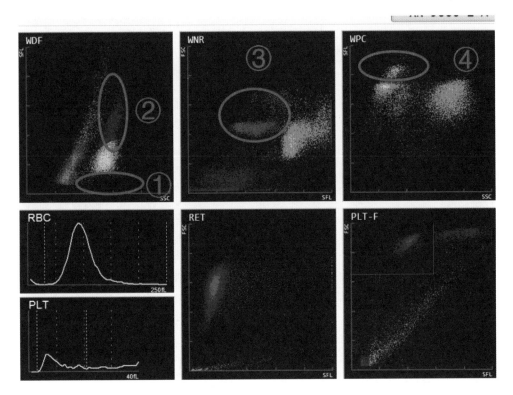

图3-1　患者血常规结果及异常散点图

外周血直接涂片，行瑞氏染色镜检结果：①白细胞：偶见中幼粒细胞，粒细胞胞质和细胞外易见疑似马尔尼菲篮状菌（图3-2、图3-3，箭头所指），建议做血培养鉴定；②红细胞：成熟红细胞大小不一，可见泪滴形、盔形、三角形等红细胞，易见晚幼红细胞；③血小板减少。图3-2为未经孵育的血样涂片，显示疑似马尔尼菲篮状菌感染，被中性粒细胞吞噬的菌量较少，中性粒细胞胞质内见散在的真菌。因此，将患者血常规样本于37℃孵箱孵育24h，涂片染色镜检，镜检结果见图3-3，此时，细胞外有呈桑葚状排列的真菌，中性粒细胞胞质内的真菌明显增多，这些真菌在血涂片上呈圆形或类圆形，细胞膜清晰可见，有紫红色小核，真菌膜壁清楚。即刻电话告知临床医师，提示患者感染马尔尼菲篮状菌的可能，建议即查HIV抗体及血液细菌培养，待排马尔尼菲篮状菌感染。

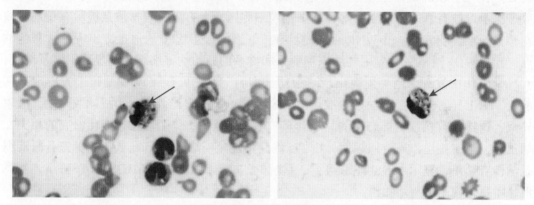

图3-2   未经孵育的外周血涂片

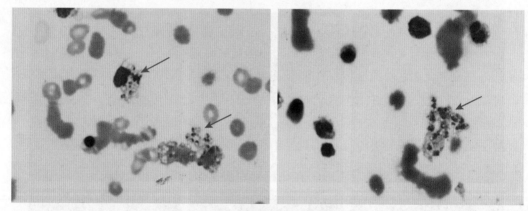

图3-3   37℃孵育24h后的外周血涂片

　　骨髓穿刺检查结果（图3-4）：可见单核细胞吞噬马尔尼菲篮状菌的现象，单核细胞胞质内可见数十个类圆形病原菌聚集，呈葡萄状或散在分布，胞体呈椭圆形或类圆形，菌体呈紫红色腊肠形，两端钝圆，中间可见淡染横隔[3]。

　　T细胞亚群分析：本案例患者辅助T细胞/淋巴细胞（2.11%）比正常值低、杀伤T细胞/淋巴细胞（50.22%）比正常值高；CD4/CD8比值（0.04）比正常值低，与文献报道[4, 5]人感染HIV之后机体最主要的变化表现为CD4+ T细胞数量减少和功能缺陷、CD4/CD8比值低于正常等一致。

　　微生物检验结果：5月2日患者血培养可见真菌增长，血培养物涂片可见有隔菌丝（图3-5）。转种沙氏葡萄糖琼脂（SDA）培养基37℃培养，生成粗糙、奶油色的酵母样菌落（图3-6）；转种SDA培养基25℃培养，生长迅速，呈短绒毛状，随着菌龄增长，菌落变成灰粉色到棕色，产生可扩散的棕红或酒红色素[2]（图3-7）。37℃在体外培养的马尔尼菲篮状菌革兰氏染色涂片显示，细胞呈球形或椭圆形（2～6μm），呈裂殖而不是芽殖，或形成腊肠形细胞，或长方形的关节孢子样。同时，可见大量短的菌丝体[6]（图3-8）。25℃在体外培养的马尔尼菲篮状菌乳酸酚棉蓝染色涂片显示分生孢子柄透明、光滑，一般单轮生或双轮生，分生孢子呈球形或椭圆形，细胞壁光滑（2～3μm），并且从瓶梗的基部连续产生分生孢子，呈链状排列[6]（图3-9）。

　　血培养及鉴定确认患者为马尔尼菲篮状菌感染。

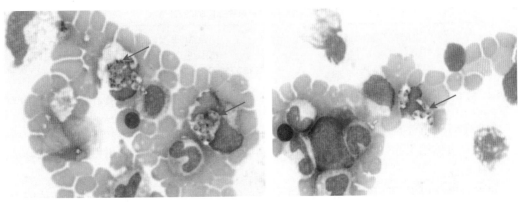

图3-4　骨髓中单核细胞胞质内散在或呈葡萄状分布的马尔尼菲篮状菌

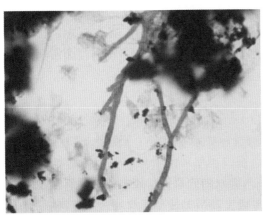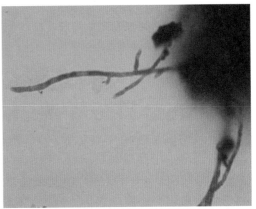

图3-5　血培养涂片

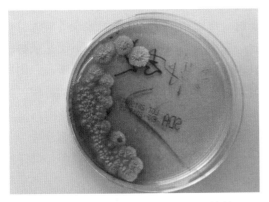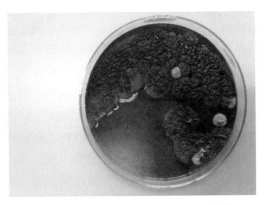

图3-6　马尔尼菲篮状菌在37℃ SDA培养　　　**图3-7**　马尔尼菲篮状菌在25℃ SDA培养
　　　　　基培养菌落图　　　　　　　　　　　　　　　　　基培养菌落图

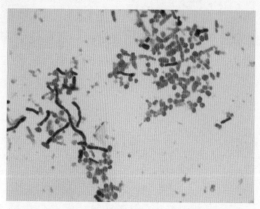
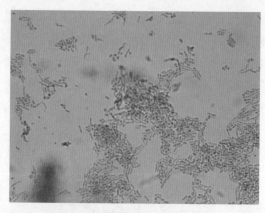

图3-8　37℃培养菌落革兰氏染色涂片（×1000）　　图3-9　25℃培养菌落乳酸酚棉蓝染色涂片（×1000）

免疫学HIV抗体检测：5月1日，笔者所在医院以酶联免疫吸附分析（ELISA）和金标法初筛HIV抗体结果阳性，并经由深圳市龙岗区疾病预防控制中心采用免疫印迹法确证为HIV抗体阳性。

患者自发病以来，隐瞒HIV感染病史，因长期发热反复在他院就诊，均未被他院考虑为HIV感染后引起的机体免疫功能缺陷导致马尔尼菲篮状菌感染，患者隐瞒自身病情，临床医师根据病情判断容易对其造成误诊，耽误病情，错过疾病治疗的最佳时间。所幸临床医师及时与检验医师沟通，检验医师立即复查患者血常规，查看仪器散点图并发现异常，遂涂片镜检，发现中性粒细胞胞质内吞噬了疑似马尔尼菲篮状菌，进而与临床医师进一步沟通，建议开展骨髓片、血培养及HIV抗体检测等一系列检查，最终确诊为TSM合并HIV感染。

【知识拓展】

马尔尼菲篮状菌是青霉菌中唯一一个能使人类致病的真菌，该菌是温度依赖性双相真菌，易感染免疫功能低下者。马尔尼菲篮状菌病（TSM）是东南亚地区及中国南部AIDS患者最主要的机会性感染疾病之一，该病根据机体免疫状态及病灶部位、范围，分为进行性播散型和局限型。进行性播散型临床表现多样化，除具有诊断意义的坏死性丘疹外，其他临床表现，包括全身表现及呼吸系统、血液系统、淋巴系统、消化系统表现等均无特征性。局限型病原菌进入人体后仅局限在入侵部位，表现为反复出现的皮肤、淋巴结或肺部脓肿，类似于冷脓肿，血培养结果阴性[7]。TSM发病较凶险，常易误诊，死亡率高，因此医务人员应对本病提高认识，做到早诊断、早治疗。为了防止马尔尼菲篮状菌的漏检，当临床上出现不明原因发热及肝脾淋巴结肿大时，也应考虑到马尔尼菲篮状菌感染的可能性，并及时留取标本进行涂片检查、真菌培养和HIV抗体检测。

据美国HIV合并机会性感染的预防与治疗指南中马尔尼菲篮状菌感染的诊断标准，以血液和（或）痰液、支气管肺泡灌洗液、脑脊液等体液经过真菌培养鉴定证实马尔尼菲篮状菌感染或在组织病理学检查中发现该菌作为金标准[8, 9]。相较于马尔尼菲篮状菌培养的较长时间，联合应用其他耗时较短的如血常规、血涂片和骨髓涂片等检查可以更好地为临床提供诊断方向,可为及时诊治 TSM 提供非常有意义的证据,以及早给予经验用药,更好地把握治疗时机。

马尔尼菲篮状菌感染是艾滋病患者常见的并发症之一,该病起病隐匿,常呈播散性感染,如未得到及时诊断及有效治疗,病死率极高。现根据我国 2020 年《艾滋病合并马尔尼菲篮状菌病临床诊疗的专家共识》指导,临床首选治疗马尔尼菲篮状菌感染的常用方案为两性霉素 B+伊曲康唑巩固治疗的序贯治疗方法,及时抗真菌治疗可获得较好的疗效[10]。而临床治疗失败主要是因为误诊错过最佳治疗时间或患者合并多脏器功能衰竭。

本案例患者因反复发热、感染,辗转多院就诊,隐瞒其 HIV 感染病史,多院就诊均未从 HIV 感染合并 TSM 方向进行诊治。患者因病情危重转来笔者所在医院,临床医师看到患者异常血常规结果,即刻与检验科血液组医师沟通。检验科通过血常规异常及血细胞涂片镜检提示可能为马尔尼菲篮状菌感染,立即回复临床医师,建议临床完善进一步检查,最终确诊患者为 HIV 感染合并 TSM。临床医师在患者入院期间积极对其进行抗真菌治疗,遗憾的是因患者感染时间过长,病情危重,导致感染性休克、多器官功能障碍综合征,患者最终死亡。

此外,《人间传染的病原微生物名录》将马尔尼菲篮状菌生物危害等级归为 3 级,所有的临床标本检测和动物感染实验操作都应在 BSL-2 实验室中进行。

【案例总结】

本病例自病发后辗转多家医院,对其施行的治疗手段均是抗感染治疗,因患者未如实告知病史,导致他院对其误诊为"免疫风湿性疾病",诊治方向错误,未对其进行有效的抗真菌治疗。该患者病重送至笔者所在医院后,血液内科医师凭借对异常血象的敏感性,即刻联系检验科医师进行沟通,检验科通过血常规异常及血细胞涂片镜检提示马尔尼菲篮状菌感染可能,进而与临床医师沟通,完善进一步检查,最终经由深圳市龙岗区疾病预防控制中心采用免疫印迹法确证为 HIV 抗体阳性。诊治过程中,临床医师与检验医师及时沟通病情,检验医师在血涂片中发现了疑似的马尔尼菲篮状菌,并即刻告知临床医师这一情况,临床医师及时对患者进行抗真菌处理,并进一步做血培养及鉴定和 HIV 抗体检查等以确认患者病因。

遗憾的是由于该患者隐瞒 HIV 病史,并辗转多院,耽误时间过长,送至笔者所在医院治疗已属于艾滋病合并马尔尼菲篮状菌感染晚期,病情加重,错过了最佳治疗时间。

鉴于此案例,作为一名检验人,应吸取经验,在认识到临床医师与检验医师沟通的必要性的同时,还要学会将传统的形态学检查与微生物培养及血清学诊断和分子诊断结合起来,取长补短,为临床对疾病的早期诊断和合理治疗提供更早、更确切的实验依据。

【专家点评】

本案例作者作为资深形态学检验师,经验丰富,观察到显微镜下中性粒细胞胞质吞噬真菌现象,慧眼识"菌"(马尔尼菲篮状菌),及时明确了病原体,给临床诊断提供了诊断思路，为抗感染指明了方向，给患者争取了宝贵的治疗时机，但因患者曾辗转多家医院未能及时诊断，错过最佳治疗时机，最后遗憾离世，也给医患留下了很多的思考……

参 考 文 献

[1] Pruksaphon K，Intaramat A，Ratanabnangkoon K，et al. Development and characterization of an immuno-chromatographic test for the rapid diagnosis of *Talaromyces（Penicillium）marneffei*[J]. PLoS One，2018，13（4）：e0195596.

[2] 韦善求，罗晓璐，苏国生. 艾滋病合并马尔尼菲青霉菌病的血液细胞学特点[J]. 广西医学，2015，37（4）：541-542.

[3] 邵海枫. 侵袭性真菌感染的常规微生物学检测[J]. 临床检验杂志，2010，28（2）：90-93.

[4] 叶景荣，孙伟东，赵月娟，等. 2006年北京人类免疫缺陷病毒感染者/艾滋病患者免疫状况分析[J]. 疾病监测，2007，22（2）：591-593.

[5] 李杰，鄢心革，林鹏，等. 广东省2298例HIV感染或AIDS初诊患者T细胞亚群的检测分析[J]. 新医学，2008，39（8）：509-511.

[6] 周庭银，章强强. 临床微生物学诊断与图解[M]. 上海：上海科技出版社，2017.

[7] 黄舒，邱跃灵，钱树苑，等. 马尔尼菲青霉菌病1例报告并文献复习[J]. 临床肺科杂志，2018，23（2）：378-379.

[8] 中华医学会感染病学分会艾滋病学组. 艾滋病诊疗指南[J]. 中华传染病杂志，2006，24（2）：133-144.

[9] Henry M，Brooks JT，Benson CA，et al. Prevention and treatment of opportunistic infections in HIV-infected adults and adolescents：updated guidelines from the Centers for Disease Control and Prevention，National Institutes of Health，and HIV Medicine Association of the Infection Diseases Society of America[J]. Clin Infect Dis，2014，58（9）：1308-1311.

[10] 郑祎，王辉. 艾滋病合并马尔尼菲篮状菌感染的诊治临床研究进展[J]. 新发传染病电子杂志，2021，6（2）：151-154.

4 通过血清指数协助诊断淋巴瘤

作者：甄晓玲[1]，李化会[1]，吴弘英[2]（青岛市市立医院：1.检验科；2.血液科）
点评专家：宋卫青（青岛市市立医院检验科）

【概述】

淋巴瘤是一组起源于淋巴系统的肿瘤，其种类繁多，且形态、生物学行为及临床病理特点多具有异质性，给病理诊断和临床治疗造成了极大困扰。其中，淋巴浆细胞淋巴瘤（LPL）是具有浆细胞样分化特征的小B细胞淋巴瘤，病理特点为小淋巴细胞、浆细胞样淋巴细胞、浆细胞的肿瘤性增生，多侵犯骨髓，亦可浸润淋巴结、脾脏，常伴有单克隆丙种球蛋白血症，多数为IgM型。其中，95%的LPL累及骨髓，同时伴有IgM型单克隆丙种球蛋白血症（不论数量），被称为瓦尔登斯特伦（华氏）巨球蛋白血症（WM）。

【案例经过】

患者男性，70岁，2021年9月因"右耳听力下降伴双侧耳鸣2个月"就诊于笔者所在医院耳鼻喉科治疗。住院期间实验室检查，血红蛋白90g/L，血小板40×10^9/L；同时发现患者的血清尽管外观正常，但仪器检测的血清指数存在假阳性，提示可能存在异常免疫球蛋白的干扰。筛查血清蛋白电泳和免疫分型，发现患者存在IgM κ型M蛋白。进一步完善血液系统相关检查，骨髓细胞形态学、骨髓流式细胞免疫荧光分析、淋巴瘤基因突变筛查，最终确诊为淋巴瘤。

【案例分析】

1.临床案例分析

患者血中存在IgM型单克隆免疫球蛋白，骨髓细胞学检测中淋巴细胞占34.8%，以成熟小淋巴细胞为主；骨髓流式细胞免疫荧光分析显示存在16.73%的异常细胞群，表达CD19、CD22、CD25、CD20、sIgM（强）、sκ、CD200（弱）、CD79b（强），不表达CD5、CD10、FMC7、CD23、CD28、CD103、CD11c、sλ，为异常表型单克隆成熟B淋巴群；且患者存在贫血、血小板减低，以上考虑淋巴瘤累及骨髓。淋巴瘤基因筛查显示存在 *MYD88* p.L265P突变，此突变进一步证实患者为惰性B细胞淋巴瘤中的华氏巨球蛋白血症，并排除其他惰性淋巴瘤及IgM型多发性骨髓瘤的诊断。

2.检验案例分析

2021年9月1日患者入院。2021年9月2日晨常规行空腹血检测：血常规、C反应蛋白

（CRP）、凝血试验、肝功能、肾功能、乙肝、丙肝、艾滋病、梅毒等检测。当日上午10时许生化标本3000r/min离心后上机，外观血清无肉眼可见的溶血、脂浊、黄疸；上机后贝克曼-库尔特AU5800仪器检测标本血清指数（溶血、脂浊、黄疸）均为7，为指数最高级别（正常为"0"）。取出标本后再次核对，肉眼观血清无异常，血细胞占比低，示贫血；因患者当日亦有免疫相关检查，提取免疫标本后与上述血清外观一致。

鉴于目测法和仪器法的血清指数结果有差异，结合文献[1, 2]及实验室经验：本病例的血清指数为假阳性，可能是异常免疫球蛋白干扰所致。进一步筛选血清蛋白电泳，发现γ区有明显单克隆尖峰，提示为M蛋白（图4-1）；联系临床主管医师进一步检测其M蛋白分型为IgM κ型（图4-2）；结合患者贫血（血红蛋白96.00g/L）、血小板降低（34.00×10⁹/L）、红细胞分布宽度（RDW）升高（红细胞大小不均）等其他指标，提示患者可能为浆细胞增殖性疾病。

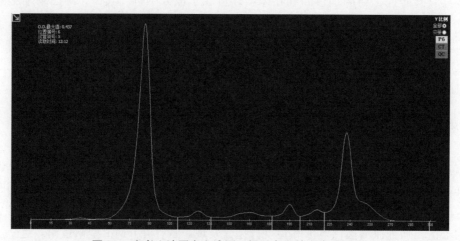

图4-1　患者血清蛋白电泳图，提示存在单克隆M蛋白

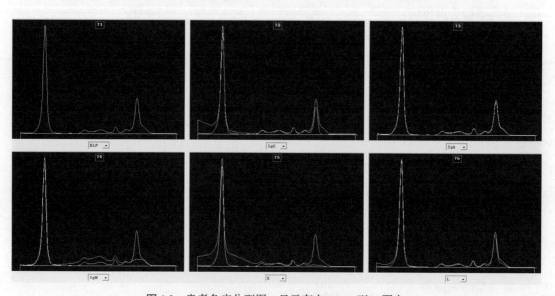

图4-2　患者免疫分型图，显示存在IgM κ型M蛋白

随后患者转入血液科就诊，完善其他检查。辅助检查结果如下。淋巴细胞亚群检测：B淋巴细胞18.74%，自然杀伤细胞（NK细胞）6.05%。免疫球蛋白、补体检测：免疫球蛋白M 16.10g/L，补体C 30.666g/L。M蛋白定量：14.40g/L。尿免疫固定电泳：提示存在IgM κ型M蛋白。

骨髓常规检查结果如下。骨髓涂片细胞学检查：①取材一般，涂片及染色良好，粒（−）油（+）；②有核细胞较少；③粒红两系分类比例正常，粒系形态无明显异常，成熟红细胞大小不均，中央淡染区扩大；④淋巴细胞占34.8%，以成熟小淋巴细胞为主，单核无明显异常；⑤浆细胞占0.8%；⑥仅见一个颗粒型巨核细胞，血小板每油镜视野3～6个。外周血细胞形态学分析：①白细胞数减低；②各系细胞比例大致正常，形态尚可；③分类100个细胞，未见原幼细胞；④成熟红细胞及血小板描述同骨髓涂片。结论：有核细胞少，巨核及血小板少见，粒红两系无明显异常，成熟淋巴细胞占34.8%；请结合流式细胞术等检查。

骨髓流式细胞免疫荧光分析：①异常细胞群占有核细胞的16.73%；分子表达情况见"临床案例分析"部分，为异常表型单克隆成熟B淋巴群。②异常细胞群占有核细胞的0.68%；表达CD38、CD138、CD45、CD19、CD27、cλ；不表达CD56、CD20、CD28、CD117；为单克隆浆细胞群。结论：标本可见两群异常细胞，比例及表型如上。FSC及SSC偏小，符合CD5（−）CD10（−）小B细胞淋巴瘤表型，该表型主要考虑LPL/VW；请结合*MYD88*基因检测。

淋巴瘤基因突变筛查：淋巴瘤明确/可能相关的变异，*MYD88* p.L265P突变丰度16.2%，*CXCR4* p.S341Ffs*3突变丰度1.1%，*CXCR4* p.S338Yfs*46突变丰度5.9%，*CD79B* p.E197G突变丰度8.9%，*RUNX1* p.S314Cfs*240突变丰度5.9%。

初步诊断：淋巴浆细胞性淋巴瘤/华氏巨球蛋白血症。

【知识拓展】

（1）与IgM型骨髓瘤的鉴别诊断：目前多发性骨髓瘤（multiple myeloma，MM）已成为血液系统恶性肿瘤发病率排第二位的肿瘤[3]。随着我国老龄人口的增多，MM发病率也逐年升高。MM的特征是单克隆浆细胞在骨髓中异常增殖，抑制了正常的多克隆浆细胞增殖和多克隆免疫球蛋白的分泌，并侵袭邻近的骨骼，造成骨质损伤，导致骨痛和病理性骨折；同时造血微环境异常造成贫血、高钙，并常伴有肾损害；在血清中或尿中可检出单克隆免疫球蛋白（M蛋白），大多是IgG或IgA。以多发性骨髓瘤为代表的浆细胞增殖性疾病，其病程隐匿，临床表现多样，极易造成疾病的漏诊、误诊，现已成为肾病门诊、骨科门诊等不容忽视的疾病。巨球蛋白血症是淋巴样浆细胞大量克隆性增生并合成分泌大量单克隆IgM所致，常无骨质破坏，临床表现主要为贫血、出血倾向、高黏滞综合征、神经损害、肾损害、肝脾肿大等，与IgM型多发性骨髓瘤不同。两者鉴别需要完善骨髓象、流式细胞术、*MYD88*基因检测协助诊断。从骨髓形态上看，MM患者可见浆细胞瘤形态，而巨球蛋白血症不明显。在流式免疫分型中，两种疾病的细胞表面的抗原表达不同；巨球蛋白血症常见6号染色体的缺失，而MM没有6号染色体的改变；*MYD88* p.L265P突变主要见于淋系肿瘤，发生于90%以上的WM，在MM中没有此突变。

（2）血清指数"假阳性"：临床上常用目测法来判断离心后标本有无溶血、脂浊、黄疸。目测法虽然简单、方便，但灵敏度低、主观性高、很难标准化。目前在生化流水线带自动离心的前处理的运用中，对血清质量的判别尤为重要，常见的如标本离心后拍照分析血清、添加生理盐水或厂家提供的专用试剂后测量特定波长下的吸光度，实现血清指数的检测，并将定量的指数设置到实验室信息系统（LIS）中，提示报告审核者判断、筛选不合格标本。

笔者所在实验室已开展血清指数检测。日常工作中发现目测法、拍照法和测吸光度法的结果存在偏差。测吸光度法灵敏度比目测法和拍照法高，可以发现肉眼和仪器无法察觉的轻微颜色改变或浊度改变；同时测吸光度法存在一定假阳性，即肉眼或拍照观察完全合格的标本，测吸光度法提示存在溶血、脂浊或黄疸。假阳性的原因，国内外相关文献报道不多，多考虑是异常免疫球蛋白所致。异常免疫球蛋白，如M蛋白，也可以干扰直接胆红素[4]、尿酸[5]、肌酐[1]等项目的检测。其机制与免疫球蛋白可变区的结构[1]及在一定pH条件下M蛋白形成沉淀[2]有关。因此，笔者提出设想：测吸光度法检测血清指数存在假阳性，可能与M蛋白有关。其中血清指数假阳性可能与IgM在特定pH条件下形成沉淀有关[2]。IgM的等电点在7.0左右，当血清加入到生理盐水中时容易产生沉淀。

【案例总结】

全自动生化仪可以自动检测溶血、脂浊、黄疸指数，其灵敏度较高，可以发现肉眼无法识别的溶血、脂浊、黄疸；生化仪的血清指数结果存在一定假阳性，如本病例，考虑血清中存在异常免疫球蛋白（以IgM型M蛋白常见）。此类蛋白在稀溶液或纯水中，容易发生交联聚集从而产生浑浊。笔者所在实验室在血清指数检测过程中，尽管使用的是生理盐水，但IgM的等电点为7.0左右，与生理盐水的pH一致；蛋白质作为两性电解质，当pH=pI时蛋白质的稳定性最低，容易析出沉淀。因此，在实际工作中可在生化仪上设置"血清指数"来协助判断标本中有无异常免疫球蛋白的存在。

在检验工作中常通过以下几种方法来筛查、发现M蛋白。

（1）血清分离不充分。标本在自然凝固或促凝后，离心发现患者血清少。这是因为血液中异常免疫球蛋白增高，血液黏度随之增高，红细胞聚集性增强，升高的异常免疫球蛋白与血浆中的凝血因子形成复合物或附着在血小板表面从而导致凝血功能障碍，血块收缩不良，血清无法析出或很少析出。同时应注意与人为因素导致的血清少相鉴别，如标本抽血后立即离心、血细胞凝固不完全、离心不彻底等。

（2）生化项目结果存在偏差，怀疑存在干扰。因异常免疫球蛋白交联聚集产生浑浊，会对生化某些项目产生干扰，如尿酸负值等，结合具体项目的检测原理及生化反应曲线可发现异常免疫球蛋白。

（3）血清在4℃冷藏后出现沉淀或血细胞与血清之间出现"分层"现象。M蛋白具有冷沉淀的特性，在4℃保存时易出现凝集、沉淀。

（4）通过生化仪上设置"血清指数"来协助判断标本中有无异常免疫球蛋白。

　　通过以上方法，并结合实验室其他指标如球蛋白升高、白蛋白降低、白球比倒置、高钙、乳酸脱氢酶升高、贫血、血小板减低等，查看患者临床症状、就诊科室（如骨科、肾内科等），必要时及时筛查血清蛋白电泳，有助于患者的早期诊断和早期治疗。

　　总之，联合生化检验结果及其他实验室检查结果、血清性状、血清指数等，对早期发现M蛋白升高性疾病具有十分重要的临床意义。

【专家点评】

　　单克隆免疫球蛋白是由B淋巴细胞或浆细胞克隆性增殖产生的免疫球蛋白。异常单克隆蛋白可引起患者的凝血功能紊乱、肾损伤、骨损伤、皮肤损害甚至神经损伤，其引起的临床常见疾病有多发性骨髓瘤、淋巴瘤等。笔者所在实验室发现患者生化检查结果异常，结合文献和工作经验，考虑患者可能存在M蛋白，并通过后续实验加以证实。患者及时转血液科诊治，进一步完善血液系统相关检查，为临床进一步明确诊断提供了帮助，彰显出检验人员扎实的理论基础和丰富的临床检验工作经验，有利于帮助临床医师早期诊断和早期治疗。

　　检验人员在工作中应主动学习临床医学和检验医学的专业知识，不断提升自己的知识储备和工作能力，积极与临床医师沟通交流，协助临床医师做出正确、全面、及时的诊断。

参 考 文 献

[1] Metraiah EH，Regan H，Louw J，et al. Deceiving proteins! a case of lymphoma and high creatinine[J]. BMJ case reports，2017，bcr2016217946.

[2] Alberti MO，Drake TA，Song L. The pH of chemistry assays plays an important role in monoclonal immunoglobulin interferences[J]. Pract Lab Med，2015，3：8-16.

[3] 李诗文，刘卓刚，胡荣，等. 多发性骨髓瘤相关心血管事件研究进展[J]. 中国实验血液学杂志，2019，27（6）：2035-2038.

[4] Yilmaz NS，Sen B，Gulbahar O. Contribution of the laboratory to a diagnosis process by sequential reflective testing：paraprotein interference on a direct bilirubin assay[J]. Biochem Med，2021，31（2）：020801.

[5] Quiñones-Torrelo C，Villanueva-Gil MP，Rodríguez-Muñoz A，et al. When an analytical interference is a useful diagnostic tool：finding monoclonal gammopathies in routine analysis[J]. J Clin Lab Anal，2016，30（2）：140-144.

5 药物对纤维蛋白原的异常干扰

作者：尹萌[1]，刘颖[2]（中国医科大学附属盛京医院：1. 检验科；2. 肾脏内科）
点评专家：秦晓松（中国医科大学附属盛京医院检验科）

【概述】

本案例患者急性起病，肾功能快速恶化，入院后立即行血液透析治疗，治疗过程中患者被确诊为肝素诱导的血小板减少症（HIT），应用阿加曲班作为抗凝剂行全身抗凝治疗。在监测凝血功能过程中发现患者纤维蛋白原（FIB）显著下降，与其临床表现并不相符。经临床医师与检验医师沟通，通过采取高倍稀释模式复测FIB，最终获得准确的FIB数值，患者无需更换抗凝药物及输注冷沉淀。对于与临床表现不相符的检验结果，临床医师与检验医师的及时有效沟通至关重要，而及时准确的凝血检验结果则在诊断与治疗出血性及血栓性疾病中具有关键性作用。

【案例经过】

患者女性，61岁，既往甲状腺功能亢进（甲亢）3年，2022年6月因"食欲减退1个月余，少尿1周"于笔者所在医院肾脏内科住院治疗。住院期间患者行血液透析及血浆置换等血液净化治疗，应用普通肝素抗凝。治疗过程中患者相继出现血常规异常：血小板（PLT）由$187×10^9$/L逐渐降至$33×10^9$/L（图5-1）；血栓形成，右侧颈内静脉血栓，血管管腔无法压闭（图5-2）。进一步筛查血小板减少原因，患者被确诊为HIT，于是调整治疗方案，替换肝素，改用阿加曲班持续静脉泵入行抗凝治疗，每4～6h监测凝血功能。在应用阿加曲班监测凝血功能过程中，发现患者FIB较用药前显著降低，FIB低至0.49g/L↓。经血液科会诊考虑患者低凝状态，建议暂停阿加曲班泵入并输注纤维蛋白原注射液以补充纤维蛋白。

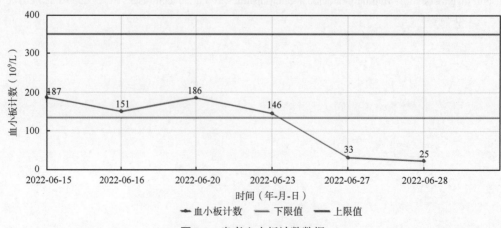

图5-1 患者血小板计数数据

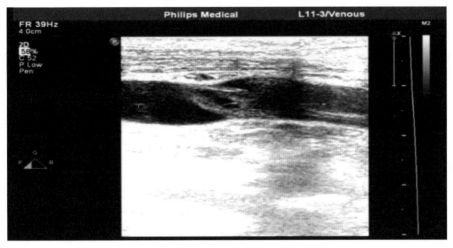

图5-2　患者血管造影图像

该患者凝血功能在短时间内变化较大，但并无弥散性血管内凝血（DIC）临床表现及诱因，考虑检验结果与患者临床表现不相符。经临床医师与检验医师沟通后调整仪器检测模式，同一标本检测FIB为1.66g/L，之后患者凝血功能示FIB逐步趋于正常（图5-3），患者无需调整抗凝药物，也无需输注纤维蛋白原，减少了医疗消耗。经系统治疗，患者血小板恢复至正常，肾功能好转并脱离血液透析，出院后继续口服利伐沙班抗凝治疗，终身避免再次应用肝素。

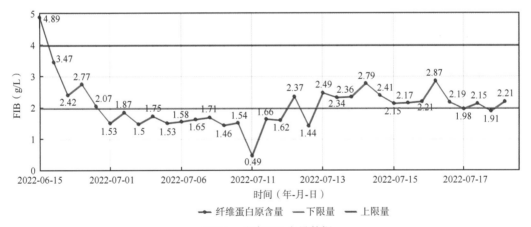

图5-3　患者FIB含量数据

【案例分析】

1.临床案例分析

该患者因急性肾功能不全行肾脏替代治疗，治疗过程中需应用肝素作为抗凝剂，患者接触肝素后血小板迅速下降，同时留置导管侧颈内静脉新发血栓形成，对该患者进行4T's评分，评分结果示患者HIT风险极高，完善HIT抗体检测示阳性，确诊HIT。

因患者发生血栓事件，需立即行全身抗凝治疗，多种非肝素抗凝剂可供HIT患者选择，包括阿加曲班、磺达肝癸、阿哌沙班、艾多沙班、利伐沙班及达比加群酯等。对急性血栓形成患者，通常首先使用静脉药物，以便尽快达到全剂量治疗性抗凝，同时密切监测凝血功能。阿加曲班作为直接凝血酶抑制剂（direct thrombin inhibitor，DTI）仅作用于凝血酶单靶点（Ⅱa），具有半衰期短、药效达峰浓度快、较好的剂量反应等特点，现已被广泛用于血栓性疾病的治疗和预防[1]。因此，选用阿加曲班作为抗凝剂对该患者进行抗凝治疗。

根据专家共识推荐[2]：肝功能正常患者阿加曲班泵入速率2μg/（kg·min）；肝功能异常患者，则建议速率0.5～1.2μg/（kg·min）。每4～6h监测凝血功能，调整阿加曲班泵入速率使活化部分凝血活酶时间（APTT）维持在基线1.5～3倍，不超过100s。HIT患者血栓形成风险高，至少应用非肝素抗凝剂4周，如果已发生血栓事件，则至少抗凝3个月。该案例患者经过积极对症治疗，预后良好。

2. 检验案例分析

患者住院期间行血液透析及血浆置换等血液净化治疗，在应用阿加曲班监测凝血功能过程中，发现止凝血相关功能明显异常，表现为纤维蛋白原显著降低，凝血时间延长（表5-1）。考虑患者凝血功能在短时间内变化波动如此之大，但患者并无DIC等临床表现及诱因，显然检验结果与患者的临床症状并不相符。

表5-1   凝血功能检查结果

项目	结果	单位	参考范围
PT	22.10	s	9.4～12.5
APTT	72.0	s	21～37
FIB	0.49	g/L	2～4
TT	95	s	13.5～19.5

注：PT. 凝血酶原时间；TT. 凝血酶时间。

在确保仪器测定准确的前提下，首先检查标本状态：标本量充足，无凝块，无溶血、乳糜、黄疸。接下来进行原管复查和标本重新离心后复查，显示结果与之前差异不大。查阅相关文献，试图寻找导致异常低值纤维蛋白原的可能原因[3]，并与临床医师积极沟通，查看病例，了解患者的治疗经过，特别是用药情况。经过积极思考，结合FIB的方法学：检测FIB含量的方法是凝血酶法，FIB-C（10倍稀释）是仪器默认的检测模式。当仪器FIB-C＜1.0g/L时，仪器自动启用低值FIB检测模式（FIB-CL）（5倍稀释），减小稀释度。FIB-CH（20倍稀释）为高值纤维蛋白原的检测模式，是增加稀释度，当FIB-C结果＞5.0g/L时，仪器自动启用FIB-CH模式检测，以更准确地报告FIB高值结果。笔者发现FIB-CL结果比FIB-C降低更多，出现这种反常表现，难道是血浆中可能存在的某种干扰物质所致？

虽然该患者此时的FIB-C和FIB-CL结果均显著低于1.0g/L，但笔者仍然决定增加FIB-CH

模式检测，增大稀释倍数，进一步降低干扰。结果发现FIB-CH显著增高，最终报告了纤维蛋白原FIB-CH模式结果（表5-2）。

表5-2　不同稀释度的FIB结果

项目	FIB-CL	FIB-C	FIB-CH
结果（g/L）	0.49	0.64	1.66
FIB的稀释倍数	5倍	10倍	20倍

【知识拓展】

HIT是普通肝素、低分子量肝素暴露后危及生命的并发症，发生率可达5%，与肝素剂量、给药方案和给药途径均无关。HIT由抗血小板因子4-肝素复合物的自身抗体（称为HIT抗体）结合引起。该抗体激活血小板可引起灾难性动脉和静脉血栓形成，死亡率高达20%。应对所有疑似HIT患者持续评估，包括持续评估血小板减少的其他可能原因，连续监测出血和血栓并发症。确诊HIT必须要结合临床表现和实验室证据尤其是HIT抗体阳性。诊断HIT后患者应立即停用所有肝素，包括普通肝素、低分子量肝素、肝素冲管、肝素涂层导管，以及含肝素的药物，并立即使用非肝素抗凝剂抗凝治疗。

阿加曲班主要阻断凝血瀑布学说的中心环节，通过影响凝血酶的生成和作用发挥抗凝作用，因此理论上讲对凝血四项的检测结果均有影响。但考虑到APTT、PT、TT和FIB试验敏感性不同，以及不同患者的药物代谢能力、药物使用剂量各异，可能呈现出不同的凝血结果。

【案例总结】

临床医师与检验医师携手合作，通过了解患者的病情，想到了药物阿加曲班可能对FIB的检测结果造成干扰，及时对FIB进行了高倍稀释检测，降低了干扰，最终成功地避免了假性低纤维蛋白原血症结果导致临床误判进而采取不恰当治疗措施的风险，进一步为临床诊断及治疗提供了有力的帮助，解决了患者的问题，最终患者结局良好。

凝血功能检测结果瞬息万变，影响检测结果的因素较多，检验医师不仅要充分理解检验的实验原理和影响因素，更要注重与临床医师的沟通，充分了解患者的诊疗情况，灵活分析疾病与检验结果之间的关系，进而发出高质量的检验报告。

【专家点评】

该病例的诊断过程一波三折。肝素是血液净化治疗过程中最常用的抗凝剂，是肾脏内科医师最熟悉的药物之一。应用肝素过程中需监测凝血及血常规，当患者出现不明原因血小板减少，特别是充分抗凝状态下患者仍发生血栓性事件时需警惕是否为肝素诱导血小板减少症，一旦怀疑该诊断需立即更换抗凝剂，并行全身抗凝治疗。该患者确诊HIT后，应用阿加曲班作为抗凝剂行全身抗凝治疗，监测凝血功能过程中发现FIB显著下降，与患者临床表现并不相符。在临床医师与检验医师的良好沟通和团结协作下，最终通过改变检测模式获得了准确的FIB数值，为临床医师的诊断治疗决策提供了有力的证据，进而避免了医疗资源的浪费，减轻了患者的医疗负担，改善了患者的预后结局。

参 考 文 献

[1] Warkentin TE. How to dose and monitor argatroban for treatment of HIT[J]. Br J Haematol，2022，197（6）：653-655.

[2] 中国医师协会心血管内科医师分会血栓防治专业委员会，《中华医学杂志》编辑委员会. 肝素诱导的血小板减少症中国专家共识（2017）[J]. 中华医学杂志，2018，98（6）：408-417.

[3] Zhang L，Fan Q，Zhang Z，et al. Unexpectedly low fibrinogen[J]. Clin Chem，2020，66（9）：1248-1249.

6 异常增高的D-二聚体和FDP

作者：李亚军[1]，陈尧磊[2]（重庆邮电大学附属重钢总医院：1.检验科；2.神经外科胸外科）
点评专家：余抒（重庆邮电大学附属重钢总医院检验科）

【概述】

血浆D-二聚体（D-D）作为纤维蛋白降解后的特异性产物，其生成或升高可反映凝血和纤溶系统的双重激活情况，还可反映体内血栓形成和体内高凝状态，有利于判断、鉴别血栓性疾病和高凝状态。纤维蛋白（原）降解产物（FDP）是在纤溶亢进时产生的纤溶酶作用下纤维蛋白或纤维蛋白原被分解后产生的降解产物的总称，FDP能够反映纤溶系统功能，判断血管内凝血、血栓形成等情况[1]。因此，临床上常通过检测血浆D-D、FDP判断是否有血栓形成及进行血栓治疗性评价。

【案例经过】

患者女性，71岁，因"中上腹痛3天"收治入院。病史特点：老年女性，病程短，发病急，以"中上腹痛3天"为主要表现，伴腰背部疼痛，伴恶心、呕吐。既往史：患者自诉对"青霉素、头孢类、复方氨林巴比妥注射液（安痛定）"过敏；40多年前行"剖宫产术"。临床诊断：①胆总管扩张；②急性胆囊炎；③急性胰腺炎；④右肺结节。治疗计划：①行内镜逆行胰胆管造影（ERCP）+内镜下十二指肠乳头肌切开取石术（EST）+胆道支架置入术；②胸腔镜下行右肺中叶结节切除术。

该患者近期D-D和FDP检查结果如下。第1次（2022年4月20日）检查结果：D-D 2280μg/L（参考范围0～1000μg/L）、FDP 4.70μg/mL（参考范围0～5μg/mL）。第2次（2022年4月26日）检查结果：D-D 73 270μg/L、FDP 196.20μg/mL。第3次（2022年4月26日）重新采血检查结果：D-D 2310μg/L、FDP 5.00μg/mL。

该患者3次D-D和FDP检查结果差异巨大（图6-1），是什么原因导致如此大的变化？

【案例分析】

1.临床案例分析

（1）检验结果：D-D 73 270μg/L、FDP 196.20μg/mL异常增高，结合患者术后长期卧床治疗，提示有血栓形成，报上级医师，联合查房。

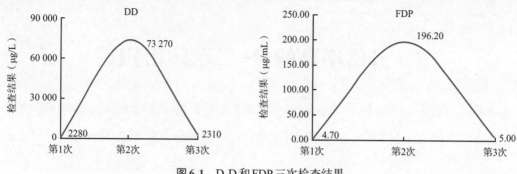

图6-1　D-D和FDP三次检查结果

（2）查体结果分析：患者神清，感伤口、引流口间断疼痛，偶有咳嗽、咳痰，未诉其他明显不适；右锁骨下深静脉置管通畅在位；右胸部伤口敷料干燥完好，无明显渗出，右侧胸壁未触及皮下气肿，双肺呼吸音稍粗，右肺呼吸音略低，双肺偶闻及少许干湿啰音；心腹（－）；检查双下肢活动可，左侧大腿腿围52cm、小腿腿围33cm，右侧大腿腿围53cm、小腿腿围34cm，未见肿胀。提示患者无血栓形成，与检验结果矛盾，予以复查D-D和FDP，行双下肢动静脉彩超排查血栓。

（3）复查结果分析：复查D-D 2310μg/L、FDP 5.00μg/mL，基本正常；双下肢动静脉彩超回报结果：双侧股动脉管壁多发斑块形成，其余未见。提示患者无血栓形成。

综合复查与查体结果，确诊患者无血栓形成，系第2次D-D和FDP检验结果有误。

2. 检验案例分析

D-D、FDP在人体内循环半衰期为4～6h，回顾该患者3次检查结果发现，从第2次结果异常增高到第3次基本正常，仅间隔6h，在此期间患者未进行任何治疗，病情进展不可能如此迅速。与临床医师沟通得知，患者近日病情稳定，无血栓形成相关症状，辅助检查深静脉彩超未见血栓，结合第3次D-D和FDP复查结果正常，综合判断该患者无血栓发生，第2次结果增高与病情不符，那么是何原因造成D-D、FDP异常增高？

查看近几日D-D和FDP室内质控记录均正常，仪器、试剂稳定，排除仪器故障原因。找出第2次结果的原始标本再次复查，结果仍然异常升高（D-D 64 570μg/L、FDP 186.50μg/mL）。针对D-D和FDP同时升高的情况，查询文献综合分析得出以下结论：①病情发展，如深静脉血栓、脑血栓、心梗等[2, 3]；②非特异性抗体干扰导致假性增高[4, 5]；③标本有凝集[6]。下面针对以上三点逐一分析。

首先，患者近日病情稳定，无血栓形成相关症状，辅助检查深静脉彩超未见血栓，排除病情发展。

其次，笔者所在实验室采用免疫比浊法检测D-D、FDP，该方法可受非特异性抗体干扰[3]，通过稀释后检测结果不成比例，可以发现并排除该干扰。本次采用稀释法，离心该异常标本并经梯度稀释10、20、40倍后进行检测，结果D-D、FDP同时呈线性降低（表6-1），排除了非特异性抗体干扰，表明该标本D-D、FDP浓度高另有原因。

表6-1 D-D、FDP倍比稀释检测结果

	稀释倍数			
	原倍	10倍	20倍	40倍
D-D（μg/L）	65 200	7210	4160	1760
FDP（μg/mL）	187.80	20.10	9.60	4.80

最后，仔细检查该异常标本，肉眼未见凝块及其他异常情况，用竹签挑也未发现凝块。重新混匀标本推制血涂片染色镜检，期待镜下能有发现。果然，镜下发现纤维蛋白凝固现象（图6-2）。原来是该标本在采集过程中由于未知原因造成微小凝集，裂解释放出大量D-D、FDP导致结果增高。

找到真正原因后反馈给临床医师此结果，临床医师询问采血护士后确认与检验科推断吻合，从而提醒护士注意采血顺序，严格规范血凝管在第二管采集，采集后立即颠倒混匀8～10次，规避因未充分混匀或采血顺序错误导致血液凝集现象发生。

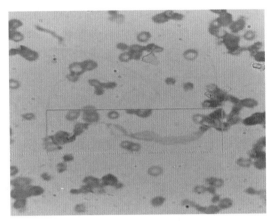

图6-2 该异常标本血涂片镜下发现纤维蛋白凝固现象（瑞氏-吉姆萨染色，×1000）

【知识拓展】

D-D和FDP现行的检测方法易受类风湿因子、异嗜性抗体、甘油三酯等干扰[4, 5]，造成结果假性增高。目前，常用的消除干扰方法有稀释法、使用封闭剂和更换其他检测系统。稀释法基本可以排除内源性抗体干扰；封闭剂能纠正部分异嗜性抗体；不同检测系统之间可比性差，只能看检测结果的趋势性；每种方法都有一定的局限性，需要检验人员具体分析判断。

【案例总结】

检验前标本采集的质量控制特别重要，是保证检验结果准确的前提。遇到检验结果明显异常时，要严格执行复检规则，通过此次事件，笔者所在科凝血项目复检规则增加一条：当D-D和FDP同时升高，且D-D＞10 000μg/L和（或）FDP＞30.00μg/mL时，需复检，包括检查有无凝块，肉眼不能判断时涂片染色镜检查找是否有纤维蛋白凝固现象。

【专家点评】

在没有临床干预的前提下，该患者的D-D和FDP两项结果出现巨大波动，给临床诊疗

带来困扰,笔者通过回顾整个检测流程逐一排除可能的因素,最后发现"过山车"式的变化来自无法肉眼识别的微小纤维蛋白凝集。虽然属于标本采集的失误,但因为这样的小失误导致与临床诊断不符的巨大差异,经过检验人员的认真梳理、揭开谜团,最终为临床明确诊断提供了重要的依据。该案例体现了检验人员缜密的分析问题和解决问题能力,也体现了检验人员为患者负责的态度。

参 考 文 献

[1] 解学龙,曾梅. D-D、FDP和AT-Ⅲ联合检测对DIC实验诊断及治疗监测的价值[J]. 国际检验医学杂志,2015,36(1):134,145.

[2] 陈峻,马涛,崔天盆. 急性脑梗死患者血浆FDP、D-D和CRP联合检测的临床价值[J]. 标记免疫分析与临床,2013,20(2):111-112.

[3] 牛云峰,李广贤,刘金榜,等. 髋关节置换后监测D-二聚体、纤维蛋白原及纤维蛋白降解产物对诊断预防下肢深静脉血栓的临床意义[J]. 中国医药科学,2014,4(8):16-19.

[4] 肖明锋,吴芝兰,刘基铎,等. 类风湿因子对免疫比浊法测定D-二聚体结果的干扰分析[J]. 国际检验医学杂志,2013,34(18):2443-2444.

[5] 许强,王锡鸣,于东泽,等. 30例D-二聚体假性增高的数据分析[J]. 标记免疫分析与临床,2020,27(1):1-5.

[6] 李芳. 血块形成对凝血三项及D-二聚体检测结果的影响[J]. 中国卫生标准管理,2018,9(15):110-112.

7 APTT延长纠正试验诊断APTT异常升高

作者：闫彬[1]，胡天喜[1]，门翔[2]，段金霞[1]，王瑞娟[3]（南阳市中心医院：1.医学检验科；2.呼吸与危重症医学科；3.血液内科）

点评专家：杜伟鹏（南阳市中心医院医学检验科）

【概述】

老年男性患者半月前无明显诱因出现发热，有慢性阻塞性肺疾病（简称慢阻肺）病史。入院对症治疗后病情缓解，但发现单独APTT异常升高（97.1s），给予维生素K_1注射及输注新鲜冰冻血浆和冷沉淀1周后，APTT结果无明显好转，遂与检验医师沟通加做APTT延长纠正试验，提示患者存在病理性抗体，最终检测抗心磷脂抗体为阳性，抗β2糖蛋白 I 抗体为26.53RU/mL（参考范围0～20RU/mL）。更改治疗方案，采用甲泼尼龙琥珀酸钠激素（40mg/d）治疗后APTT逐渐降低，连续治疗1周后降为31.1s，异常凝血功能得以纠正。

【案例经过】

患者男性，71岁，半个月前无明显诱因出现发热，因当地治疗效果欠佳入笔者所在医院治疗。患者右侧颈部及右侧腋窝多发淋巴结肿大数月，未予特殊诊治。

入院后首次检查结果：N末端B型钠尿肽前体（NT-proBNP）885ng/mL，D-二聚体1.060mg/L（0～0.3mg/L），PCT 0.29ng/mL。血常规：白细胞计数4.94×10^9/L，红细胞计数3.54×10^{12}/L，血红蛋白浓度92g/L，血小板计数186×10^9/L，红细胞沉降率（激光法）45mm/h。肝肾功能：肌酐48.35μmol/L，尿素氮3.58mmol/L，总蛋白57.16g/L，谷丙转氨酶（IFCC法）29U/L，谷草转氨酶（比色法）40U/L，肌酸激酶（比色法）34.5U/L，乳酸脱氢酶（比色法）781.05U/L，碱性磷酸酶（比色法）133.3U/L，直接胆红素（重氮法）8.0μmol/L，C反应蛋白52.11mg/L，羟丁酸脱氢酶（比色法）606U/L，钠134.47mmol/L，氯96.86mmol/L，白介素-6 22.38pg/mL。动脉血气分析（2021-12-05）：pH 7.52，PCO_2 44mmHg，PO_2 64mmHg，K^+ 2.9mmol/L，Na^+ 134mmol/L，Ca^{2+} 1.02mmol/L，BE 11.08mmol/L，Lac 1.0mmol/L，SO_2 96%。凝血常规（2021-12-07）：APTT 97.10s，FIB 4.85g/L，PT 16.90s，TT 16.90s，PT百分活动度63.00%，PT国际标准化比值1.35。

完善常规实验室辅助检查；给予"左氧氟沙星+注射用哌拉西林钠他唑巴坦钠"抗感染，补钾治疗并改善食欲；给予"吸入用乙酰半胱氨酸"雾化，同时给予机械排痰促进深部痰液排出；给予吸氧治疗。患者慢阻肺急性发作期，白介素-6、C反应蛋白、PCT均高于参考范围，给予抗感染治疗。APTT偏高，考虑出血的风险高，给予静脉输入维生素K₁，凝血因子全套结果：FⅡ活性测定43.4%；FⅤ活性测定89.5%；FⅦ活性测定31.4%；FⅧ活性测定32.6%；FⅨ活性测定13.8%；FⅩ活性测定41.5%；FⅪ活性测定16.5%；FⅫ活性测定6.4%，提示多凝血因子缺乏。此后连续1周给予维生素K₁注射，治疗1周未见APTT好转。之后联系检验科、血液科会诊，进行APTT延长纠正试验。APTT混合型血浆纠正试验（2021-12-14）结果如表7-1所示。APTT纠正试验提示患者存在病理性抗凝物，进一步检查：抗心磷脂抗体为阳性，抗β2糖蛋白Ⅰ抗体为26.53RU/mL（参考范围0～20RU/mL），抗核抗体1∶100–，抗Sm抗体（免疫印迹法）阴性，抗线粒体抗体-M2（AMA-M2）（免疫印迹法）弱阳性。故而高度怀疑该患者为系统性红斑狼疮（SLE）继发抗磷脂综合征致凝血功能异常。后采取甲泼尼龙琥珀酸钠40mg/d治疗，在此期间右侧颈部淋巴结穿刺组织免疫组化提示炎症改变，因此排除血液系统恶性肿瘤。激素治疗1周后APTT值逐渐降为31.1s，恢复正常。

表7-1 患者APTT延长纠正试验结果

检验项目	检测结果	参考范围	单位
APTT1（患者）	103.1	22.00～40.00	s
APTT2（正常混合血浆）	22.8	22.00～40.00	s
APTT3（1∶1混合血浆即刻检测）	69.5	–	s
APTT4（患者孵育2h）	135.8	–	s
APTT5（正常混合血浆孵育2h）	40.9	–	s
APTT6（1∶1混合血浆孵育2h）	105.0	–	s
APTT7（分别孵育2h后1∶1混合血浆）	102.9	–	s
Rosner指数（RI）			
孵育前	45.3	<10%：凝血因子缺乏（纠正）	%
孵育2h后	47.2	>15%：抑制物（不纠正）	%
		10%～15%：灰区	
孵育后延长时间（APTT6-APTT7）	2.1	≤3s，非时间和温度依赖性抑制物	s
		>3s，时间和温度依赖性抑制物	

【案例分析】

1. 临床案例分析

患者年龄偏大，为慢阻肺急性加重期，因在当地县医院治疗不佳入笔者所在医院继续治疗。患者活动受限，感染严重，考虑静脉血栓形成风险较高，故而入院即进行了凝血常规检查，结果发现APTT异常升高，初步考虑为凝血因子缺乏。患者有多发淋巴结肿大，不排除淋巴瘤的可能性，淋巴结活检穿刺有出血可能，暂缓进行。故给予新鲜冰冻血浆和冷沉淀经验治疗，1周后仍未见好转，很大程度上说明了患者体内凝血因子并非缺乏。因此，与相关科室会诊后加做了APTT延长纠正试验，并根据试验结果加做了抗磷脂抗体和其他自身抗体检测，结果抗Sm抗体及抗双链DNA（dsDNA）抗体检测均阴性，抗线粒体抗体-M2亚型弱阳性，抗心磷脂抗体为阳性，抗β2糖蛋白Ⅰ抗体为26.53RU/mL（参考范围0～20RU/mL），考虑为长期免疫低下导致机体产生自身抗体所致的APTT延长。本病虽不构成SLE诊断，但高度怀疑为SLE继发的抗磷脂综合征（注：抗磷脂抗体至少2次检测阳性，间隔至少12周，具有诊断抗磷脂综合征的意义）。然后给予甲泼尼龙琥珀酸钠40mg/d治疗1周，患者凝血功能恢复正常。其间因凝血功能异常而进行右侧颈部淋巴结活检穿刺，排除了恶性淋巴瘤可能。

2. 检验案例分析

患者为老年慢阻肺急性加重期，初诊单独APTT异常升高（97.1s，参考范围28～42s），其他凝血试验结果轻度异常。到底是什么原因导致了患者APTT异常升高呢？

（1）分析前和分析中的因素导致？

咨询护理人员确认采血正确、顺利，查看标本状态无凝集、脂浊、溶血。当天仪器、试剂均正常，质控在控，且其他患者报告无明显异常，所以分析前和分析中的影响因素基本上排除。

（2）患者使用了抗凝药物？

与临床医师沟通后得知未对患者给予常见的肝素等抗凝药物，且患者既往也无抗凝药物使用史。

（3）患者患肝脏疾病引起了凝血异常？凝血因子缺乏导致？

患者的肝功能基本正常。2021年12月7日入院，12月8日送检的全套凝血因子活性（除V因子）均下降，难道证明患者为凝血因子缺乏？然而，患者持续1周注射维生素K_1及输注冷沉淀和冰冻血浆，但APTT结果无好转，是否是因为患者体内存在干扰物影响了凝血因子的检测，造成多种凝血因子缺乏的假象？

根据最新出版的《活化部分凝血活酶时间延长混合血浆纠正试验操作流程及结果解读中国专家共识》[1]，该患者符合不明原因引起APTT延长5s以上，故而2021年12月14日与血栓与止血实验室沟通后，送检了APTT延长纠正试验。结果发现Rosner Index（RI）：孵育前45.3%，孵育2h后47.2%，孵育后延长时间（APTT6-APTT7）2.1s，提示患者存在病理性抗凝物。

进一步行抗心磷脂抗体和抗β2糖蛋白Ⅰ抗体检测，结果证实均为阳性。遗憾的是，患者未能检测抗磷脂抗体中最为常见的狼疮抗凝物，因此对于准确评估患者的抗磷脂抗体情况略显不足，但并未影响现有结果对患者诊疗方案的修订，最终患者出院时APTT已降至31.1s，处于正常水平。

【知识拓展】

APTT升高的常见原因有标本采血不足或不顺、使用肝素、凝血因子缺乏、抑制物干扰等。前两种原因可通过与临床护士及医师沟通排除，通过电话沟通得知本例患者不存在上述两种原因。

APTT检测反映了内源性凝血途径是否存在异常。检测原理是将外源性的磷脂、表面活性剂（高岭土/鞣花酸/硅藻土等）及血浆混合后在37℃下孵育，再加入$CaCl_2$溶液后测试样本凝固的时间。由此可知若血浆中凝血因子缺失达到一定程度或存在抗磷脂抗体，则会影响APTT的检测。新鲜冰冻和冷沉淀含有丰富的凝血因子，若患者确实存在凝血因子缺乏，则对症治疗应该有效，然而本例患者持续1周治疗后未见改善，因此其APTT延长并非凝血因子缺乏所致。APTT延长纠正试验提示含有病理性抗凝物，而这类抗体也会干扰凝血因子活性的检测。所有推断均被此后的抗心磷脂抗体和抗β2糖蛋白Ⅰ抗体阳性所证实。

抗磷脂抗体（APL）是一组以磷脂和（或）磷脂结合蛋白为靶抗原的自身抗体总称。APL主要存在于抗磷脂综合征（APS）等自身免疫病患者中，是APS最具特征的实验室指标。APL亦是血栓形成和病理妊娠的危险因素[2]，其中狼疮抗凝物（LA）、抗心磷脂（ACL）抗体、抗β2糖蛋白Ⅰ（β2GPⅠ）抗体作为APS分类标准中的实验室指标。APL至少2次检测阳性，间隔至少12周，具有诊断意义。APS分为原发性和继发性，以SLE继发最为常见，占30%。APS相关临床表现涉及多个器官，其中肺部表现尤为广泛。据报道大约1/3的患者在APS诊断时存在血栓，而38.9%的患者则在病程中发现静脉血栓，这类患者中14.1%发生肺栓塞（PE）[3]。APL阳性是公认的静脉血栓栓塞症的独立风险预测因素。高抗体滴度血栓形成风险明显高于低抗体滴度，多种抗体阳性风险高于单种抗体阳性，APL 3种抗体皆阳是血栓形成最强风险预测指标。本案例患者为老年男性，长期活动不便，且APL至少有2种为阳性，为血栓形成的高发人群，庆幸的是，截至患者凝血功能恢复正常，一直未发生血栓事件。

【案例总结】

本病例为老年男性，有慢阻肺病史，入院发现单独APTT异常升高，经验性使用新鲜冰冻血浆和冷沉淀未能纠正APTT结果。在同血栓与止血实验室医师沟通后，加做APTT延长纠正试验，后续的一系列检测证实该患者是SLE继发的抗磷脂综合征导致APTT延长，因此激素治疗后凝血功能明显好转。

面对APTT延长的患者，很多医师都认为要警惕出血风险，然而APTT延长需要甄别具体原因，如果患者是因为存在抗磷脂抗体而导致APTT延长，则更应该防范血栓风险。在对本病例患者的诊疗中，临床医师遇到棘手问题积极与检验医师沟通交流，及时获得了增加相关检测的建议，更改了治疗方案，最终患者获得了良好的转归。

【专家点评】

APTT检测是用来评估患者出血风险的常规凝血功能检测。一般认为，APTT延长往往提示患者有较高的出血风险。然而，临床上偶然会遇到APTT延长的患者反而发生了血栓事件，这就说明APTT延长不等于发生出血，因此，必须明白APTT延长的真正原因才能对症治疗。然而各级医疗机构的资源有限，很多辅助确诊试验还无法开展，APTT延长纠正试验不需要额外试剂，检测速度快且成本低，非常适合基层实验室开展。本病例中主管医师与检验医师良好沟通后，通过APTT延长纠正试验快速确定了APTT延长的原因，及时将治疗方向从防范出血转向预防血栓，促进了患者的早诊断、早治疗。本病例充分体现了检验科室与临床沟通的重要性，合适准确的实验室检查为确定诊疗方案提供了重要参考。检验与临床的双向沟通为今后更加高效地开展临床工作带来了新的探索。

参 考 文 献

[1] 中国研究型医院学会血栓与止血专委会. 活化部分凝血活酶时间延长混合血浆纠正试验操作流程及结果解读中国专家共识[J]. 中华检验医学杂志，2021，44（8）：690-697.

[2] 王兆钺. 抗磷脂综合征血栓与出血的机制与治疗[J]. 中华血液学杂志，2017，38（11）：994-996.

[3] 张金，樊钟琦，王培松，等. 抗磷脂综合征中相关肺部疾病表现[J]. 中华风湿病学杂志，2021，25（2）：139-143.

8 凝血酶时间延长的多发性骨髓瘤

作者：王逍遥[1]，吴雪莲[1]，赵殊棋[2]（重庆医科大学附属第三医院：1.检验科；

2.血液科）

点评专家：屈晨雪（北京大学第一医院检验科）

【概述】

患者因"无明显诱因的体重减轻"入院检查，经过系列检查，发现该患者没有糖尿病、甲亢等代谢性疾病，肿瘤标志物检测阴性，但是凝血结果显示凝血酶时间（TT）单独延长＞300s，询问患者并未使用抗凝药物，该患者异常的凝血结果该如何分析与解释？检验人员通过查阅书籍和文献，并与临床医师积极沟通终于查明真相。为患者精准诊断从来不只是临床医师的职责，检验人员应从检验原理出发，为临床提供有价值有意义的检验信息。

【案例经过】

患者男性，64岁，2022年6月因"异常体重减轻2个月"于重庆医科大学附属第三医院内分泌科住院治疗。患者2个月前无明显诱因出现体重下降，近2个月体重减轻5kg，无食量减少、食欲亢进，无口干、多饮，无反酸呃逆，无活动后心累气促，无大便次数增多，无性格变化，无恶心、呕吐、便血，无头痛、头晕，无双下肢水肿，无胸闷、胸痛，无畏寒、乏力，无心悸、胸闷等不适。患者平素健康状况良好，否认糖尿病病史，否认高血压病史，否认冠心病病史，否认肝炎、结核等传染病病史。

患者完善相关检查，结果如下。凝血检查：TT＞300s，超出检测上限，其余均正常。血常规：白细胞（WBC）2.75×10^9/L↓，红细胞（RBC）4.10×10^9/L↓，中性粒细胞（NEU）1.45×10^9/L↓，淋巴细胞（LYM）1.04×10^9/L，血小板（PLT）114×10^9/L；红细胞沉降率49mm/h↑。生化：天冬氨酸转氨酶（AST）66U/L↑，球蛋白47.7g/L↑，γ-谷氨酰转移酶（GGT）87U/L↑，其余均正常。尿常规、糖化血红蛋白、甲功、肿瘤标志物、乙肝两对半、粪便常规结果均在正常范围内。

该患者凝血检查结果如表8-1所示。

表8-1 凝血检查结果

检测项目	结果	参考范围
凝血酶原时间（PT）	13.8s	9.0～15.0s
活动度（PA）	72%	70%～120%
凝血酶原时间比值（PTR）	1.21	0.72～1.37

续表

检测项目	结果	参考范围
国际标准化比值（INR）	1.20	0.76～1.16
活化部分凝血活酶时间（APTT）	32.6s	24.0～40.0s
凝血酶时间（TT）	>300s↑	11.0～18.0s
纤维蛋白质（FIB）-C	2.09g/L	2.00～4.00g/L
D-二聚体（DD）	47ng/mL	0～232ng/mL
纤维蛋白（原）降解产物（FDP）	0.67μg/mL	0～2.01μg/mL

【案例分析】

1.临床案例分析

（1）患者基本情况：以体重减轻为主要表现，未诉明显全身骨痛，无头晕、乏力、心悸、气促、发热、食欲减退等不适，血常规提示白细胞轻度下降、红细胞轻度下降、血红蛋白正常，球蛋白轻度升高，血钙轻度降低，凝血象提示TT明显延长，肾功能正常，肿瘤标志物、血糖、糖化血红蛋白、甲功正常。

（2）临床分析思路

1）检验结果分析：患者血糖、糖化血红蛋白、甲功正常，不考虑糖尿病、甲亢等代谢性疾病导致的体重减轻。患者白细胞减少，为排除血液疾病完善骨髓穿刺，结果为"浆细胞比例增高占15%，考虑多发性骨髓瘤"，同时伴球蛋白升高，根据检验医师建议完善免疫球蛋白检测，结果示λ轻链、IgG升高，血清免疫固定电泳IgG、λ泳道发现异常单克隆条带，单克隆免疫球蛋白类型为IgG λ型，血清蛋白电泳发现M蛋白，流式细胞学检查示"浆细胞占有核细胞总数约7.9%，为单克隆浆细胞"。

2）影像学检查结果：全身骨显像示右侧第8～12肋及第10肋腋段增高影，考虑骨折。

3）追溯既往史：该患者分别于2018年、2019年因轻微摔伤导致肋骨骨折及颅骨线形骨折，同时2020年曾出现腰痛，自诉行牵引治疗后未再感觉腰痛不适。

4）临床诊断：该患者骨髓形态学及骨髓流式细胞学均支持多发性骨髓瘤的诊断，免疫球蛋白IgG λ轻链升高，根据世界卫生组织（WHO）相关指南明确诊断为"多发性骨髓瘤（IgG λ型DS分期Ⅲ期A组）"。

（3）治疗和预后：根据多发性骨髓瘤诊疗指南，予以硼替佐米、地塞米松、沙利度胺联合化疗治疗。治疗后监测TT逐渐缩短并最终趋于正常，结果如表8-2所示，考虑与治疗后骨髓瘤肿瘤细胞负荷降低、轻链浓度降低有关。

表8-2 药物治疗前后凝血结果对比表

检测项目	治疗前	治疗7天后	治疗11天后	参考范围
凝血酶原时间（PT）	13.8s	13.8s	13.4s	9.0～15.0s
活动度（PA）	72%	72%	76%	70%～120%
凝血酶原时间比值（PTR）	1.21	1.21	1.18	0.72～1.37

续表

检测项目	治疗前	治疗7天后	治疗11天后	参考范围
国际标准化比值（INR）	1.20	1.20	1.17 ↑	0.76～1.16
活化部分凝血活酶时间（APTT）	32.6s	27.8s	27.5s	24.0～40.0s
凝血酶时间（TT）	>300s ↑	41.5s ↑	29.3s ↑	11.0～18.0s
纤维蛋白原（FIB）-C	2.09g/L	3.27g/L	2.69g/L	2.00～4.00g/L

2. 检验案例分析

（1）结果复测及与临床医师初步沟通。该患者凝血结果示TT单独延长，引起了笔者的注意，首先对标本进行检查，标本无凝块、溶血、脂血、黄疸的情况，然后对该患者的结果进行了复测，仍然显示TT＞300s。TT单独延长常见于使用抗凝血酶药物（如达比加群、阿加曲班、水蛭素）[1]，但临床医师反馈该患者目前未使用任何抗凝药物，并且采血过程顺利。为何在未使用抗凝药物的情况下TT显著延长，甚至超出检测上限？

（2）查阅资料。TT检测原理为在患者血浆中加入适量的凝血酶，通过吸光度的变化，检测纤维蛋白原转变为纤维蛋白的时间。《全国临床检验操作规程》中阐述：当待检血浆中抗凝物质增多时，凝血酶时间延长。同时当血浆中纤溶酶活性增高，导致纤维蛋白（原）降解产物（FDP）增加时，可使TT明显延长。TT的长短与血浆中纤维蛋白原的浓度、纤维蛋白原结构及凝血酶抑制剂等抗凝物质密切相关[2]。

所以，血浆中干扰凝血酶的物质与FIB本身的质和量的缺陷，都可以表现为TT延长。抗凝血酶物质主要包括：①肝素、类肝素物质；②直接凝血酶抑制剂，如达比加群、水蛭素等；③FDP，主要是FDP可结合纤维蛋白单体（FM），干扰FM向纤维蛋白聚合的过程；④抗凝血酶抗体；⑤单克隆免疫球蛋白，有报道显示多发性骨髓瘤患者经常发生凝血功能异常，约77.7%的多发性骨髓瘤患者TT延长，并且与轻链浓度呈正相关，但同时也伴有PT、APTT的延长，单独TT延长的多发性骨髓瘤报道较少[3]。

（3）与临床医师再次沟通。①患者FIB和FDP结果均在正常范围内，为排除FIB功能异常引起的TT延长，建议加做血栓弹力图观测患者凝血全貌；②患者球蛋白结果增高，为排除单克隆免疫球蛋白干扰凝血酶导致的TT延长，建议加做免疫球蛋白检测，排除多发性骨髓瘤的可能。

（4）加做检验项目结果。

1）血栓弹力图结果：如表8-3所示。

表8-3　血栓弹力图结果

检测项目	结果	参考范围（一般人群）
凝血时间（R）	6.9min	5.0～10.0min
血块形成速率参数（K）	4.2min ↑	1.0～3.0min
最大切角（Angle）	43.2° ↓	53.0°～72.0°
最大振幅（MA）	47.3mm ↓	50.0～70.0mm
血块溶解百分比预测值（EPL）	0	0～15.0%
MA达到30min血块溶解百分比（LY39）	0	0～7.5%

2）免疫球蛋白结果：如表8-4所示。

表8-4 免疫球蛋白结果

检测项目	结果	参考范围
κ轻链（KAP）	256mg/dL ↓	629～1350mg/dL
λ轻链（LAM）	3390mg/dL ↑	313～723mg/dL
免疫球蛋白定量（IgA）	0.60g/L ↓	0.82～4.53g/L
免疫球蛋白定量（IgG）	37.20g/L ↑	7.51～15.60g/L
免疫球蛋白定量（IgM）	0.49g/L	0.46～3.04g/L

3）血清蛋白电泳结果：发现M蛋白条带，血清M蛋白含量约24.79g/L。血清免疫固定电泳：IgG、λ泳道发现异常单克隆条带，单克隆免疫球蛋白类型为IgGλ型。

4）骨髓检查结果（图8-1）：有核细胞增生明显活跃，粒∶红=1.2∶1。粒系比例偏低（占36%），各阶段粒细胞可见，形态未见明显异常。红系增生明显活跃（占30%），以中晚幼红增生为主，形态未见明显异常。成熟红细胞呈缗钱状排列。淋巴细胞比例占16%，形态未见明显异常。全片见巨核细胞57个，成熟产板型巨核细胞良好，血小板不少。未见寄生虫。浆细胞比例增高（占15%），可见幼稚浆细胞、双核浆细胞及多核浆细胞。

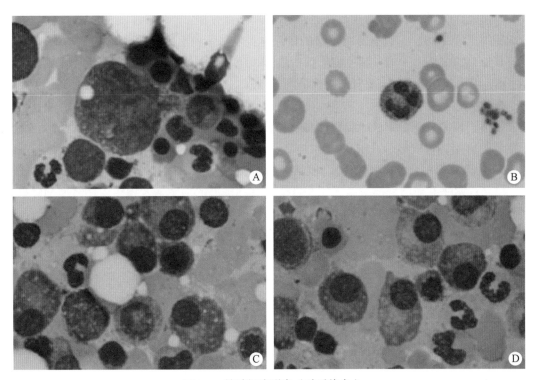

图8-1 骨髓细胞形态（瑞氏染色）

5）流式检查结果：流式细胞术检测结果表明浆细胞占有核细胞总数约7.9%，其免疫表型为表达CD38、CD138、CD28、CD56、CD200；部分表达CD27、CD81；不表达

CD19、CD20；胞内免疫球蛋白λ轻链限制性表达，提示为单克隆浆细胞。

（5）结果分析。该患者血栓弹力图结果显示，K值4.2min，最大切角43.2°，提示纤维蛋白原功能减弱。患者免疫球蛋白示IgG、λ轻链增高，血清中发现M蛋白，骨髓检查及流式细胞术检测结果均确诊该患者为多发性骨髓瘤，该患者TT的延长可能由纤维蛋白原功能减弱和免疫球蛋白干扰凝血酶共同导致。

【知识拓展】

多发性骨髓瘤（MM）是一种恶性浆细胞病，其肿瘤细胞起源于骨髓中的浆细胞，而浆细胞是B淋巴细胞发育到最终功能阶段的细胞，因此多发性骨髓瘤可以归到B淋巴细胞淋巴瘤的范围。目前WHO将其归为B细胞淋巴瘤的一种，称为浆细胞骨髓瘤/浆细胞瘤。其特征为骨髓浆细胞异常增生伴有单克隆免疫球蛋白或轻链（M蛋白）过度生成，极少数可以是不产生M蛋白的未分泌型MM。

MM常见症状包括骨髓瘤相关器官功能损伤的表现，即"CRAB"症状[血钙增高（calcium elevation），肾损害（renal insufficiency），贫血（anemia），骨病（bone disease）]以及继发淀粉样变性等相关表现。MM需与可出现M蛋白的下列疾病鉴别：意义未明的单克隆免疫球蛋白血症（MGUS）、WM、AL型淀粉样变性、孤立性浆细胞瘤（骨或骨外）、POEMS综合征。此外，还需与反应性浆细胞增多症（RP）、转移性癌的溶骨性病变、浆母细胞淋巴瘤（PBL）、具有肾脏意义的单克隆免疫球蛋白血症相关肾损害（MGRS）等鉴别，其中MGRS是由于单克隆免疫球蛋白或其片段导致的肾损害，其血液学改变更接近于MGUS，但出现肾损害，需要肾脏活检证明是M蛋白或其片段通过直接或间接作用所致[4]。

有研究显示，在大多数（77.7%）MM患者中发现凝血酶时间（TT）延长，并且与轻链浓度呈正相关，IgA和IgG型MM的凝血酶原时间（PT）延长较轻链型更为明显，PT延长患者的M蛋白浓度显著高于PT正常患者，并且随着临床分期的增加，PT显著延长。纤维蛋白原与M蛋白水平呈负相关，但活化部分凝血活酶时间（APTT）与MM分期或类型、M蛋白水平和血清轻链浓度无相关性。与其他类型的MM患者相比，轻链型MM患者更可能出现TT延长[3]。

该患者TT延长很可能是继发于多发性骨髓瘤的获得性异常纤维蛋白原血症的结果。凝血酶诱导的纤维蛋白聚合受到M蛋白的损害，M蛋白与纤维蛋白原的γ链相互作用。此外，有人发现轻链具有狼疮抗凝活性，这可能是造成TT延长的原因。轻链M蛋白可能与纤维蛋白原具有更强的非特异性结合作用，比其他免疫球蛋白类型对TT的影响更大[5]。

【案例总结】

该患者主要临床表现为体重减轻，无贫血、肾脏功能受损、血钙升高、骨折的情况，症状较为隐匿。既往有骨折史，但由于两次骨折均以摔伤为诱因，医师并未考虑MM，治疗仅仅改善了患者的症状。该患者的体重减轻症状最初考虑为内分泌疾病所致，故收入内分泌科，经过检查排除了糖尿病、甲亢等代谢性疾病。患者凝血检查结果示TT单独延长＞

300s，检验医师关注到该患者异常的凝血结果，通过询问患者用药史、查询相关资料，分析TT延长的原因，结合其他异常的实验室结果（球蛋白轻微增高），及时与临床医师沟通，建议进一步完善免疫球蛋白检测、血清蛋白电泳、血清免疫固定电泳、骨髓穿刺、流式细胞学检查，明确了该患者的诊断，患者接受治疗后，TT逐渐缩短，趋于正常。

在这个病例中，由于患者临床表现不典型，被收入内分泌科查找病因，检验医师发现异常的凝血结果后，从检验原理入手，分析检测结果异常的原因；检验医师与临床医师相互沟通探讨，最终明确了患者的诊断，进行了及时有效的治疗。作为检验医师，除了以实验室技术为主，按时完成标本的检测，更要透过标本想到患者，积极了解患者的情况，从检验原理出发，分析异常检验数据的原因，同时积极主动沟通，帮助临床诊断和治疗。检验人员不再只是"化验工"，既要参与检验全过程，控制可能导致检验结果出现差错的每个环节，又要走出实验室与临床医师配合，尽可能对临床诊治起到指导性的作用。

【专家点评】

多发性骨髓瘤（MM）目前也被称为浆细胞骨髓瘤（PCM），是常见的血液系统肿瘤，发病率逐年升高。MM常见症状包括骨髓瘤相关器官功能损伤的表现，即"CRAB"症状（血钙增高、肾损害、贫血、骨病）以及继发淀粉样变性等相关表现。由于MM临床表现并不特异，因此在临床实际工作中此类患者往往并不是就诊于血液科，而是根据首发症状就诊于骨科、肾脏内科、神经内科等，这就容易导致MM的漏诊。比如此案例中的患者短时间内体重下降，因此就诊于内分泌科，而既往曾有骨折但未引起重视。幸运的是，该患者住院后进行常规检查的过程中，检验医师发现了"蛛丝马迹"——TT异常，超出检测上限，并且寻因追究，积极与临床医师沟通，及时加做相关检测，为患者明确诊断、积极治疗赢得了宝贵的时间。

上述病例展现了检验专业人才的能力，充分而仔细地解读检测结果，不放过任何有疑问之处，为临床医师和患者提供专业服务。而要具备这种服务能力需要检验人有大量的知识储备，既包括检验知识，又包括临床知识，甚至影像学、药学的知识，同时还要了解每个检验指标背后患者的故事。这样才能真正体现检验人的价值！

参 考 文 献

[1] 吴雪莲，屈晨雪，戴菊华，等. 直接口服抗凝药物的实验室监测进展[J]. 中华检验医学杂志，2017，40（7）：544-547.

[2] 尚红，王毓三，申子瑜. 全国临床检验操作规程[M]. 4版. 北京：人民卫生出版社，2015.

[3] Huang H，Li H，Li D. Effect of serum monoclonal protein concentration on haemostasis in patients with multiple myeloma[J]. Blood Coagul Fibrinolysis，2015，26：555-559.

[4] 中国医师协会血液科医师分会，中华医学会血液学分会. 中国多发性骨髓瘤诊治指南（2022年修订）[J]. 中华内科杂志，2022，61（5）：480-487.

[5] King RI，Florkowski CM. How paraproteins can affect laboratory assays：spurious results and biological effects[J]. Pathology，2010，42：397-401.

9 非时间温度依赖性Ⅷ因子抑制物导致的获得性血友病A

作者：付璐[1]，陈晓彤[2]（哈尔滨医科大学第一附属医院：1.检验科；2.血液内科）

点评专家：关秀茹（哈尔滨医科大学附属第一医院检验科）

【概述】

获得性血友病A是一种由于体内产生针对Ⅷ因子（FⅧ）的自身抗体（抑制剂）而导致Ⅷ因子活性降低的出血性疾病。研究表明，获得性血友病A出现于自身免疫性疾病、恶性肿瘤、妊娠等情况。获得性血友病A可导致软组织和黏膜出血，甚至引发致命的出血事件。对于大多数的过度出血病例，该病在出现时是自发的。获得性血友病A患者没有个人或家族出血史，死亡率较高，为9%～22%。所以，获得性血友病A需要尽早诊断与治疗。

【案例经过】

患者女性，21岁，于1个月前无明显诱因出现双下肢散在瘀点瘀斑，未予重视，4日前无明显诱因出现左下肢肿痛，为求明确诊治来笔者所在医院就诊，急诊以"凝血障碍"待查收入院。凝血五项检查显示单纯的APTT延长。后续APTT纠正试验显示有狼疮抗凝物存在，但狼疮抗凝物检测结果为阴性，Ⅷ因子抑制物为阳性，这与临床症状相符却与APTT纠正结果不符。实验室应用平行稀释试验侧面证实Ⅷ因子抑制物阳性的推论，又通过改良经典的Besthesda法（即刻Besthesda法）检测证实了该病例的Ⅷ因子抑制物确实为非时间温度依赖性的。最终诊断为获得性血友病A。按照获得性血友病A给予相应治疗后，患者出血表现逐渐减轻。治疗25天后，出血完全好转并出院。出院25天后复查，APTT、Ⅷ因子活性均正常，Ⅷ因子抑制物完全消失。

【案例分析】

1.临床案例分析

患者为青年女性，有出血的临床表现，单纯的APTT延长，首诊考虑是由于凝血因子缺乏或凝血因子抑制物造成的。后续APTT纠正试验显示有狼疮抗凝物存在，但狼疮抗凝物检测结果为阴性，Ⅷ因子抑制物为76.8BU，这与临床症状相符却与APTT纠正结果不符。临床医师与检验科沟通后，检验科应用平行稀释试验侧面证实Ⅷ因子抑制物阳性的推论，又通过改良经典的Besthesda法证实了该病例的Ⅷ因子抑制物确实为非时间温度依赖性的，为临床的进一步治疗提供了重要的诊断依据。

按照获得性血友病A治疗方案给予患者血浆输注、止血治疗、激素抑制抗体治疗2天后，出血停止，没有新的出血点产生、双下肢皮肤逐渐转为陈旧性瘀斑。入院第25天出血完全好转，双下肢皮肤无瘀斑。入院第30天痊愈出院。入院后第55天（出院后第25天）随访时，患者各项指标均为正常，无任何出血表现。

2. 检验案例分析

患者有出血的临床表现，自带化验单凝血四项：PT 12.5s，APTT 80.4s↑，FIB 4.36g/L↑，TT 19.7s。血常规：WBC 8.97×10⁹/L，PLT 310×10⁹/L↑，HGB 129g/L。

检测APTT纠正试验：1∶1混合血浆实时APTT为73.7s，37℃孵育2h APTT为76.7s，提示狼疮抗凝物质存在。然而，该患者的狼疮抗凝物检测结果为阴性。

内源性凝血因子活性检测结果：Ⅷ因子活性0.4%、Ⅸ因子活性28.8%、Ⅺ因子活性30.6%、Ⅻ因子活性18.5%。经典的Besthesda法检测Ⅷ因子抑制物，结果为76.8BU。

内源性因子活性的平行稀释试验结果：如图9-1显示，随着血浆稀释倍数的增加，除Ⅷ因子活性没有变化外，Ⅸ、Ⅺ、Ⅻ因子的活性均有升高。8倍稀释时，Ⅷ因子活性1%、Ⅸ因子活性137.1%、Ⅺ因子活性152.4%、Ⅻ因子活性54.0%。平行试验的结果也提示Ⅷ因子抑制物的存在。

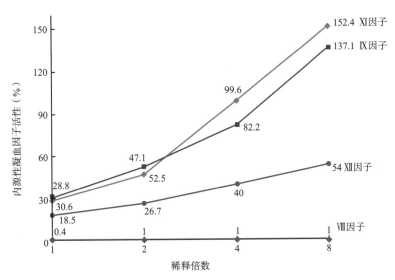

图9-1　内源性因子活性的平行稀释试验结果

笔者尝试着使用一种即刻Besthesda法检测Ⅷ因子抑制物，也就是将稀释后的患者血浆与正常人血浆混合后立即检测Ⅷ因子活性，具体方法见图9-2。计算后得出的即时性Ⅷ

因子抑制物同样为57.2BU。两种Ⅷ因子抑制物方法试验重复两次，结果差异不大，可以保证结果的准确性。

应用平行稀释试验及改良的即刻Besthesda检测法，测得Ⅷ因子抑制物的结果均显示，本例患者的Ⅷ因子抑制物阳性，并且具备非时间温度依赖性的特点。这也是APTT纠正试验结果即刻与2h后均不纠正的原因。结合以上结果，可以确定患者的出血症状及APTT延长，均是由非时间温度依赖性的Ⅷ因子抑制物导致的。

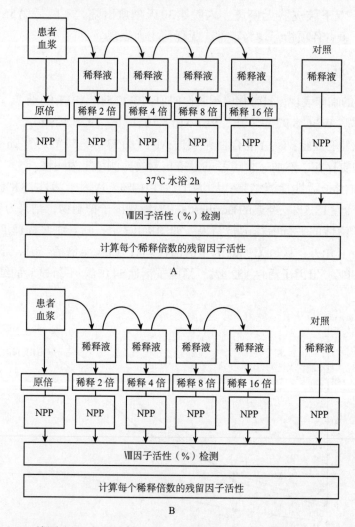

图9-2 经典Besthesda检测法（A）和即刻Besthesda检测法（B）示意图。NPP，正常人乏血小板血浆

从入院至入院后的第55天（出院后的第25天），患者的Ⅷ因子活性、Ⅷ因子抑制物、即刻Ⅷ因子抑制物及APTT结果如图9-3所示。其间，即刻Ⅷ因子抑制物数值始终低于Ⅷ因子抑制物，并且两者同步下降。在治疗过程中随着即刻Ⅷ因子抑制物与Ⅷ因子抑制物的降低，Ⅷ因子活性逐渐升高，APTT结果逐渐降低并达到正常。

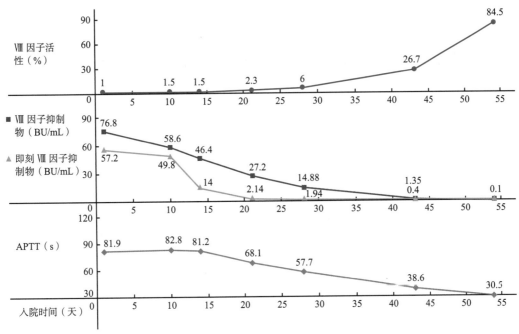

图9-3 患者Ⅷ因子活性、Ⅷ因子抑制物、即刻Ⅷ因子抑制物和APTT结果变化图

【知识拓展】

获得性血友病（acquired hemophilia，AH）是指由于体内产生抑制Ⅷ因子的特异性自身抗体而引起的出血病。其年发病率为0.2/100万～1/100万，可见于任何年龄段，但是最多见于60～80岁老年人，其次为产后女性，儿童罕见。

AH病因及发病机制为自身免疫性疾病、妊娠后出现Ⅷ因子自身抗体、恶性肿瘤、一些药物及手术。AH患者没有既往或家族出血史，其临床表现各异，绝大部分患者表现为突然发生的自发性出血，以软组织血肿、肌肉内出血、广泛皮下瘀斑、胃肠道和泌尿生殖道出血为主，严重或危及生命的出血占80%以上，病死率约20%，所以尽早诊断治疗尤为重要。与嗜血性关节炎（HA）不同，AH患者较少有关节出血。

如患者无既往或家族出血史而突然发生出血，仅APTT延长，血浆APTT混合纠正试验证明存在自身抗体，Bethesda法进行抗体定量，FⅧ∶C减低，就可明确诊断AH。

AH的治疗包括止血和抗体清除[1, 2]。

APTT纠正试验是将患者血浆（patient plasma，PP）与正常混合血浆（normal pooled plasma，NPP）按照一定比例混合后多次检测APTT，评估混合血浆APTT"纠正"的程度，为确诊试验的选择提供指导。当缺乏一种或多种内源性凝血因子的PP与NPP（理论上所有凝血因子活性在100%左右）按1∶1的比例混合后，理论上混合血浆中凝血因子活性均应≥50%，APTT检测结果可纠正至参考范围内。而当PP存在凝血抑制物，如抗凝药物、凝血因子抑制物、抗磷脂抗体等时，混合后APTT检测结果不能纠正至参考范围内。

2021版《活化部分凝血活酶时间延长混合血浆纠正试验操作流程及结果解读中国专家共识》[3]认为：即刻及孵育2小时都可纠正的是由内源性凝血因子缺乏导致的；即刻可纠正、孵育2小时不可纠正的是由时间温度依赖性抑制物（Ⅷ因子抑制物最常见）导致的；即刻及孵育2小时都不可纠正的是由非时间温度依赖性抑制物（Ⅷ因子抑制物或LA）导致的。

【案例总结】

通常认为导致获得性血友病A的Ⅷ因子抑制物是一种时间依赖的凝血因子抗体。该例患者出血表现明显，然而APTT纠正试验却显示为非时间温度依赖性抑制物，此种情况以往多为狼疮抗凝物阳性，这与临床症状不符合，很难做出明确诊断。检验科通过应用平行稀释试验侧面证实Ⅷ因子抑制物阳性的推论，又通过改良经典的Besthesda法相互验证，最终确定患者的出血症状是由非时间温度依赖性Ⅷ因子抑制物导致的获得性血友病A。给予血浆输注、止血治疗、激素抑制抗体治疗后完全好转。

阅读文献与专家共识[3-7]，发现尽管Ⅷ因子抑制物是时间温度依赖性的，但抑制物滴度足够高，可即刻完全中和混合血浆中的Ⅷ因子活性，这也与本例患者的情况相符合。因此，标准化的APTT纠正试验结果对异常APTT的原因提供初始的评价，有助于指导进一步凝血因子或抑制物初始的评价。然而，对于特殊的患者依然需要使用狼疮抗凝物及Ⅷ因子抑制物等确证试验进一步确认抑制物类型。

【专家点评】

该案例患者为青年女性，有出血的临床表现，单纯的APTT延长，首诊考虑是由于凝血因子缺乏或凝血因子抑制物造成的。进一步检查APTT纠正试验与狼疮抗凝物、Ⅷ因子抑制物结果不相符合。沟通后，检验医师通过因子平行稀释试验及改良的即刻Besthesda法检测确认，该患者为非时间温度依赖性Ⅷ因子抑制物导致的获得性血友病A。检验结果为明确诊断提供了可靠证据，临床给予相应治疗后患者症状好转。

APTT纠正试验结果更适于对异常APTT原因的初筛，但最终需要使用狼疮抗凝物及Ⅷ因子抑制物等确证试验进一步确认抑制物类型，必要时仍需选择其他试验加以验证。本案例真实、可靠，是检验科通过改进试验方法学为临床疑难病例的诊断提供良好服务的典型病例，值得分享。

参 考 文 献

[1] Kruse-Jarres R，Kempton CL，Baudo F，et al. Acquired hemophilia A：updated review of evidence and treatment guidance[J]. Am J Hematol，2017，92：695-705.

[2] Kessler C M，Knöbl P. Acquired haemophilia：an overview for clinical practice[J]. Eur J Haematol，2015，95 Suppl 81：36-44.

[3] 中国研究型医院学会血栓与止血专委会. 活化部分凝血活酶时间延长混合血浆纠正试验操作流程及结果解读中国专家共识[J]. 中华检验医学杂志，2021，44（8）：690-697.

[4] Kumano O，Moore GW. Ruling out lupus anticoagulants with mixing test-specific cutoff assessment and the

index of circulating anticoagulant[J]. Res Pract Thromb，2019，3（4）：695-703.

[5] Knoebl P，Marco P，Baudo F，et al. Demographic and clinical data in acquired hemophilia A：results from the European Acquired Haemophilia Registry（EACH2）[J]. J Thromb Haemost，2012，10：622-631.

[6] Collins PW，Chalmers 1E，Hart DP，et al. Diagnosis and treatment of factor Ⅷ and Ⅸ inhibitors in congenital haemophilia：（4th edition）[J]. Br J Haematol，2013，160（2）：153-170.

[7] Thrombosis and Hemostasis Group，Chinese Society of Hematology，Chinese Medical Association，et al. Chinese guidelines on the diagnosis and treatment of coagulation factor Ⅷ/Ⅸ inhibitors（version 2018）[J]. Chin J Hematol，2018，39（10），793-799.

10　APTT延长的获得性血友病A

作者：李峥[1]，张娜[2]（唐山中心医院：1.检验科；2.血液科）

点评专家：李传保（北京医院检验科）

【概述】

获得性血友病A（AHA）是一种由于循环血中出现抗凝血因子Ⅷ（FⅧ）自身抗体导致FⅧ活性（FⅧ：C）降低的获得性出血性疾病，其年发病率约为1.5/100万[1]。本文介绍了1例73岁男性患者，因"发现左上肢肿胀、皮下瘀斑12天，伴疼痛、局部皮温升高，肿胀范围逐渐增大，未予重视及诊治，之后右上肢、前胸部、腰背部逐渐出现皮肤肿胀伴皮肤瘀斑"入院，入院后进行相关检查发现患者活化部分凝血活酶时间（APTT）显著延长，进一步完善APTT纠正试验、狼疮抗凝物、抗心磷脂抗体、血栓分子标志物、凝血因子、凝血因子抑制物等检查。同时CT提示上臂软组织肿胀，最终诊断为获得性血友病A。

【案例经过】

患者男性，73岁，主因多发皮下血肿12天入院。患者于2022年4月12日出现左上肢肿胀伴皮下瘀斑，伴疼痛、局部皮温升高，肿胀范围逐渐增大，未予重视及诊治，之后右上肢、前胸部、腰背部逐渐出现皮肤肿胀伴皮肤瘀斑，无鼻出血、齿龈出血、口腔黏膜血疱、球结膜充血，无咯血、呕血、便血、黑便等症状。4月22日始出现发热，最高体温38.2℃，伴咳嗽、咳痰，伴周身乏力、胸闷、气短，无畏寒、寒战。查体：体温37.3℃，脉搏90次/分，呼吸20次/分，血压121/60mmHg。神志淡漠，查体合作。贫血貌，皮肤及黏膜苍白、轻度黄染，双上肢、前胸部、腰背部多发皮下血肿，压痛阳性，皮温升高。胸骨无压痛，浅表淋巴结未触及。咽部无充血，扁桃体无肿大。右下肺呼吸音减弱，双肺可闻及湿性啰音。心率90次/分，律齐，各瓣膜听诊区未闻及杂音。腹部膨隆，腹软，无压痛、反跳痛及肌紧张，肝脾肋下未触及。双下肢无水肿。四肢肌力及肌张力正常。双侧巴宾斯基征阳性。

完善相关检查。血常规结果：PLT 209×10⁹/L；HGB 116g/L。凝血检查结果：见表10-1。

表10-1　凝血检查结果

检测项目	结果	参考范围
凝血酶原时间（s）	12.6	9.8～14
国际标准化比值	1.08	0.8～1.5
凝血酶原活动度（%）	74.1 ↓	80～120

续表

检测项目	结果	参考范围
活化部分凝血活酶时间（s）	84.1 ↑	20～40
纤维蛋白原（g/L）	5.84 ↑	2～4
凝血酶时间（s）	14.4	13～21
抗凝血酶Ⅲ活性（%）	73.6 ↓	75～125
纤维蛋白（原）降解产物（mg/L）	4.20	＜5.0
D-二聚体测定（mg/L FEU）	1.55 ↑	0～0.55

血栓四项结果：TAT（血浆凝血酶-抗凝血酶复合物）13.2ng/mL↑；PIC（纤溶酶-α_2纤溶酶抑制物复合物）1.05μg/mL↑，TM（血栓调节蛋白）10.8TU/mL；tPAI-C（组织纤溶酶原激活物/纤溶酶原激活物抑制剂Ⅰ复合物）7.6ng/mL。

CT检查结果：左侧前臂及上臂周围软组织稍肿胀。

【案例分析】

1.临床案例分析

临床值班医师接到检验科危急值APTT结果，马上诊视患者，结合影像学检查，明确皮下出血及血肿，患者否认既往出血史、自幼出血及家族史。需考虑以下疾病或因素引起的APTT延长。

（1）获得性凝血因子缺乏症：孤立性APTT延长还见于其他内源途径的因子（FⅨ、FⅪ、FⅫ）及血管性血友病因子（vWF）缺乏，可通过相应的凝血因子及抑制物检测进行鉴别。该患者其他凝血因子活性正常，故可除外。

（2）狼疮抗凝物（LA）：LA的作用是结合磷脂，LA可引起APTT延长（常见）和PT延长（少见）且不能被正常血浆纠正。LA引起的APTT延长一般为非时间依赖性，少数（10%～15%）可表现为时间依赖性。因此，时间依赖性的抑制物特性并不能完全区分Ⅷ因子抑制物和LA。利用加入补充外源磷脂能够缩短或纠正APTT的特点，可通过各种依赖磷脂的试验如稀释的蝰蛇毒试验（dRVVT）等证实LA的存在。该患者狼疮抗凝物阴性，故可除外。

（3）凝血因子抗体：由于疾病或其他原因，人体可生成凝血因子抗体，使凝血因子减低。通过检验科的APTT纠正试验结果，完善了狼疮抗凝物、抗心磷脂抗体、凝血因子及相关抑制物检查。结果见表10-2～表10-5。

表10-2 狼疮抗凝物检测结果

项目	检测方法	结果	单位	提示	参考范围
狼疮抗凝物筛查（LA1+LA2）					
狼疮抗凝物初筛试验（LA1）	凝固法	43.0	s		31.0～44.0
狼疮抗凝物确定试验（LA2）	凝固法	39.6	s	↑	30.0～38.0
狼疮抗凝物初筛/确定试验（LA1/LA2）	计算法	1.09			0.80～1.20

表 10-3 抗心磷脂抗体检测结果

检测项目	结果	参考范围
抗蛋白酶 3 抗体 IgG（AU/mL）	<2.0	≤24.0
抗髓过氧化物酶抗体 IgG（AU/mL）	1.9	≤24.0
抗心磷脂抗体（AU/mL）	9.0	≤24.0
抗心磷脂抗体 IgG（GPLU/mL）	8.4	≤12
抗心磷脂抗体 IgM（MPLU/mL）	2.4	≤12
抗心磷脂抗体 IgA（APLU/mL）	<2.5	≤12

表 10-4 凝血因子检测结果

检测项目	结果	参考范围
凝血因子Ⅱ（%）	93	70~120
凝血因子Ⅴ（%）	115.4	70~120
凝血因子Ⅷ（%）	1.5↓	70~120
凝血因子Ⅸ（%）	149.1↑	70~120
凝血因子Ⅺ（%）	41.7↓	70~120

表 10-5 凝血因子抑制物检测结果

检测项目	结果	参考范围
Ⅷ因子抑制物（BU/mL）	6.2	<0.6

根据以上检查结果，明确患者为获得性血友病 A。该患者确诊后用泼尼松 60mg qd 清除抑制物，积极对症治疗，病情明显好转并出院。治疗后结果见表 10-6~表 10-8。

表 10-6 凝血检测结果

检测项目	结果	参考范围
凝血酶原时间（s）	10.8	9.8~14
国际标准化比值	0.92	0.8~1.5
凝血酶原活动度（%）	127.4↑	80~120
活化部分凝血活酶时间（s）	27.9	20~40
纤维蛋白原（g/L）	3.17	2~4
凝血酶时间（s）	16.2	13~21

表 10-7 凝血因子抑制物检测结果

检测项目	结果	参考范围
Ⅷ因子抑制物（BU/mL）	0.1	<0.6

表 10-8 凝血因子检测结果

检测项目	结果	参考范围
凝血因子Ⅷ（%）	141.0↑	70~120

2. 检验案例分析

（1）该结果是否可信？能否审核发出？

该患者凝血报告单中APTT的升高引起了报告审核人员的注意，首先按照标本复核流程进行复查：①标本性状良好，无凝块、溶血、乳糜血等异常，采血量符合要求，查阅血常规结果红细胞压积符合＜55%；②仪器状态良好，未见凝固曲线异常；③质控状况，该项目当天室内质控在控，无总体偏高。

结果复测：将该标本放在另一台凝血仪器上进行复查，检查结果为82.7s，两次结果相差1.66%，结果偏倚符合标本复查偏倚要求（APTT＜8%）。

（2）该结果与临床符合性如何？

查阅病历发现患者有皮下血肿、皮下瘀斑等症状。与检验结果一致，是什么原因导致了该患者如此高的APTT结果？此结果隐藏着什么？检验医师能为临床医师提供什么考虑方向？

（3）APTT延长的原因分析。

①肝脏生成凝血因子减少？②凝血因子消耗增多？③某些抗体或抑制物导致的APTT延长？

（4）APTT延长原因的筛查试验及诊断试验。

为了查明APTT延长具体是什么原因导致的，加做APTT纠正试验以明确方向。试验结果见表10-9。

表10-9　加做APTT纠正试验结果

项目	结果	单位	参考范围
Rosner指数	23.9		
孵育后延长时间（差值）	16.9	s	
APTT-3（患者血浆）	84.1 ↑	s	20~40
APTT-1（正常血浆）	24.0	s	20~40
APTT-5 1∶1纠正（即刻）	44.1		
APTT-4（患者血浆-2h）	126.1	s	
APTT-2（正常血浆-2h）	26.8	s	
APTT-6 1∶1纠正（2h）	67.3	s	
APTT-7（分别孵育后1∶1混合血浆）	50.4	s	

通过对APTT纠正试验结果进行分析，建议性告知主治医师：患者的APTT延长可能是由于某些抗凝物或凝血因子抑制物导致，建议追加凝血因子、凝血因子抑制物、狼疮抗凝物、抗心磷脂抗体等相关检查，以明确病因。

【知识拓展】

当出凝血筛查以孤立性APTT延长为特征时，应注意以下常见原因。

（1）标本原因。红细胞压积（HCT）不符合要求（HCT＜55%）；采血量不符合规定要求（采血管标定±10%）；标本有严重乳糜血或凝块；输液后采血等。

（2）用药情况。使用抗凝药物如肝素、利伐沙班等使APTT延长的药物。

（3）凝血因子生成减少。某些抗生素（头孢类）抑制维生素K的生成。

（4）先天性血友病A伴抑制物。多有自幼反复发作的自发性出血史，以肌肉和关节出血、关节畸形为特点；多有家族出血史；符合X连锁隐性遗传规律。血友病A患者产生的同种抗体可完全灭活FⅧ，无残余FⅧ：C。临床上表现为输注相同剂量、既往有效的FⅧ制剂后，止血效果不佳[1]。

（5）狼疮抗凝物或抗心磷脂抗体。在体外，狼疮抗凝物质的作用完全相反，可通过识别脂结合凝血酶原来影响凝血反应，阻断活化的凝血因子V与凝血酶原作用，从而抑制纤维蛋白的形成，致使凝血时间延长；而在体内，狼疮抗凝物在血液凝固过程中发挥着关键的作用，存在于血小板表面，可激活血小板并协助几种凝血因子的活化，而且也有上调组织因子表达、抑制蛋白C途径等作用。根据APTT纠正试验结果不能除外此种疾病，而根据临床表现则不支持，需要进行相关检查除外此类疾病。

获得性血友病A不是一个孤立的疾病，可见于多种病因或基础疾病，如自身免疫性疾病、恶性肿瘤、药物引起、感染等，1%～5%的患者发生于妊娠期或产后一年内。本病的出血表型具有异质性，可有严重出血或轻微出血甚至没有出血表现[2]。

【案例总结】

本例获得性血友病A患者出现了皮下出血，通过对其诊疗过程的了解、检验结果的追踪，笔者认识到实验室检测对于该病诊断和治疗过程的重要价值。在日常检验工作中，要认真对待每一个结果，要从异常结果的背后找到可能的原因，并进一步分析，与临床沟通进一步提升检验的价值及核心竞争力。

【专家点评】

检验人员在实验室常规工作中发现异常凝血结果，以APTT延长为主，且患者有出血表现，随后主动追加APTT纠正试验明确APTT延长的原因，怀疑为获得性血友病。整个过程中检验人员积极与临床医师沟通，在临床医师的参与下，通过一系列检测明确了患者为获得性血友病A，经过积极治疗，患者病情好转。整个过程展现了检验人员的责任心、敬业精神和专业性，体现了检验与临床积极、有效沟通的重要性。

参 考 文 献

[1] 中华人民共和国国家卫生健康委员会. 血友病A诊疗指南（2022年版）[J]. 全科医学临床与教育，2022，20（7）：579-583.

[2] 中华医学会血液学分会血栓与止血学组，中国血友病协作组. 获得性血友病A诊断与治疗中国指南（2021年版）[J]. 中华血液学杂志，2021，42（10）：793-799.

11 FV抑制物阳性引起的FV活性减低导致的双重危急值

作者：吴晓本[1]；甄长青[2]（山东第一医科大学附属省立医院：1.检验科；2.血液科）

点评专家：王相华（山东第一医科大学附属省立医院血液内科）

【概述】

PT及APTT同时延长常见于如下情况：①维生素K缺乏导致的维生素K依赖因子FⅡ、FⅦ、FⅨ、FⅩ减低；②共同途径凝血因子FⅠ、FⅡ、FⅤ、FⅩ缺乏及FⅠ、FⅡ、FⅤ、FⅩ抑制物；③抗凝药物肝素、达比加群、利伐沙班、水蛭素药物浓度过量；④抗凝物，如高滴度狼疮抗凝物等。FV抑制物导致的FV活性减低进而引起APTT、PT同时延长且均表现为危急值则较为罕见。

【案例经过】

患者男性，67岁，因"双侧大腿内侧及腰腹部出现大面积瘀斑3周，近1周出现无明显诱因的黑便"就诊于当地医院。查血常规提示白细胞6.6×10^9/L，血红蛋白89g/L，血小板252×10^9/L。凝血功能：PT 52.3s，APTT 82.2s，D-二聚体0.96mg/L，凝血功能无明显改善。后至笔者所在医院急诊就诊。

凝血指标中PT 42.2s，APTT 97.1s，按照笔者所在医院PT＞40s和（或）APTT＞80s的标准（排除抗凝治疗外），均报告危急值。筛查APTT纠正试验，狼疮抗凝物、蛋白C、蛋白S、抗磷脂抗体系列、凝血因子全套及FV抑制物，最终明确为FV抑制物阳性导致FV活性减低进而引起的PT、APTT双重危急值。

【案例分析】

1.临床案例分析

患者因瘀斑加重、中度贫血就诊于笔者所在医院，经逐级排查后确定为罕见的FV降低引起的PT、APTT延长的双重危急值伴高浓度的FV抑制物，为患者转至血液科并经风湿免疫科会诊后清除FV抑制物及对症治疗指明了方向。

2. 检验案例分析

患者就诊后PT和APTT双重危急值报警见表11-1。

表11-1　患者初始凝血结果

项目名称	结果	定性	参考范围
D-二聚体（mg/L）	0.30		0～0.5
凝血酶原时间（s）	42.20	↑↑↑	9.4～12.5
凝血酶原时间活动度（%）	20.00	↓	70～140
凝血酶原标准化比率	3.67	↑	0.8～1.2
凝血酶原比率	3.77		
活化部分凝血活酶时间（s）	97.10	↑↑↑	25.1～36.5
活化部分凝血活酶比率	3.13	↑	0.8～1.2
凝血酶时间（s）	12.10		10.3～16.6
纤维蛋白原（g/L）	2.15		2.00～4.00

APTT、PT即刻纠正试验均未纠正，APTT孵育的纠正试验也未纠正，且提示并不存在时间温度依赖性抑制物。结果见表11-2。

表11-2　APTT纠正试验结果　　　　　　（单位：s）

项目名称	结果	定性	参考范围
患者即刻	97.1	↑	25.1～36.5
正常混合血浆即刻	30.2		25.1～36.5
1∶1混合血浆即刻	94.2		
Rosner指数（即刻）	65.91		
患者孵育2h	96		
正常混合血浆孵育2h	30		
1∶1混合血浆孵育2h	93.7	↑	25.1～36.5
分别孵育2h后1∶1混合血浆	94.3		
孵育后延长时间	0.60		<3

dRVVT法检测狼疮抗凝物（LA），结果为阴性，抗凝蛋白也无异常，如表11-3所示。

表11-3　dRVVT法检测结果

项目名称	结果	单位	参考范围
狼疮抗凝物筛查时间	35.70	s	
狼疮抗凝物筛查比率	1.10		
狼疮抗凝物确诊时间	27.00	s	
狼疮抗凝物确认比率	0.91		

续表

项目名称	结果	单位	参考范围
狼疮抗凝物比率	1.20		0.92～1.20
抗凝血酶-Ⅲ	110.00	%	83～128
蛋白S	96.60	%	63.5～149.0
蛋白C	108.00	%	70～140

筛查原倍血浆凝血因子的结果见表11-4。

表11-4　原倍血浆凝血因子结果

项目	结果	单位	参考范围
FⅡ	2.3	%	50～150
FⅤ	0.5	%	50～150
FⅦ	3.4	%	50～150
FⅧ	0.8	%	50～150
FⅨ	5.1	%	50～150
FⅩ	2.8	%	50～150
FⅪ	9.6	%	50～150

　　同时出现大范围的凝血因子降低，提示患者血浆中可能会存在某个共同途径因子的降低或某个因子可立即起作用的高浓度抑制物，原始浓度表现为多项因子缺乏时，应选择进行不同稀释度的检测，如果稀释后的因子能大幅升高，只有个别因子变化不大依然表现为被抑制时，首先考虑可能是该因子的抑制物。鉴于PT和APTT同时延长到了危急值，直接选择从稀释16倍开始，直至稀释至32倍后只有FⅤ变化微乎其微（表11-5）。此时提示患者体内存在FⅤ抑制物的可能性，检测患者的FⅤ抑制物浓度为15BU。

表11-5　稀释血浆凝血因子结果

项目	结果	单位	参考范围
FⅡ	73.2	%	50～150
FⅤ	1.8	%	50～150
FⅦ	63.5	%	50～150
FⅧ	85.8	%	50～150
FⅨ	95.1	%	50～150
FⅩ	62.8	%	50～150
FⅪ	79.6	%	50～150

抗心磷脂抗体（IgG+IgA+IgM）：阴性。

β2糖蛋白Ⅰ抗体（ELISA法）：3.65U/mL（阴性值＜16.0U/mL）。

ANA及ANA谱：阴性。

诊断：获得性FV缺乏伴高滴度FV抑制物。

【知识拓展】

凝血因子Ⅴ（FV）又称为易变因子，主要在肝脏内合成，是FXa的辅因子，分子质量约为330kDa，80%的FV存在于血浆中，20%存在于血小板中。血浆中的FV在被活化的凝血酶（FⅡa）水解掉B区后裂解为双链，在血小板表面与FXa结合后才有了促凝血功能。FVa、FXa和钙离子在磷脂表面装配成凝血酶原酶，激活凝血酶的效率大大提高。

遗传性FV缺乏症在临床上少见，为常染色体隐性遗传，男女均可发病，患者父母常有近亲婚配史，无性别差异，部分患者可合并其他先天性畸形。只有纯合子才可以出现出血症状，而且症状很轻，杂合子一般无出血症状。获得性FV抑制物阳性罕见。可因牛凝血酶的应用、药物、妊娠、感染、恶性肿瘤、自身免疫性疾病等引起，也可原因不明[1-4]。FV抑制物引起的临床表现多样，可以是致命的出血、血栓，也可仅表现为凝血检测异常。即使是低滴度FV抑制物也可引起重度FV缺乏及严重的出血[5]。临床上大部分FV抑制物引起出血表现，此时抑制物多结合于轻链的C2结构域，这种结合阻断了FV与磷脂的结合，进而导致FV与FXa亲和力明显下降，最终催化凝血酶原变为凝血酶的效率明显下降。部分患者虽然因抑制物导致FV活性重度减低，但并无出血表现，一种解释机制为，除循环FV外，血小板中存有FV，这种状态既可使FV免于蛋白C（PC）的灭活，也可使FV对循环抑制物的抑制作用产生抵抗[6,7]，最终血小板FV在出血部位发挥了止血作用。

存在FV抑制物时，凝血检查多表现为APTT、PT同时延长，但TT正常。针对延长的APTT、PT行1:1正浆纠正试验，一般表现为即刻不纠正；少数表现为即刻及孵育PT纠正，APTT均不纠正[8,9]。该患者APTT与PT的1:1正浆纠正试验均不纠正。FV抑制物的治疗主要包括控制出血与通过血浆置换、免疫抑制清除抑制物。FV抑制物干扰凝血酶原酶复合物，因此FV抑制物引起的出血较难治疗。新鲜冰冻血浆（FFP）、凝血酶原复合物（含FⅡ、FⅦ、FⅨ、FX及少量其他血浆蛋白的混合制剂）、重组活化FⅦ均有用于治疗FV抑制物引起出血的报道[3,10]。也可输注血小板用于治疗出血，有效率在35%～71%[3,10]。清除抑制物可采用糖皮质激素联合环磷酰胺，预后主要与出血部位及出血严重程度有关。

【案例总结】

APTT、PT同时延长常见于维生素K依赖性凝血因子缺陷，因高滴度FV抑制物引起的APTT、PT同时延长且患者表现为出血的病例罕见。对于无明显诱因出现APTT、PT同时延长，APTT纠正试验可以在所有检测凝血的实验室开展，可以方便、快速地为临床提供方向性的判断，应予以重视。及时结合狼疮抗凝物、凝血因子活性检测结果，同时检验与临床保持有效沟通，根据患者的症状选择准确、迅速的处理方式，以免延误诊治。

【专家点评】

　　获得性FV缺乏症是一种罕见的凝血障碍性疾病，临床表现异质性强，可以无症状，也可发生致命的出血。据报道产生FV抑制物的原因有牛凝血酶或纤维蛋白胶使用史、抗生素使用史、输血史、感染史或本身有自身免疫性疾病、恶性肿瘤，该疾病大多发生在年龄偏大的患者。患者体内产生的FV抑制物会中和体内的FV，使FV水平降低。FV作为共同通路上的凝血因子，高滴度FV抑制物的产生会导致其他凝血因子活性假性降低。经临床实践证明相对有效的治疗策略：用新鲜冰冻血浆或浓缩血小板输注结合活化的重组人凝血FⅦ来止血，运用免疫抑制、免疫球蛋白及血浆置换来消除抑制物。在本病例中，实验室的检测手段发挥了重要的作用，为后续的精准施救提供了关键的依据。检验与临床及时有效的沟通避免临床走弯路，为患者的诊治赢得了宝贵时间，也使检验结果真正焕发出了活力，从而更好地为患者服务。

参 考 文 献

[1] Goulenok T，Vasco C，Faille D，et al. Acquired factor Ⅴ inhibitor：a nation-wide study of 38 patients[J]. Br J Haematol，2021，192（5）：892-899.

[2] Yamanishi M，Nishimi Y，Usui M，et al. Acquired factor Ⅴ deficiency associated with CFPM administration[J]. Clin Lab，2019，65（10）：190240.

[3] Franchini M，Lippi G. Acquired factor Ⅴ inhibitors：a systematic review[J]. J Thromb Thrombolysis，2011，31（4）：449-457.

[4] Ang AL，Kuperan P，Ng CH，et al. Acquired factor Ⅴ inhibitor. a problem-based systematic review[J]. Thromb Haemost，2009，101（5）：852-859.

[5] Olson NJ，Ornstein DL. Factor Ⅴ inhibitors：a diagnostic and therapeutic challenge[J]. Arch Pathol Lab Med，2017，141（12）：1728-1731.

[6] Gould WR，Simioni P，Silveira JR，et al. Megakaryocytes endocytose and subsequently modify human factor Ⅴ in vivo to form the entire pool of a unique platelet-derived cofactor[J]. J Thromb Haemost，2005，3（3）：450-456.

[7] Motwani P，Howard L，Ali SS. Successful management of a possible antibiotic-related acquired factor Ⅴ inhibitor：a case report and review of the literature[J]. Acta Haematol，2013，129（3）：182-184.

[8] Devreese KMJ，de Groot PG，de Laat B，et al. Guidance from the Scientific and Standardization Committee for lupus anticoagulant/antiphospholipid antibodies of the International Society on Thrombosis and Haemostasis: update of the guidelines for lupus anticoagulant detection and interpretation[J]. J Thromb Haemost，2020，18（11）：2828-2839.

[9] Ajzner E，Balogh I，Haramura G，et al. Anti-factor Ⅴ auto-antibody in the plasma and platelets of a patient with repeated gastrointestinal bleeding[J]. J Thromb Haemost. 2003，1（5）：943-949.

[10] Menegatti M，Biguzzi E，Peyvandi F. Management of rare acquired bleeding disorders[J]. Hematology Am Soc Hematol Educ Program，2019，2019（1）：80-87.

12 低血小板脑出血

作者：郭勇晖[1]，刘彦超[2]（南方医科大学珠江医院：1.检验医学部；2.脑血管病外科）
点评专家：何旭英（南方医科大学珠江医院脑血管病外科）

【概述】

凝血系统维持一种平衡，平衡一旦被打破，要么发生出血，要么发生血栓，但临床工作中，在一些危重症患者中，出血和血栓往往并存，对临床和检验带来极大的挑战！

【案例经过】

患者男性，33岁，因头痛伴左下肢麻木10余天，为轻微头痛，5天前无明显诱因出现左下肢抽搐，持续1min，后自行缓解，门诊以"右顶叶出血"将患者收入院，平车入脑血管病外科病房。患者既往体健。临床发现患者为脑静脉窦血栓引起的脑出血后，启动取栓溶栓治疗，又因患者出现脑水肿和脑疝并发症，急行去骨瓣减压术，并发现患者进行性血小板降低，出血和血栓风险并存。在检验和临床充分沟通和协作下，最终帮助患者寻找到最佳的抗凝方案，最大限度地减少了患者后遗症，提升了诊疗效果。

【案例分析】

1.临床案例分析

4月26日：完善头颅CT，预约磁共振、心电图、心脏超声、胸片等检查。结果显示右侧顶叶少量出血伴周围脑肿胀及少许水肿（图12-1）；血肿基本吸收，但手指样水肿非常明显（图12-2）。结合肺癌家族病史，患者合并下颌皮肤肿物（图12-3）30余年，自诉有逐渐长大趋势。不排除脑转移瘤可能。

4月27日：患者左侧肢体肌力由原4级转为2级，患者精神转差，遂急诊行头颅磁共振（图12-4）。

磁共振示右侧顶叶多发出血伴水肿。病情进展如此之快，可能是肿瘤卒中，或者存在静脉血栓性疾病，如常见的静脉窦血栓形成等。因此，急诊行全麻全脑血管造影术。造影示颅内静脉窦血栓形成（图12-5），予静脉窦内取栓溶栓术治疗（图12-6，图12-7），术后尿激酶溶栓+克赛抗凝方案；尿激酶50万单位，ivgtt，维持3天，克赛0.4AXaIU（0.4mL）q12h。

4月28日：头颅CT发现患者皮质高密度影像（图12-8），考虑梗塞后渗血，嘱停用尿激酶。

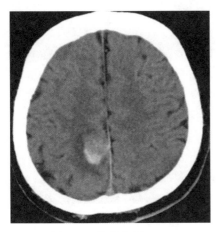

图 12-1　外院头颅 CT

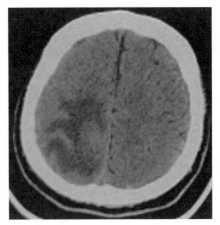

图 12-2　本院头颅 CT（4月26日）

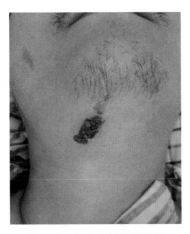

图 12-3　患者下颌皮肤肿物

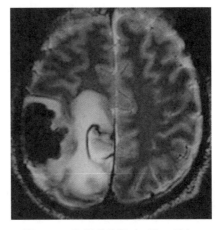

图 12-4　头颅磁共振（4月27日）

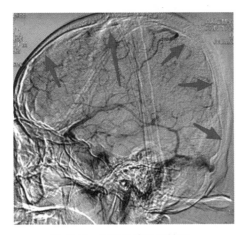

图 12-5　全脑血管造影结果

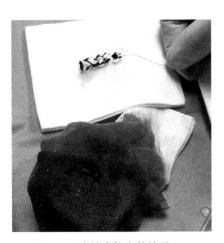

图 12-6　取栓术拉出的栓子

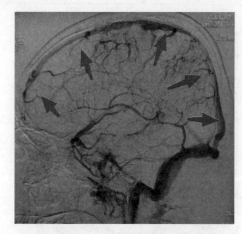
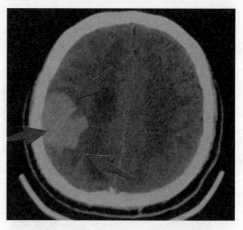

图12-7 术后全脑血管造影　　　　图12-8 头颅CT（4月28日）

4月29日：患者脑水肿加重，突发双侧瞳孔不等大，急诊全麻下行右侧开颅血肿清除术＋去骨瓣减压术。术后，患者转ICU密切监控（图12-9，图12-10）。

4月30日：复查血常规，发现患者血小板计数为$32×10^9$/L，其在院5天时间内，血小板计数由$62×10^9$/L下降至$32×10^9$/L，提示出血风险逐渐增加。

当前临床困惑和诊疗需求：患者从发病至今，病情急转直下，经历2次急诊手术后，暂时转危为安，但患者血小板计数迅速下降，血小板下降的同时也大大增加了机体出血的风险。是什么原因导致的血小板减少？血栓消耗，抗凝药物，还是其他治疗用药？这确实是一个让临床医师头痛的问题。面对患者脑出血和脑血栓的双重压力，且都存在临床表现，如何决策治疗方案？

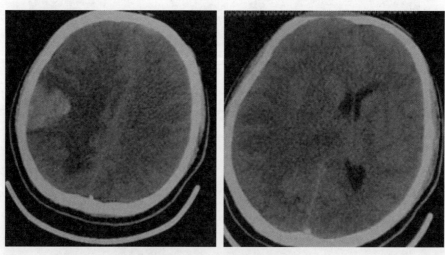

图12-9 术前头颅CT（4月29日）

右侧顶叶出血未增加，脑水肿加重，中线左偏，右侧瞳孔有扩大改变，手术指征明确

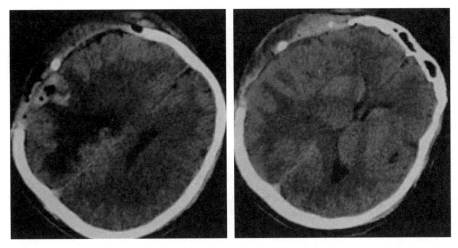

图 12-10　术后头颅 CT（4 月 29 日）

术后中线回位，瞳孔回缩

2. 检验案例分析

5 月 2 日检验医师参与临床会诊。

（1）会诊前检验数据分析：汇总患者会诊前检验数据，综合评估患者出血和血栓风险，整理入院前（家属提供住院前血小板检查数据）到此时的血小板计数（PLT）、D-二聚体（DDI）、凝血酶-抗凝血酶Ⅲ复合物（TAT）、纤溶酶-抗纤溶酶复合物（PIC）连续监测结果（图 12-11）并进行分析。

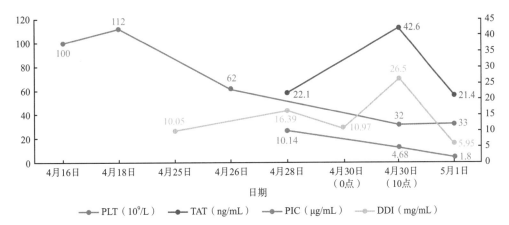

图 12-11　会诊前患者 PLT、DDI、TAT 和 PIC 连续监测结果（PLT 对应左侧纵坐标，
其余 3 项对应右侧纵坐标）

检验数据印象：患者血小板计数、血色素持续降低，出血风险增高；患者 D-二聚体持续升高，TAT 示凝血系统活跃，且凝血酶生成程度远超纤溶酶生成程度，血栓风险增高。

体格检查：患者颜面部水肿明显，头部辅料干，无渗血，四肢和躯干无明显瘀血、瘀斑，无肉眼血尿。

体格检查印象：低血小板出血表现证据不充分，炎症反应明显，高凝倾向明显。

会诊过程焦点问题：①术后患者血小板进行性下降，是失血丢失？是血栓形成消耗？还是免疫因素引起的破坏？抑或骨髓抑制导致生成减少？②后续抗凝方案如何设定？停用？维持剂量？还是足量抗凝？

检验会诊建议：①送检血小板抗体，排除ITP；②进行4T's评分（图12-12），评估HIT可能性；③患者目前血小板太低，不适宜马上完善骨髓穿刺检查，待其他结果回报后排除；④患者高凝状态明显，抗凝指征明确，排除干扰因素应予足量抗凝。

肝素诱导的血小板减少评分系统（HIT 4T's score）

项目	分数		
	2分	1分	0分
血小板减少（Thrombocytopenia）	◉下降>50%（绝对值下降≥20×10⁹/L）	◎下降30%~50%[绝对值下降（10~19）×10⁹/L]	◎下降<30%（绝对值下降<10×10⁹/L）
血小板减少时间（Timing）	◉使用肝素5~10天或≤1天（过去30天内曾经使用肝素）	◎使用肝素>10天或时间不能确定，或≤1天（过去30~100天内曾经使用肝素）	◎使用肝素≤1天，但既往无肝素接触史
血栓形成（Thrombosis）	◎新发血栓、皮肤坏疽、静注后急性全身反应	◉血栓再发或加重，非坏死性皮肤损伤、可疑血栓	◎无
其他致血小板减少原因（Other causes）	◎无证据	◉疑诊	◎证据明确
总分	6分（您已选择4个必选项，还有0个必选项未选）		

结果解读	根据积分诊断HIT的可能性： 0~3分，轻度怀疑：诊断HIT概率很低 4~5分，中度怀疑：抗体阴性者诊断HIT概率为0.6%，抗体阳性者诊断HIT概率为58.2% 6~8分，高度怀疑：抗体阴性者诊断HIT概率为16%，抗体阳性者诊断HIT概率为98%
相关解释	HIT的4T's评分诊断系统阴性预测值较高。目前临床上先使用4T's评分系统评价患HIT的可能性，如果高度或重度怀疑HIT，则应行相应实验室检查来确诊或排除HIT；如果只是低度怀疑，是否需要行实验室检查来明确或除外诊断尚无定论
参考来源	Lo GK et al. Evaluation of pretest clinical score（4T's）for the diagnosis of heparin-induced thrombocytopenia in two clinical settings. J Thromb Haem 4（4）：759-765.

图12-12 患者HIT 4T's评分结果

首先对该患者送检血小板抗体，回报阴性。其次根据《肝素诱导的血小板减少症中国专家共识（2017）》[1]，进行4T's评分[2]，评分内容如图12-12所示，评分结果为6分，高度怀疑HIT。由于暂时无HIT抗体外送途径，根据专家共识要求，建议临床可以考虑停用低分子量肝素，更换抗凝方案，足量抗凝支持。

（2）治疗方案调整：停用低分子量肝素，使用凝血因子Ⅱ抑制剂阿加曲班（60mg，ivgtt，维持24h）进行足量抗凝治疗，利用新型血栓标志物TAT、PIC及D-二聚体监控凝血以及纤溶状态变化，及时调整用药方案（图12-13）。

患者自5月2日起启用阿加曲班抗凝方案，并停用低分子量肝素，TAT结果直线下降，至5月6日接近正常水平，此时患者血小板计数亦稳步升高，体内凝血状态逐步稳定。与此同时，患者的意识也从术后的神志不清逐渐好转并清醒，并于7号转回普通病房。再次联合查房见患者交流顺畅、对答切题，轻度躁动，右侧肢体活动灵活，左侧肢体活动欠佳，恢复良好。5月7日起，增加利伐沙班15mg，bid，阿加曲班降至20mg，q12h，并于5月15日停用阿加曲班，口服利伐沙班抗凝维持。经过多学科不懈地努力，对患者诊治方案的博弈压在正确的一方，快速逆转了患者凝血状态的失衡，保证了外科的治疗效果，患者从而真正地转危为安。病程中患者逐步恢复生活自理，并于5月24日顺利出院，历时近1个月。

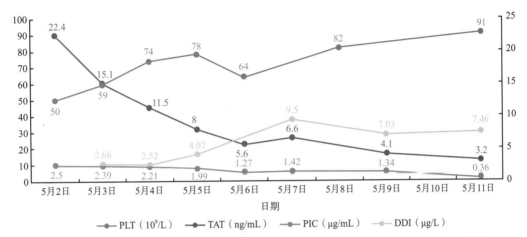

图12-13 会诊调整抗凝方案后患者PLT、DDI、TAT和PIC连续监测结果（PLT对应左侧纵坐标，其余3项对应右侧纵坐标）

【知识拓展】

HIT是指临床使用肝素类药物治疗后出现血小板计数降低，且机体处于易栓状态，伴或不伴有新发血栓的一类疾病。HIT发生机制[3]：肝素诱导性血小板减少症可能与免疫机制有关，部分患者体内可以出现一种特异性抗体IgG，该抗体可以与肝素-PF4（血小板4因子）复合物结合，PF4又称"肝素结合阳离子蛋白"，由血小板α颗粒分泌，然后结合于血小板和内皮细胞表面。抗体-肝素-PF4形成一个3分子复合物，再与血小板表面的FcγⅡa受体结合，免疫复合物可以激活血小板，产生促凝物质，是肝素诱导性血小板减少症伴发血栓并发症的可能机制。

【案例总结】

相比于大多数其他类型的脑卒中，颅内静脉窦血栓形成（即脑静脉系统血栓形成，cerebral venous thrombosis，CVT）相对少见，但对其早期诊断和精准治疗更具有挑战性。患者以头痛发病，病程中发生肢体抽搐、乏力，影像学随之发现颅内出血，后通过全脑血管造影发现CVT，即启动取栓、溶栓和抗凝治疗方案，而患者在治疗过程中出现静脉性脑梗死并渗血，脑水肿加重，继发脑疝等情况，迫使临床在抗凝治疗及血小板计数较低的情况下紧急行去骨瓣减压术，以期能挽救患者的生命。外科干预已经成功解除脑疝风险，但患者的预后取决于后续抗凝的维持及功能的恢复。连续使用低分子量肝素（包括外院），在血小板监控中发现患者血小板计数进行性下降，且患者的高凝风险并未解除。针对该术后患者是选择传统的华法林抗凝治疗，还是应用新型抗凝药物，临床医师如何选择接下来的治疗方案便显得十分棘手。

近年来，随着检验技术的不断更新和检测项目的不断扩展，检验与临床的沟通也在加强，因此邀请检验医师一起讨论患者的情况并联合制订治疗方案。通过联合分析，提醒临床对患者HIT的推定诊断，在未有更充分证据和紧急挽救患者生命的情况下，停用肝素，更换阿加曲班治疗成为该患者救治过程中非常及时和关键的抉择。在随后的治疗过程中，通过对血栓标志物的监控及患者临床症状的反馈，也证实了这一抗凝方案的正确性，并根据各项监测指标对患者抗凝方案进行精细化调控，加速了患者的康复，从而减少了后遗症的发生。

出血与血栓维持着一种平衡，在维持过程中不能偏倚，而且出凝血检验本身由于方法学局限性，受到很多干扰，比如D-二聚体，虽然是血栓敏感的排阴标志物，但由于同为急性时相蛋白，阳性率也很高，因此对血栓的特异性诊断效能不强，往往导致临床对疾病过程难以准确判断。在本案例中，首先借助检验指标和临床评价，通过4T's评分推定诊断HIT，协助临床更换抗凝方案，在后续观察中可以看到患者的血小板不断稳定，并逐步提升，解除了临床在针对性抗凝治疗中的后顾之忧；另一方面，利用新型血栓标志物监控抗凝治疗效果，调整抗凝剂量，最终挽救了患者的生命。

对该患者的成功救治，体现了检验医学不可或缺的临床价值，体现了检验医学的专业性。作为一名检验医师，应当和临床医师紧密联系，只有检验结合临床，临床结合检验，才能创造"1+1＞2"的价值，挽救更多疑难危重患者。

通过这个案例，面对出血和血栓的平衡，临床面临着用药方案的博弈、疗效与并发症之间的平衡，可以说压力非常大。所幸检验医师在凝血系统平衡、抗凝药物疗效及风险评估上有了一定的解决方案。希望通过检验，切实协助临床解决一些实际问题，在临床决策中增添决胜的筹码，从而成功挽救危重症患者的生命。

【专家点评】

本案例报道了一例进展型颅内静脉窦血栓形成并成功救治的患者。患者早期发病隐匿，未能及时准确给予有效治疗，转院后病情快速恶化，让临床医师出乎意料。静脉窦血栓形成诊断的快速明确体现了学科的专业性，但在治疗过程中血小板不明原因减少，让临床医师感到非常困惑和棘手。关键时刻，检验医师对该患者的抗凝方案提出了独特的见解，也给出了宝贵的治疗意见，再结合指南及专家共识，最终一起制订了新的抗凝治疗方案，也让患者从生命垂危一步步渡过难关，恢复了正常生活。本例患者的成功救治离不开检验科及时、专业、有效并富有建设性的意见。对于疑难危重症患者，只有临床与检验相结合，才能更好地帮助患者解除病痛。

参 考 文 献

[1] 中国医师协会心血管内科医师分会血栓防治专业委员会,《中华医学杂志》编辑委员会. 肝素诱导的血小板减少症中国专家共识（2017）[J]. 中华医学杂志，2018，98（6）：408-417.

[2] Lo GK，Juhl D，Warkentin TE，et al. Evaluation of pretest clinical score（4 T's）for the diagnosis of heparin-induced thrombocytopenia in two clinical settings[J]. J Thromb Haemost，2006，4：759.

[3] Hogan M，Berger JS. Heparin-induced thrombocytopenia（HIT）：review of incidence，diagnosis，and management[J]. Vasc Med，2020，25（2）：160-173.

13 遗传性异常纤维蛋白原血症

作者：李满桂[1]，祁永花[2]（青海红十字医院：1.检验科；2.肿瘤科）
点评专家：唐宁（华中科技大学同济医学院附属同济医院检验科）

【概述】

本案例患者以"宫颈癌术后放化疗后3年，远处转移1年余化疗后"为主诉，门诊以"宫颈中-低分化鳞状细胞癌ⅢC2p期术后化疗后"将患者收住入院。凝血报告纤维蛋白原（FIB）结果极低，触发科室危急值。在排除标本、仪器、试剂等会影响检验结果的因素后，再次复测标本，确认检测结果无误，查看同期其他患者检验结果，未发现会影响FIB极低的获得性原因。那么"消失的纤维蛋白原"去了哪里？

【案例经过】

患者女性，58岁，已婚，2021年11月以"宫颈癌术后放化疗后3年，远处转移1年余化疗后"为主诉，门诊以"宫颈中-低分化鳞状细胞癌ⅢC2p期术后化疗后"将患者收住入院。患者于3年前因"阴道淋漓出血"就诊于外院，明确诊断为鳞状细胞癌。于2019年1月30日行"经腹广泛子宫全切术+双侧附件切除术+盆腔淋巴清扫术+腹主动脉旁淋巴清扫术+腹腔引流术"，2019年3月5日行术后辅助放化疗，DP方案。此次来笔者所在医院住院复查，准备再次化疗。该患者父母已逝，病因不详，否认三代以内近亲婚育史。查阅当日患者的检测结果，FIB 0.70g/L，TT轻度延长（表13-1），其他结果基本没有明显异常。

表13-1 患者凝血项目检测结果

项目	结果	参考范围
PT（s）	12.30 ↑	9.8～12.1
PTA（%）	85.50	70～130
PT.INR	1.11	0.85～1.15
APTT（s）	25.60	23.3～32.5
TT（s）	26.50 ↑	14～21
FIB（g/L）	0.70 ↓↓	2～4
D-二聚体（mg/L FEU）	0.40	0～0.55
FDP（mg/L）	1.70	0～5

究竟是何原因导致患者FIB如此低呢？逐一进行排查。排除仪器和试剂的系统问题；排除标本采集的问题；排除药物干扰的问题：某些药物如蛇毒血凝酶等也可导致FIB检测

结果偏低，通过和临床医师沟通排除治疗和药物干扰的因素。

查看凝血酶原时间（PT）演算法所测得的FIB结果是3.1g/L，Clauss法FIB的检测结果与演算法检测结果比值小于0.7，与临床医师沟通被告知可能是一例异常纤维蛋白原血症患者，并建议患者直系亲属检测FIB，明确是否是家族遗传性异常纤维蛋白原血症。患者父母已逝，妹妹已失去联系，女儿36岁，Clauss法FIB检测结果如表13-2所示，PT演算法检测结果为3.3g/L，Clauss法检测结果与演算法检测结果比值小于0.7。

表13-2 患者女儿凝血四项检测结果

项目	结果	参考范围
PT（s）	15.80 ↑	9.8～12.1
PTA（%）	53.70 ↓	70～130
PT.INR	1.44 ↑	0.85～1.15
FIB（g/L）	0.43 ↓↓	2～4

与临床医师沟通告知患者女儿FIB检测结果，初步判定这是家族遗传性异常纤维蛋白原血症。进一步追踪患者女儿的两个儿子，大儿子10岁，小儿子8岁，Clauss法FIB检测结果如表13-3、表13-4所示。PT演算法检测结果分别为3.1g/L和3.2g/L。

表13-3 大儿子凝血项目检测结果

项目	结果	参考范围
PT（s）	14.20 ↑	9.8～12.1
PTA（%）	64.10 ↓	70～130
PT.INR	1.29 ↑	0.85～1.15
APTT（s）	28.20	23.3～32.5
TT（s）	35.20 ↑	14～21
FIB（g/L）	0.37 ↓↓	2～4
D-二聚体（mg/L FEU）	0.31	0～0.55
FDP（mg/L）	<1	0～5
AT Ⅲ（%）	110.50	70～120

表13-4 小儿子凝血四项检测结果

项目	结果	参考范围
PT（s）	13.60 ↑	9.8～12.1
PTA（%）	69.00 ↓	70～130
PT.INR	1.24 ↑	0.85～1.15
FIB（g/L）	2.72	2～4

根据以上检测结果高度怀疑是"家族遗传性异常纤维蛋白原血症"，与临床医师沟通考虑到患者正在接受放化疗治疗，建议患者女儿行进一步基因检测，其结果如表13-5所示。

表 13-5　　患者女儿纤维蛋白原基因检测结果

编号	基因	基因突变位点	突变状态	东亚人群体频率	ACMG 证据级别
1	*FGA*	*FGA*：NM_000508：exon2：c.G104A：p.R35H	杂合	0	致病突变

基因检测结果为 *FGA* 杂合突变，突变位点为 *FGA*：NM_000508：exon2：c.G104A：p.R35H。经与纤维蛋白原基因突变库中的突变位点核对后，提示无血栓及出血风险。

【案例分析】

1. 临床案例分析

近年来，随着检验医师与临床医师主动沟通增多，临床医师越来越愿意与检验医师探讨有关检测项目和异常结果的问题。异常纤维蛋白原血症是 *FIB* 基因缺陷导致 FIB 分子结构异常与功能缺陷的一种遗传性疾病，绝大多数为常染色体显性遗传。异常纤维蛋白原血症的临床表现呈多样性，临床表现概括如下。①无症状：大多数患者无临床表现，在术前筛查时才确诊。②出血：部分患者（约20%）会出现出血症状，多为轻度出血。③血栓：部分患者（约占20%）会有下肢静脉血栓的风险。④少数患者既有出血表现又有血栓形成的表现。治疗：对于无症状的患者无需治疗；有出血表现或需要手术者常采用替代疗法，补充冷沉淀、纤维蛋白原制剂及血浆等；有血栓形成倾向的患者需采用抗凝治疗，如肝素、华法林、阿司匹林及新型口服抗凝药物等。疾病发展和转归：对于大部分无症状的患者，不需治疗；对于患者的生活质量、生育及预期寿命等基本无影响，预后好；若不接受正规治疗，部分出血严重患者可出现贫血表现，影响患者的生活质量，但极少数患者的出血会危及生命。以血栓形成为主要表现的患者，可能由于下肢深静脉血栓形成导致肺栓塞引起死亡，动脉栓塞时可能导致相应部位坏死，如下肢动脉栓塞导致截肢，冠状动脉栓塞导致心肌梗死或心肌缺血等。经过正规治疗后，以出血为主要表现的患者，基本不影响患者的生活质量及预期寿命。对于血栓形成的患者，需长期服用抗凝药物，并防止出血，若无其他严重并发症，对生活质量及寿命影响较小。本病无法治愈，有症状的患者需要终身治疗。

2. 检验案例分析

当发现异常凝血检测值时，须一一排查；分析导致异常结果的原因；翻阅病历，查看病程记录，核对医嘱用药，查阅资料；及时与临床医师沟通，必要时去病房问诊查看患者，当怀疑异常纤维蛋白原血症时，沟通建议患者直系亲属做进一步检测，当亲属检测结果支持异常纤维蛋白原血症时，沟通建议患者和（或）亲属进一步检测相关基因。实验室设备均设置 FIB 的 PT 演算法和 Clauss 法，按照文献报道，当 PT 演算法结果/Clauss 法结果 ＞ 1.43，或 Clauss 法结果/PT 演算法结果 ＜ 0.7 时，可提示异常纤维蛋白原血症的可能，目前纤维蛋白原的检测，还有抗原检测，主要包括 ELISA、比浊法、沉淀法等。基因型检测：FIB 由 3 对肽链构成，可以通过检测 *FGA*、*FGB*、*FGG* 基因来明确是否有突变，是目前确诊异常纤维蛋白原血症的最佳方法。质谱分析通过飞行时间换算出小肽段的质量，经计算机软件构建蛋白质一级结构信息，获得FIB肽链氨基酸序列的特征图谱。

【知识拓展】

遗传性异常纤维蛋白原血症是一种由常染色体基因突变引起的染色体显性遗传性疾病；文献报道遗传性纤维蛋白原缺陷症发病率约为$1/10^6$，属于罕见遗传性疾病[1, 2]。纤维蛋白原是一种肝细胞分泌的分子质量340kDa的可溶性纤维蛋白前体；由位于4号常染色体长臂q23—q32区的*FGA*、*FGB*和*FGG*基因编码[3, 4]。正常情况下，肝脏组织中转录*FIB*编码基因，由核糖体翻译合成三条同源多肽链：610个氨基酸残基的Aα链、461个氨基酸残基的Bβ链和411个氨基酸残基的γ链；转移到粗面内质网的多肽链加工连接形成Aα-γ、Bβ-γ中间体，进一步结合为Aα-Bβ-γ三聚体亚基结构；二硫键将两个Aα-Bβ-γ三聚体亚基聚合为（Aα-Bβ-γ）₂六聚体[5, 6]，FIB作为血浆中含量最高的凝血因子Ⅰ，主要参与血栓形成、纤维蛋白溶解、血小板聚集等，参与凝血、止血、伤口修复、血管新生、肿瘤生长与转移过程[7]。

纤维蛋白原的缺陷包括获得性和遗传性两种，其中遗传性纤维蛋白原缺陷症又分为Ⅰ型FIB减少的无纤维蛋白原血症和低纤维蛋白原血症、Ⅱ型FIB质量异常的异常纤维蛋白原血症（dysfibrinogenemia，DYS）和低异常纤维蛋白原血症（hypodysfibrinogenemia，HYPODYS）[8, 9]。遗传性异常纤维蛋白原血症常见的遗传性基因突变类型有片段缺失、启动子突变、剪接点突变、移码突变、无义突变和错义突变等。FIB缺陷多表现为FGA编码区的Aα链突变、FGB编码区的Bβ链突变和FGG编码区的γ链突变；转录mRNA密码子异常，多肽链氨基酸顺序、种类改变，表达蛋白质一级肽链氨基酸序列异常，功能蛋白分子空间结构变异、蛋白功能单位变化，主要表现为纤维蛋白肽释放障碍、纤维蛋白单体聚合障碍或Ⅷa介导的交联障碍等[10]，即纤维蛋白原功能改变、数量减少、质量下降等。临床表现为血浆中纤维蛋白原浓度明显减少甚至缺如；达到纤维蛋白原完全缺乏程度为遗传性无纤维蛋白原血症[11]；而循环血液中纤维蛋白原水平可以测到，但又低于1.5g/L时称为遗传性低纤维蛋白原血症；若循环血中纤维蛋白原水平正常但功能异常，定义为遗传性异常纤维蛋白原血症[12]。

该病的临床症状[13]表现为血栓和（或）出血倾向，且因纤维蛋白原缺乏程度不同而表现出不同的症状，缺乏最严重的遗传性无纤维蛋白原血症多呈现出血症状，部分统计示85%左右患者呈脐带出血；72%患者表现为血肿、鼻出血、月经量多、牙龈出血等；54%患者有关节出血等。遗传性低纤维蛋白原血症患者一般不表现出临床症状，但机体损伤、血管破裂等创伤时，机体呈现明显的出血倾向。遗传性异常纤维蛋白原血症患者多无临床症状，仅1/4患者有出血表现，其中1/5的患者在青年时期出现下肢深静脉血栓、血栓性静脉炎、肺栓塞等血栓事件。有研究显示[7]，约55%的DYS患者无任何临床症状，25%的患者有出血史，20%的患者有血栓倾向且主要是静脉血栓。出血多见于纤维蛋白肽释放障碍及FIB交联缺陷，而血栓栓塞多见于纤维蛋白单体聚合障碍。DYS血栓形成的机制：①异常的FIB与凝血酶结合缺陷，从而导致凝血酶水平升高；②异常FIB形成的纤维蛋白凝块抗纤溶酶降解[8, 9]。

　　遗传性异常纤维蛋白原血症患者FIB功能异常，同时遗传性异常纤维蛋白原血症患者本身有出血和（或）血栓风险，表现在沟通母体与胎儿的胎盘中则引起胎盘早剥、自发性流产、早产等；产后大出血、血栓栓塞等高危风险[14, 15]。故而确诊患者在妊娠期及分娩前后动态检测凝血功能，维持血浆中FIB水平。参考2016年国外专家共识[16]，维持妊娠前6个月血浆中FIB-C水平波动于0.5～1.0g/L，妊娠后3个月及围生期维持于1.0～2.0g/L；需注意在分娩过程中保持在1.5g/L以上。妊娠分娩间可采用输注浓缩FIB达到抗凝治疗及预防血栓目的。同时女性生理期子宫周期性出血，遗传性异常纤维蛋白原血症患者因出血倾向引起月经过多、月经期延长；或血栓可能引起月经期间腹痛加重等。

　　男性患者虽然可避免生理性出血、血栓风险，但有明确研究报道了遗传性异常纤维蛋白原血症患者深静脉血栓发病率显著增高；且于不同年龄段有不同程度的静脉血栓、动脉血栓及大出血风险[17, 18]。故而遗传性异常纤维蛋白原血症患者家系中男性、女性患者均需要进行健康宣教、长期随访，预防创伤、出血、血栓发生。

【案例总结】

　　通过研究*FGA*突变致遗传性异常纤维蛋白原血症患者临床症状及诊治方案，并分析家族发病情况，明确遗传性异常纤维蛋白原血症的基因突变位点、探讨发病机制，以提升临床医师对该病的认识、诊断、治疗水平。在实际检验工作中，要始终秉承精益求精的探索精神，勇于探索的创新思维，当发现异常结果时善于与临床医师沟通并仔细分析，逐一排除影响因素，通过不同实验室检测方法协助临床诊疗。

【专家点评】

　　遗传性异常纤维蛋白原血症患者可表现为无症状、出血或血栓，在管理策略上与其他原发/继发因素所致纤维蛋白原缺乏也有区别，因此准确、及时诊断对于患者处置非常重要。本案例笔者从实验室常规检查出发，根据检验路径主动建议下一步检查，并积极随访患者，帮助患者及时确诊，避免了不必要的诊疗，体现了检验科医/技师的临床咨询能力。

参 考 文 献

[1] 骆娟，段苏容，王华. 1例遗传性异常纤维蛋白原血症的家系分析和诊断报告[J]. 四川大学学报（医学版），2022，53（1）：171-174.

[2] 郁婷婷，傅启华. 罕见病诊治思考与展望[J]. 检验医学，2021，36（2）：119-121.

[3] 余曼. 遗传性纤维蛋白原缺陷症患者的纤维蛋白原基因突变鉴定和特征分析研究[D]. 南昌：南昌大学，2021.

[4] Zhou J，Ding Q，Chen Y，et al. Clinical features and molecular basis of 102 Chinese patients with congenital dysfibrinogenemia[J]. Blood Cells Mol Dis，2015，55（4）：308-315.

[5] 王甜甜，邵静茹，王杰，等. 新型FGG基因突变导致遗传性纤维蛋白原缺陷症的研究[J]. 中国实验血液学杂志，2021，29（2）：586-590.

[6] 李丹丹. 两例遗传性异常纤维蛋白原血症的临床和分子发病机制研究 [D]. 石家庄：河北医科大学，2019.

[7] 周景艺. 遗传性异常纤维蛋白原血症的临床和分子发病机制研究 [D]. 上海：上海交通大学，2016.

[8] Lebreton A，Casini A. Diagnosis of congenital fibrinogen disorders[J]. Ann Biol Clin（Paris），2016，74（4）：405-412.

[9] 宋景春. 重症患者纤维蛋白原缺乏症的现代诊疗观点 [J]. 东南国防医药，2018，20（5）：454-458.

[10] 黄丹丹，蔡挺，张顺，等. 1例遗传性异常纤维蛋白原血症的鉴定及分子发病机制研究 [J]. 临床检验杂志，2019，37（9）：675-679.

[11] Zhang Y，Zuo X，Teng Y. Women with congenital hypofibrinogenemia/afibrinogenemia：from birth to death[J]. Clin Appl Thromb Hemost，2020，26：1076029620912819.

[12] Zhou J，Xin Y，Ding Q，et al. Thromboelastography predicts risks of obstetric complication occurrence in（hypo）dysfibrinogenemia patients under non-pregnant state[J]. Clin Exp Pharmacol Physiol，2016，43（2）：149-156.

[13] 周伟杰，闫婕，邓东红，等. 遗传性异常纤维蛋白原血症的诊断 [J]. 中华检验医学杂志，2020（4）：406-410.

[14] 苏日娜，杨慧霞. 遗传性纤维蛋白原异常合并妊娠的研究进展 [J]. 中华妇产科杂志，53（1）：62-64.

[15] 罗莎莎，杨丽红，谢海啸，等. 1例遗传性异常纤维蛋白原血症导致胎停育 [J]. 临床检验杂志，2020，38（3）：187-190.

[16] Casini A，de Moerloose P，Neerman-Arbez M. Clinical features and management of congenital fibrinogen deficiencies[J]. Semin Thromb Hemost，2016，42（4）：366-374.

[17] Casini A，Blondon M，Lebreton A，et al. Natural history of patients with congenital dysfibrinogenemia[J]. Blood，2015，125（3）：553-561.

[18] de Moerloose P，Boehlen F，Neerman-Arbez M. Fibrinogen and the risk of thrombosis[J]. Semin Thromb Hemost，2010，36（1）：7-17.

14 新生儿体外膜肺氧合治疗中发生肝素抵抗及比伐芦定抗凝监控

作者：郭思琪[1]，张鸽[1]，石晶[2]（四川大学华西第二医院：1.医学检验科；2.新生儿科）

点评专家：张鸽（四川大学华西第二医院医学检验科）

【概述】

体外膜肺氧合（extracorporeal membrane oxygenation，ECMO）技术在我国儿童重症监护领域发展迅速，已成为危重症儿童抢救治疗的关键策略和先进的体外生命支持系统。与成人和儿童相比，新生儿呼吸系统疾病在ECMO支持下预后最好，平均存活率为74%。ECMO期间的出血和血栓事件是常见、多发和潜在的致命性疾病。因此，如何平衡出凝血状态是ECMO管理的关键。在本案例中介绍了新生儿ECMO治疗中发生肝素抵抗后的抗凝治疗监测，检验科持续追踪，并及时根据指标变化与临床医师积极沟通，在发生肝素抵抗后，通过多学科会诊，查阅文献与治疗指南，在新生儿中使用非常规抗凝药物，共同总结出一套个性化凝血功能监测方案，并灵活分析、及时反馈，使患儿在使用ECMO治疗后，凝血功能得到改善。

【案例经过】

患儿男性，因"气促、发绀2h 5min"于2022年6月11日4：20入院。患儿系G1P1，胎龄38[+4]周，经阴道分娩，胎膜早破超7h，出生体重3000g，Apgar评分：1—5—10min分别为7（皮肤颜色、哭声、肌张力各扣1分）—8（哭声、肌张力各扣1分）—9（肌张力扣1分）。患儿以生后即出现明显气促、呼吸困难、难以纠正的发绀、低氧血症为主要表现，经初步心肺复苏，正压通气、面罩吸氧等处理氧饱和度仍不能维持故转入笔者所在医院。入院诊断：①新生儿重症肺炎；②宫内感染；③新生儿呼吸窘迫综合征；④新生儿窒息。患儿入院后经气管插管、高频呼吸机辅助通气、多次补充肺表面活性物质、NO持续吸入、加强抗感染、循环支持等治疗后，氧饱和度仍维持欠佳。病程中出现心率、氧饱和度进行性下降、严重内环境紊乱、气漏加重，且有反复发热、小便量减少、凝血障碍等，经积极心肺复苏、胸腔穿刺及闭式引流、纠酸扩容纠正内环境紊乱，多种药物降肺动脉压力，血管活性药物持续泵入，多种血液制品纠正凝血功能、利尿、保护脏器等处理，心率、血压可维持，但仍难以纠正低氧血症（$PaO_2 < 40mmHg$），氧合指数持续>40，合并多器官衰竭，根据我国相关专家共识，有使用ECMO支持的指征。与家属充分沟通后，行ECMO治疗，并采用静脉输注肝素进行抗凝管理，但是在使用肝素的过程中，活化全血凝固时间（activated clotting time of whole blood，ACT）、活化部分凝血活酶时间（activated partial thromboplastin time，APTT）以及抗Ⅹ因子（anti-Ⅹa）活性等实验室指标均提示不能达到抗凝目标，在采用血浆输注提升抗凝血酶水平，增加肝素用量等处理措施后，上述抗凝指标仍然改善不明显：在患儿肝素剂量已达55U/（kg·h），抗凝血酶（ATⅢ）活性超过50%的状态下，ECMO管路内仍可见小血栓，故考虑存在肝素抵抗。经与药学部会诊后，改用直接凝血酶抑制剂比伐芦定进行抗凝管理。根据比伐芦定的药理特征，使用ACT和APTT指标对抗凝效果进行监控。在使用过程中，ACT和APTT出现了非同步变化，即ACT显示抗凝起效，而APTT持续处于抗凝不足的状态，再次经过其他检测指标如凝血酶-抗凝血酶复合物（thrombin-antithrombin complex，TAT）、纤维蛋白（原）降解产物（fibrin/fibrinogen degradation products，FDP）的评估，最终选择APTT作为评估抗凝效果的主要指标，继续调整比伐芦定剂量，待APTT延长至目标值后，剂量维持，继续予ECMO生命支持、抗感染、镇静镇痛、呋塞米（速尿）利尿、呼吸机辅助通气、维持血压、维生素K_1预防出血、禁食、胃肠减压、静脉营养支持等治疗，定期复查血气分析、凝血功能、血常规、CRP、头颅彩超、心脏彩超、胸片等，关注出入量平衡，维持患儿生命指征。此后患儿多次胸片检查提示气胸吸收，胸腔闭式引流瓶中未见气体，血气分析乳酸正常，肺部情况明显好转，逐步减少ECMO流量，降低流速后呼吸、循环功能稳定，无出血倾向，撤离ECMO。

【案例分析】

1.临床案例分析

本例患儿有明确的ECMO治疗指征，上机后采用肝素进行抗凝管理，每1～2h检测ACT，每8h送检PT/APTT/Fbg/DD/FDP/ATⅢ，每日行抗Ⅹ因子活性检测来对抗凝效果进行监控。上机后患儿的抗凝指标一直不能达到预期目标（ACT维持在180～220s），同时检验科也报告APTT与抗Ⅹ因子活性均显著低于目标（APTT：50～60s，抗Ⅹ因子：0.35～0.7IU/mL）。由于国内并无凝血酶制剂，临床医师采用了输注血浆的方式提升抗凝血酶，同时将肝素浓度从10μg/（kg·h）逐渐加量提升至55μg/（kg·h）来提升抗凝水平，但是效果均不明显。考虑肝素抵抗，抵抗原因不明。在与药学部会诊后，决定更换肝素，采用比伐芦定进行抗凝，由于目前缺乏比伐芦定抗凝在新生儿ECMO应用的指南和共识，笔者仅能根据有限的文献资料来进行方案调整。在与家属充分沟通后，由0.1mg/（kg·h）的负荷剂量开始，并在2h后开始0.01mg/（kg·h）维持并逐渐加量的方式进行比伐芦定抗凝。在抗凝过程中，出现了APTT明显下降，不能达到预期目标而ACT仍然维持在高水平的情况，考虑到比伐芦定的药理特征，要保证抗凝效果，需要逐渐加量。在维持剂量中APTT降低符合预期表现。同时检验科也提示相对于ACT，此患者的APTT更能够反映抗凝效果。因此，其后比伐芦定的维持剂量调整均参照APTT的水平来进行，最终比伐芦定维持剂量逐渐调整到0.178mg/（kg·h）附近时，APTT达到预期目标。协同其他对症支持治疗，患者气胸吸收，胸腔闭式引流瓶中未见气体，血气分析示乳酸正常，肺部情况明显好转，逐步减少ECMO流量，降低流速后呼吸、循环功能稳定，无出血倾向，撤离ECMO。

2. 检验案例分析

患儿被诊断为新生儿重症肺炎，6月11日入院后，检验科通过综合分析弥散性血管内凝血（DIC）筛查结果（D-二聚体6.03mg/L FEU，PT 18s，APTT 57.2s，AT Ⅲ 24%，FDP 12.20μg/mL）和血栓四项（TAT 10.1ng/mL，PIC 3.9μg/mL，TM 15.0 TU/mL，tPAI-C 5.9ng/mL）结果，发现患儿处于高凝状态，结合感染重、多器官功能衰竭，考虑出现了DIC。随后临床使用肝素抗凝，输注新鲜冰冻血浆，患儿凝血功能并未改善，在积极控制原发病及呼吸循环支持的基础上仍有发绀、低氧血症表现。6月15日行ECMO治疗后，随着静脉输注肝素的剂量增大，患儿的ACT及APTT并未相应延长，甚至长期肝素抗X因子活性均在0.1IU/mL以下，考虑到新生儿肝素抗凝效果不佳的最主要原因是抗凝血酶活性不足，在此期间也通过输注血浆对抗凝血酶进行补充，但是在凝血酶活性明显增高的前提下，抗凝指标仍然远远未达到控制目标（图14-1）。为了排除检验误差，检验科也采用了TAT和FDP等指标评估患者纤溶亢进的情况，而上述指标（TAT > 120ng/mL，FDP > 100mg/dL）均支持抗凝不足的诊断，在临床上也出现了导管内微凝块的现象，这些充分支持肝素抵抗的判断。

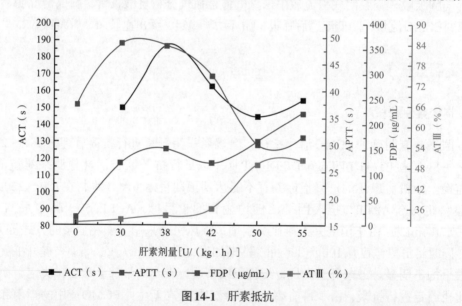

图14-1　肝素抵抗

随着肝素剂量增加，ACT和APTT并未相应升高，FDP指标逐渐升高，提示患儿肝素抗凝效果不佳

在考虑肝素抵抗后，6月16日临床医师改用直接凝血酶抑制剂比伐芦定进行抗凝管理，比伐芦定的作用靶点并非X因子，因此，文献推荐的抗凝监控指标主要为ACT及APTT。在使用比伐芦定后，患儿当天凝血指标显著改善（APTT：56.9s，ACT：220s），显示更换抗凝药物有效。但在其后的抗凝监控过程中，APTT明显缩短，而床旁ACT仍然维持在200s附近（图14-2），根据ACT还是APTT进行药物剂量调整成为困扰临床的难题。因此，检验科继续通过TAT和FDP等指标来监测，发现ACT在200s以上，APTT为40.4s时，TAT为68.6ng/mL，FDP > 200mg/dL，考虑床旁ACT结果不可信，根据ACT仪器说明书，改用枸橼酸钠抗凝的血栓弹力图（thromboela stogram，TEG）-ACT进行比对，发现抗凝TEG-ACT明显缩短。由此，检验科提出使用APTT而非床旁ACT来对抗凝药物进行剂量

调整，调整目标APTT：50～60s。另外，建议纳入TAT作为抗凝评价的追加指标，调整目标TAT：10～20ng/mL。在临床医师采纳上述意见后，患儿的抗凝管理有效进行，病情稳步缓解，最终达到了撤机的标准。

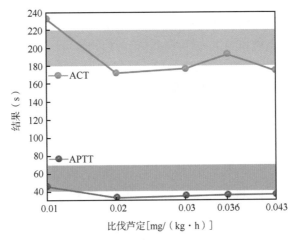

图14-2　比伐芦定抗凝ACT和APTT监控结果不一致

随着比伐芦定剂量增加，大部分时间ACT维持在预期目标内；使用比伐芦定后，APTT明显低于预期目标

【知识拓展】

1. 新生儿的ECMO

ECMO是一种常规治疗无效，暂时性代替心和（或）肺功能的高级体外生命支持系统。国际体外生命支持组织2016年数据显示，相对成人和儿童，新生儿呼吸疾病ECMO支持预后最佳，平均存活率达74%。静脉-动脉（veno-arterial，VA）-ECMO用于循环支持或循环、呼吸双支持；静脉-静脉（veno-venous，VV）-ECMO用于呼吸支持。小体重患儿因股静脉细，置管困难，且耗材受限，国内多选用VA模式。呼吸衰竭患儿条件允许情况下首选VV模式[1]。

新生儿适用于呼吸支持的情况[2]：①氧合指数≥40持续0.5～6.0h；②氧合指数＞20超过24 h或呼吸困难持续恶化；③常规治疗下动脉血氧分压（PaO_2）＜40mmHg持续2～12h；④代谢性酸中毒pH＜7.25持续2h及以上，并伴有右心功能不全或需要大剂量血管活性药物支持。

插管前给予首剂肝素（50～500U/kg），3～5min后测定ACT，超过200s，方可置入插管。ECMO辅助期间需要检测设备、患儿情况及并发症等。患儿方面，每小时监测抗凝剂剂量、中心静脉血氧饱和度、HCT、置管伤口、肢体栓塞，每2～4h监测ACT、膜前血气，每日监测膜后血气、患儿血气。

因其高创伤性、高技术依赖性等特点，ECMO治疗时患儿仍面临多种并发症的风险，其中出血及血栓是最严重且常见的并发症，尤其在新生儿中发生率更高，且与死亡及不良预后的增加显著相关。ECMO治疗过程中，为了抑制凝血系统激活、防止血栓形成，必须进行抗凝，而抗凝过度与出血风险增加相关，抗凝不足则会增加血栓风险，因此如何平衡出凝血状态是ECMO管理中关键的一环[3]。ECMO抗凝首选持续泵注普通肝素，需个性化使用；ACT和APTT为首选抗凝指标；发生肝素抵抗或肝素诱导血小板减少（HIT）时，停用普通肝素，选用直接凝血酶抑制剂。

ECMO期间适当使用镇痛镇静药物，血流动力学稳定后尽快启动营养治疗，首选肠内营养，动态监测生物标志物和微生物培养指导抗菌药物管理。ECMO期间的感染是必须预防的严重并发症，白细胞计数、C反应蛋白、降钙素原等生物标志物建议每日监测1次；常规每周进行血培养，指导抗菌药物合理使用。患儿情况稳定后，降低ECMO流量并不断评估患儿心肺功能及实施撤机试验的可能。ECMO支持力度至低于患儿自身心脏或肺功能30%时，进入撤机试验。

2. ECMO的抗凝管理：肝素

普通肝素首剂2h后监测ACT，下降到300s后予普通肝素持续泵注。起始剂量5～10U/（kg·h），维持剂量10～50U/（kg·h）。ECMO血流量较低时适当提高普通肝素剂量。出血难以控制时可12h或更长时间内不使用普通肝素。保持血小板计数＞100×10⁹/L、纤维蛋白原＞1.5g/L，减少出血风险。国内普通肝素抗凝的监测指标仍首选ACT和APTT，同时推荐联合抗X因子和血栓弹力图（TEG）等。ACT易受凝血因子活性、血小板数量和功能等多种因素影响，一般控制在180～220s。APTT一般维持在基础值的1.5～2.5倍，维持抗X因子水平300～700U/L[4]。普通肝素的抗凝作用受体内抗凝血酶Ⅲ（ATⅢ）活性水平（正常80%～120%）的影响，患儿ATⅢ低，已发生普通肝素抵抗。普通肝素剂量至35～40U/（kg·h）仍无法达到目标ACT值，并且ATⅢ活性值低于30%～50%或含量低于（0.5～0.7）×10³U/L时，输注重组AT（50U/kg）或新鲜冰冻血浆，维持ATⅢ活性高于80%（新生儿）和100%（婴幼儿和儿童）。

3. ECMO的抗凝管理：比伐芦定

比伐芦定是一种直接凝血酶抑制剂，静脉给药可立即产生抗凝作用。比伐芦定的半衰期约为25min；停药后大约1h延长的凝血时间会恢复正常。该药经肝脏、肾脏和其他部位代谢。比伐芦定可经血液透析清除。由于其独特的药代动力学特点，比伐芦定比起其他的直接凝血酶抑制剂如阿加曲班、重组水蛭素在肾衰竭和肝衰竭患者中更有优势。发生肝素抵抗、HIT时，儿童比伐芦定起始剂量0.05～0.5mg/（kg·h），维持剂量0.03～0.10mg/（kg·h）[5]。文献中暂未得出一致的凝血功能监测方案，根据专家共识的意见，推荐APTT滴定目标值至基础值的1.5～2.5倍[6, 7]，也可根据机构的推荐意见对肝衰竭和肾衰竭患者的抗凝方案做出相应调整。

4. TAT

TAT是凝血系统激活分子标志物。凝血酶是凝血的关键因子，由凝血酶原激活物在钙离子参与下激活凝血酶原而生成，生理情况下体内仅有少量酶生成，之后很快与AT结合生成TAT而灭活。正常情况下TAT含量极低，血浆TAT正常值＜4ng/mL，仅在凝血启动过程中升高，TAT水平升高提示凝血系统激活，能早期反映凝血功能异常，有发生血栓的风险[8]。凝血酶的血液半衰期极短，因此不能直接测定，而TAT的血液半衰期为3～15min而能够测定。由于DIC的实际状况是全身性持续性显著的凝血激活状态，因此TAT必定增高。换言之，TAT如果正常，基本就能够否定DIC。日本血栓与止血协会将TAT纳入DIC诊断标准，TAT > 8ng/mL时，积1分；对于TAT明显增高的患者，能够在高凝阶段的DIC代偿期更早确诊为DIC。临床上增高的病理状态包括：①DIC、DIC前状态；②深部静脉血栓症（DVT）、肺栓塞（PE）；③部分房颤、二尖瓣狭窄症合并房颤；④其他凝血激活状态。

【案例总结】

该患儿自入院以来，一直处于感染、低氧血症的状态，为改善病情，临床使用了ECMO进行治疗。根据指南要求，检验科与临床密切联系，动态监测ACT和APTT，并配合使用抗X因子和FDP、TAT等指标实现了精准抗凝效果监控。在逐步加大肝素剂量，提升抗凝血酶水平后，患儿的抗凝指标仍然未达预期目标，持续处于高凝状态，且出现了肉眼可见的小血栓。临床科室与药学部、检验科会诊后，一致认为患儿已发生了肝素抵抗，立即改用直接凝血酶抑制剂比伐芦定进行抗凝管理，继续使用ACT与APTT监测凝血功能。但是其后出现ACT与APTT监控结果不一致的现象，为了解决这个问题，帮助临床精准地调整抗凝剂量，检验科通过追加TAT、FDP等检测，采用抗凝标本TEG-ACT和床旁非抗凝ACT比对的方式，向临床推荐使用APTT并且结合TAT的方式来进行抗凝效果监控，取得了较好的抗凝效果，最终帮助患者达到了撤机的条件。

新生儿由于生理特殊性，止凝血变化较成人差异大且变化快。在重度感染、循环不良的情况下，患儿出现DIC表现，精准地做好抗凝监测是检验科工作的重点与难点。对于该患儿，检验科持续追踪，及时根据指标变化与临床积极沟通，在发生肝素抵抗后，通过多学科会诊，查阅文献与治疗指南，对新生儿使用非常规抗凝药物，并共同总结出一套个性化凝血功能监测方案，灵活分析、及时反馈，使患儿在使用ECMO治疗后，凝血功能得到改善。

检验是临床的"眼睛"，检验工作者不应只是做审核报告的匠人，而是对每一份报告都应当结合病情进行分析，并充分运用检验学科的知识，掌握各项指标的意义，并分析影响因素，追踪临床遇到的危重患者，积极与临床沟通，紧密配合，为患者的诊疗做出努力。

【专家点评】

在ECMO、心脏再同步化治疗（CRT）等体外循环的治疗手段中，抗凝管理是非常重要的一环。抗凝管理的目标——在避免血液与大量的异物表面接触而形成血栓的同时不增加出血风险——对实验室指标的选择和结果的判读都提出了很高的要求。再加上新生儿人群的特殊性，使得多部门通力合作，"摸着石头过河"的情况成了常态。

在本案例中，重点提出了两个问题：第一，ECMO中肝素抵抗的识别和处理。肝素是最常用的体外循环抗凝药物，其发挥抗凝作用依赖于一定量的抗凝血酶的存在。而新生儿，特别是早产儿，往往并不具备足够的抗凝血酶水平，因此，肝素抵抗在新生儿并不少见。但是，本病例的特殊性在于通过输注血浆提升抗凝血酶水平，并且加大肝素剂量后，抗凝效果仍然很不理想。在排除抗凝血酶不足后，到底是什么原因引起肝素抵抗？内皮细胞？血小板？炎症？有时可能无法获得明确的答案，但是需要有解决的方案，更换抗凝药物是最直接的处理方案。目前能够用于体外循环的抗凝药物除外肝素仅有比伐芦定、枸橼酸钠等寥寥数种，本案例最终选择了在新生儿文献中报道相对较多的比伐芦定。第二，抗凝监控指标间不一致的解决方案。目前应用范围最广的抗凝药物监控指标有ACT、APTT以及抗X因子活性三种，本案例前半段使用肝素的过程中，三者均一致性地表现出了高凝，支持肝素抵抗的判断。而在后半段使用比伐芦定抗凝的过程中，由于监控靶点不同，抗X因子活性早早离开了"赛道"。而剩下的ACT与APTT却出现了冲突，到底相信ACT还是APTT成了摆在检验科和临床面前的难题，此时检验科创造性地提出了使用TAT来进行佐证的方式，由TAT及FDP支持APTT的现象解决了本案例中的难题。在本案例中床旁ACT与抗凝TEG-ACT和APTT的差异也再次说明了没有"包打天下"的检验项目，在面临临床重要决策时，多指标的综合评估是避免检验误差造成不良后果的有效手段，而TAT也有望成为未来抗凝监控的有效指标之一。

总之，面对特殊人群的特殊挑战，检验人员需要不断精进业务，加强与临床各部门的精诚合作，积累案例，分享经验，共同进步。

参 考 文 献

[1] 儿童体外膜氧合专家共识撰写组，中华医学会儿科学分会急救学组. 体外膜氧合在儿童危重症应用的专家共识[J]. 中华儿科杂志，2022，60（3）：183-191.

[2] Wild KT，Rintoul N，Kattan J，et al. Extracorporeal Life Support Organization（ELSO）：guidelines for neonatal respiratory failure[J]. ASAIO J，2020，66（5）：463-470.

[3] 韩俊彦，蒋思远，曹云. 新生儿体外膜肺氧合抗凝管理的研究进展[J]. 中华新生儿科杂志，2022，37（3）：277-281.

[4] McMichael ABV，Ryerson LM，Ratano D，et al. 2021 ELSO adult and pediatric anticoagulation guidelines[J]. ASAIO J，2022，68（3）：303-310.

[5] Sanfilippo F，Asmussen S，Maybauer DM，et al. Bivalirudin for alternative anticoagulation in extracorporeal membrane oxygenation：a systematic review[J]. J Intensive Care Med，2017，32（5）：312-319.

[6] Baird CW，Zurakowski D，Robinson B，et al. Anticoagulation and pediatric extracorporeal membrane oxygenation：impact of activated clotting time and heparin dose on survival[J]. Ann Thorac Surg，2007，83（3）：912-920.

[7] Zhong H，Zhu ML，Yu YT，et al. Management of bivalirudin anticoagulation therapy for extracorporeal membrane oxygenation in heparin-induced thrombocytopenia：a case report and a systematic review[J]. Front Pharmacol，2020，11：565013.

[8] 钟林翠，宋景春，林青伟，等. 血栓调节蛋白联合凝血酶-抗凝血酶复合物对弥散性血管内凝血诊断价值的临床研究[J]. 医学研究生学报，2019，32（11）：1184-1188.

15　遗传性抗凝血酶缺陷症

作者：吴超利[1]，谢经丰[2]（桂林医学院附属医院：1. 检验科；2. 血管介入科）

点评专家：任蕾（桂林医学院附属医院检验科）

【概述】

患者为17岁男性青年，因"咳嗽、咳痰8天，咯血6天，右下肢肿痛2天"入院。影像学检查发现患者右下肢深静脉血栓（DVT）形成，实验室检查发现患者抗凝血酶Ⅲ（AT Ⅲ）活性检测结果偏低，两次检测均＜50%。根据患者1年前DVT病史，建议进一步完善遗传性抗凝血酶缺陷症家系调查。在患者及家属充分知情同意的情况下，抽取家系各成员静脉血标本进行实验室相关项目及抗凝血酶基因检测，发现患者及其母亲抗凝血酶基因 SERPINC1 的第7号外显子 c.1312A＞G 突变，突变导致氨基酸序列第438号位精氨酸突变为甘氨酸（p.Arg438Gly），并且患者母亲抗凝血酶活性亦＜50%，证实了一遗传性抗凝血酶缺陷症家系。

【案例经过】

先证者男性，17岁，主诉8天前无明显诱因下出现咳嗽、咳痰，6天前无明显诱因下咯血，伴发热、胸痛、气促不适，活动后明显，遂至当地医院就诊。胸部CT检查示：肺炎、胸腔积液，予以抗感染等治疗后症状仍反复。2天前出现右下肢肿痛不适，以膝关节明显。行右下肢血管彩超提示：右侧股总静脉血栓（部分型），右侧股浅、腘、胫前、腓静脉血栓（完全型）。为进一步治疗，2021年10月25日于笔者所在医院急诊就诊，急诊拟"右下肢深静脉血栓形成"收入笔者所在医院血管介入科。体格检查：体温38.5℃，心率107次/分，呼吸20次/分，血压120/70mmHg，患者右下肢肌肉紧绷，肿胀明显，皮温稍高，有轻压痛，左下肢肌肉软，双足背动脉搏动可触及。测左小腿周径为38.5cm，左大腿周径为41.5cm，右小腿周径为40cm，右大腿周径为49cm，双小腿周径差为+1.5cm，双大腿周径差为+7.5cm。家族史：外祖父有脑梗死病史，父母均无相关血栓病史。

完善相关检查：肺动脉CT扫描（CTA）提示右肺动脉上叶后段、前段，中叶，下叶基底段，左肺上叶尖后段，下叶多发动脉不完全栓塞；两肺炎症。

临床诊断：①右下肢深静脉血栓形成；②肺栓塞；③两肺炎症。住院期间实验室检查AT Ⅲ活性45.45%，同型半胱氨酸（HCY）20.1μmol/L，余未见异常。

【案例分析】

1. 临床案例分析

患者为青少年男性，无明显诱因下出现右下肢深静脉血栓住院治疗，好转后出院，出院后口服利伐沙班抗凝治疗，定期门诊复查，无复发征象且常规抗凝时间足量后停药，停药后无明显诱因下短时间内再次发生右下肢深静脉血栓、肺栓塞，下肢血栓负荷重，且合并症状性肺栓塞，临床高度怀疑易栓症。

易栓症可分为遗传性易栓症和获得性易栓症。结合患者否认既往有其他基础疾病病史，否认手术、外伤病史，否认自身免疫疾病病史，否认有特殊口服药物病史，父母无近亲结婚，基本排除获得性易栓症。患者多次检查提示抗凝血酶活性缺乏，考虑遗传性抗凝血酶缺乏，积极动员患者父母进行血液检查。检查结果显示患者母亲ATⅢ活性偏低，临床初步判断患者为遗传性抗凝血酶缺陷症。在进一步的基因检测中，发现患者及患者母亲存在 *SERPINC1* 基因突变，进而诊断患者为遗传性抗凝血酶缺陷症。基因诊断为临床抗凝药物的选择、抗凝时限提供了精准依据。目前，患者口服利伐沙班治疗（20mg qd），定期门诊彩超复查，无血栓复发。

2. 检验案例分析

患者入院后，完善相关实验室检查，结果显示血糖、肝肾功能、血脂正常，狼疮抗凝物、抗核抗体、抗磷脂抗体、抗β2糖蛋白抗体1阴性。实验室异常结果见表15-1。

表15-1 实验室异常结果

项目	结果	参考范围
WBC	10.6 ↑	（4～10）×10^9/L
NEU%	0.735 ↑	0.37～0.72
hsCRP	124.81 ↑↑	0～8mg/L
PCT	0.2 ↑	0～0.046ng/mL
HCY	20.1 ↑	0～15μmol/L
ATⅢ活性	45.45 ↓↓	80%～120%

以上异常结果中，ATⅢ活性降低引起了检验人员的注意。查阅当天该项目室内质控在控，仪器状态正常，无仪器机械异常报警。复查ATⅢ活性结果为44.10%。同时查阅患者前一次入院时的ATⅢ结果为35.89%。什么原因导致的ATⅢ活性降低？ ATⅢ活性降低与患者的临床表现有什么关联呢？

（1）ATⅢ缺乏分为遗传性缺乏和获得性缺乏。获得性缺乏见于以下4种情况。①合成减少：肝脏是合成抗凝血酶的主要器官，因此重症肝炎、肝硬化、肝癌晚期、急性肝衰竭或营养不良时，抗凝血酶活性可降低。②丢失增多：肾脏疾病如肾病综合征时，ATⅢ易从肾脏滤过，跟随尿液白蛋白流失，尿白蛋白排出量越大，ATⅢ丢失越多。③消耗增多：高凝状态和血栓性疾病时，凝血系统过度活化，ATⅢ大量消耗，常见于弥散性血管内凝血、急性静脉血栓形成、恶性肿瘤、大手术、产后、口服避孕药等。④药物引发的减少：门冬酰胺酶、肝素、磺达肝癸钠等药物可因不同机制降低 AT Ⅲ 活性。

（2）AT Ⅲ 是血液中主要的生理性抗凝物质，对凝血酶的灭活能力占所有抗凝蛋白的70%～80%。在血液凝固模式图（图15-1）中，AT Ⅲ 能够灭活带有丝氨酸蛋白酶活性的凝血因子如 FⅡa、Ⅶa、Ⅸa、Ⅹa、Ⅺa、Ⅻa 等，主要表现为抑制凝血酶活性。当肝素或其他类肝素物质结合到 AT Ⅲ 的肝素结合位点时，AT Ⅲ 的构象发生变化，可使抗凝活性可增加1000倍以上。当 AT Ⅲ 活性处于50%～70%时，机体凝血-抗凝血平衡出现一定程度的失调，血液呈现为高凝状态，血栓风险增加。

通过回答上述两个问题，我们结合患者病情，考虑到患者肝肾功能正常，并且患者血栓事件发生前数月已经停药治疗。因此，患者 AT Ⅲ 活性降低的遗传性原因值得进一步探索。

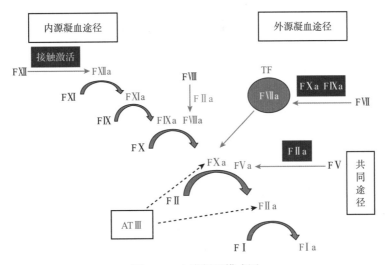

图15-1　血液凝固模式图

在与临床医师进行充分沟通后，动员患者及患者家属进行血液检查。家系各成员止凝血检测结果见表15-2。根据患者母亲偏低的 AT Ⅲ 活性，临床初步判断患者为遗传性抗凝血酶缺陷症。

表15-2　家系成员止凝血检测结果

	PT（s）	APTT（s）	TT（s）	FIB（g/L）	FDP（μg/mL）	D-二聚体（μg/mL）	AT Ⅲ活性（%）
患者	13.8	30.1	16.7	3.23	75.80	49.34	45.45
患者母亲	11.4	27.4	18.2	2.54	1.37	0.70	36.75
患者父亲	10.6	25.00	18.5	2.21	0.86	0.28	107.35
参考范围	8.6～14.6	20～40	15.5～21.5	2～4	0～5	0～0.55	80～120

在进一步的基因检测中，发现患者及患者母亲 SERPINC1 基因的第7号外显子 c.1312A＞G 突变，突变导致氨基酸序列第438号位精氨酸突变为甘氨酸（p.Arg438Gly），见图

15-2。患者父亲则没有该突变，见图15-3。

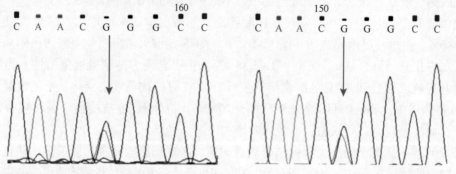

图15-2　患者SERPINC1基因c.1312A＞G突变　　患者母亲SERPINC1基因c.1312A＞G突变

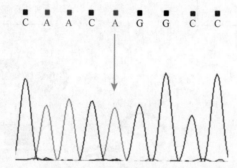

图15-3　患者父亲SERPINC1基因c.1312无突变

随后，通过4个生物信息学工具Mutation Taster、PolyPhen2、PROVEAN、SIFT在线预测分析c.1312A＞G突变结果显示为"disease causing""probably damaging""deleterious""damaging"。证实该突变为致病性突变。家系图谱如图15-4所示。

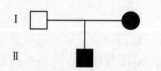

图15-4　家系遗传图谱（□为正常男性，●为女性患者，■为男性患者）

将上述结果与临床沟通，明确了患者的发病原因。临床积极告知患者有必要进行终身抗凝治疗，并定期门诊随访，彩超复查血管通畅与肺栓塞情况。目前，患者定期门诊复查，身体状况良好。

【知识拓展】

患者为17岁青年男性，两次因右下肢深静脉血栓形成入院，反复多次检测为AT活性缺陷，并最终诊断为遗传性抗凝血酶缺陷症所致的易栓症。研究人员在早期研究中发现并命名了4种AT，分别是AT Ⅰ、AT Ⅱ、AT Ⅲ、AT Ⅳ，但目前仅发现AT Ⅲ具有临床意义，通常用AT代替AT Ⅲ[1]。

遗传性易栓症的常见病因主要包括AT缺陷、蛋白C缺陷、蛋白S缺陷、F Ⅴ Leiden突变及凝血酶原20210A突变[2]。在中国人群中，遗传性易栓症主要由于AT缺陷、蛋白C缺陷、蛋白S缺陷。而 F Ⅴ Leiden 突变及凝血酶原 20210A 突变则是高加索人群常见的遗传性易栓症病因。获得性易栓症的病因则包括易栓疾病及易栓状态。易栓症具体分类见表15-3。

表15-3 易栓症分类和病因

遗传性易栓症	获得性易栓症	
	易栓疾病	易栓状态
AT缺陷症	抗磷脂综合征	年龄增加
蛋白C缺陷症	恶性肿瘤	血栓形成既往史
蛋白S缺陷症	骨髓增生性疾病	长时间制动
肝素辅因子Ⅱ缺陷症	阵发性睡眠性血红蛋白尿	获得性凝血因子水平升高
异常纤维蛋白原血症	肾病综合征	手术及创伤
活化蛋白C抵抗	充血性心力衰竭	妊娠和产褥期
高同型半胱氨酸血症	严重呼吸系统疾病	肿瘤放、化疗
异常纤溶酶原血症	炎症性肠病	中心静脉插管
F Ⅴ Leiden 突变及凝血酶原20210A突变		造血生长因子治疗

临床上，当实验室筛查AT活性降低（AT：A＜70%）时，针对发病年龄较轻（＜50岁）、有明确VTE家族史、无诱因性VTE、复发性VTE、少见部位（如肠系膜静脉、肝、肾、脑静脉）VTE、复发性不良妊娠等情况，在排除获得性因素后，可考虑遗传性抗凝血酶缺陷症[3, 4]。参考文献资料，笔者整理了遗传性抗凝血酶缺陷症的诊断思路，如图15-5所示，便于快速筛选遗传性AT缺陷症患者。

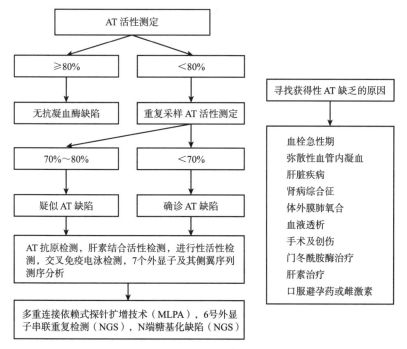

图15-5 遗传性抗凝血酶缺陷症的诊断思路

　　本例患者与其母亲携带相同突变位点，而其母亲却从未发生血栓事件。原因为何？遗传性抗凝血酶缺陷症患者临床表现具有异质性，除了基因缺陷外，基因间的相互作用及一些获得性因素如长期制动、轻度高同型半胱氨酸血症、炎症所致的获得性凝血因子升高等都有可能诱发血栓的形成[5,6]。

【案例总结】

　　从临床角度看，本例患者年纪轻轻却已发生两次血栓事件，临床较少见，有必要更进一步地通过实验室检测（如AT、蛋白C、蛋白S等）查找易栓症患病原因，为患者的预后提供可靠的理论支持。

　　从检验角度看，ATⅢ降低，在临床较为常见，但背后的原因分析却不够充分。本例患者2020年已经在笔者所在医院血管介入科手术机械取栓治疗，好转后带药出院。停药后短时间内血栓复发，实验室工作人员检查时发现ATⅢ仍然较低，遂启动抗凝血酶缺陷的遗传性与获得性原因分析，在排除获得性原因后，主动积极与临床沟通，动员家属进行遗传性抗凝血酶缺陷的筛查，终于找到了患者病因所在，为患者预后预防治疗提供了精准医学数据支持，是一次学科间合作的成功案例。

　　在血栓性疾病的病因诊断中，检验医师可以通过生化、免疫、止凝血、基因等多项检验数据综合分析，为血栓性疾病的诊断提供确凿的实验室证据，也为临床医师在患者出院后的抗凝药物选择及用药周期判断提供更为有价值的依据，真正使检验人走向临床、参与临床诊疗扮演重要角色。

【专家点评】

　　遗传性抗凝血酶缺陷症是一种罕见病，国内筛查发现的遗传性抗凝血酶缺陷症家系不多。本案例从临床与检验角度出发，联合止凝血、生化、免疫、基因测序、分子生物学等多方面精准检查，完整、准确、详尽地叙述了遗传性抗凝血酶缺陷症导致患者血栓发生的原因，为临床筛选遗传性抗凝血酶缺陷症提供了有价值的诊断思路。

参 考 文 献

[1] Kottke-Marchant K，Duncan A. Antithrombin deficiency：issues in laboratory diagnosis[J]. Arch Pathol Lab Med，2002，126（11）：1326-1336.

[2] Hotoleanu C. Genetic risk factors in venous thromboembolism[J]. Adv Exp Med Biol，2017，906：253-272.

[3] Pabinger I，Thaler J. How I treat patients with hereditary antithrombin deficiency[J]. Blood，2019，134（26）：2346-2353.

[4] 丁秋兰，王学锋.遗传性易栓症的表型和基因诊断流程[J].诊断学理论与实践，2019，18（2）：6.

[5] 周荣富，戴菁，傅启华，等.抗凝血酶基因C2757T杂合突变致Ⅰ型遗传性抗凝血酶缺陷症[J].2005，85（23）：1640-1642.

[6] 杨啸，舒旷怡，陈洁，等.抗凝血酶基因2736T重复导致的Ⅰ型遗传性抗凝血酶缺陷症的临床及基因分析[J].2020，37（11）：1250-1252.

16 血栓性血小板减少性紫癜

作者：宋俐[1]，杨欣[2]（达州市中心医院：1. 检验科；2. 血液内科）

点评专家：杨丽华[1]，李红春[2]（达州市中心医院：1. 血液内科；2. 检验科）

【概述】

57岁中老年女性患者因"发现血小板减少1年，出现皮肤瘀点、瘀斑半年，寒战伴身软乏力5天"住院治疗，入院后对症输注血小板治疗时患者出现反应迟钝、意识不清，临床考虑血栓性血小板减少性紫癜（TTP），遂紧急采取血浆置换治疗，患者病情缓解，后经检验科的辅助检查提供诊断依据，最终确诊为TTP；同时血常规和ADAMTS13酶活性的持续检查也为后续的治疗方案的选择和疗效判断给予了重要提示。这充分说明了检验科提供及时准确的检验报告在患者的诊断与治疗中发挥了极其重要的作用，检验结果的准确与否也在一定程度上影响着医师的临床决策。

【案例经过】

患者女性，57岁，自述：一年前体检发现血小板减少；半年前稍微碰撞即可出现皮肤瘀点瘀斑；5天前无明显诱因出现寒战，伴身软乏力，体温未升高，无皮肤瘀点瘀斑、鼻出血、牙龈出血、关节肿痛、皮疹、血尿、血便，无胸骨疼痛、浅表包块、腹痛、腹胀等不适，无咳嗽、咳痰等不适。2015年诊断为"脑梗"，长期口服"血栓通"治疗。查体：体温（T）38.6℃，心率（P）82次/分，呼吸（R）20次/分，血压（BP）127/79mmHg；急性面容，眼睑、结膜、口唇苍白，全身皮肤可见散在瘀斑瘀点，全身浅表淋巴结未扪及，胸骨无压痛。肺部听诊音清，未闻及干湿啰音及胸膜摩擦音。心律齐，未闻及心脏杂音及心包摩擦音。腹软无压痛及反跳痛，肝脾肋下未扪及。双下肢未见水肿，生理反射存在。病理反射未引出，脑膜刺激征阴性。

入院后完善相关检查。血常规+网织红细胞：白细胞（WBC）$4.29×10^9$/L，中性粒细胞（NEU）$2.30×10^9$/L，红细胞（RBC）$2.27×10^{12}$/L，血红蛋白（HGB）72g/L，平均红细胞体积（MCV）94.3fL，血小板（PLT）$4×10^9$/L，网织红细胞百分率（RET%）2.41%。镜下未见血小板聚集。外周血涂片：查见裂片红细胞；红细胞沉降率（ESR）81mm/h。免疫球蛋白：IgA 4.65g/L，IgG 20.1g/L。肝功能：总胆红素36.60μmol/L，间接胆红素7.97μmol/L，谷草转氨酶65U/L。肾功能：尿素10.01μmol/L，肌酐114.7μmol/L。血糖、血脂、电解质未见明显异常。贫血三项：维生素B_{12} 139pmol/L，铁蛋白（Fer）789.70ng/mL，叶酸（FOL）9.19ng/mL。自身免疫性肝病抗体+抗核抗体谱：抗核抗体（ANA）1：1000+斑点型。骨髓象：骨髓增生明显活跃，巨核细胞全片易见，以颗粒型巨核细胞为主，未见产板型巨核细胞，血小板零星少见，可见异形血小板，提示血小板减少骨髓象。胸部CT未见明显感染灶。

诊疗经过：入院第2天因患者血小板计数较低，为预防颅内出血、严重的消化道出血，予以预防性输注血小板，输注过程中患者出现烦躁不安、反应迟钝，随后出现神志不清。心电监护提示：心率77次/分，氧饱和度89%～90%，血压64/30mmHg，呼吸24次/分；立即停止输注血小板，予以多巴胺维持血压，甲泼尼龙（甲强龙）冲击治疗。结合患者发热、血小板减少、伴溶血性贫血、肾功能轻度异常、出现神经系统症状，考虑诊断为TTP。立即给予大剂量激素冲击治疗，行床旁持续血浆置换术，每天1次，余积极对症治疗。为寻找诊断TTP证据，遂送检血管性血友病因子裂解酶（ADAMTS13）活性，提示＜5%。血管炎五项提示：p-ANCA（抗中性粒细胞胞质抗体）阳性。抗心磷脂抗体、狼疮抗凝物等免疫指标阴性。骨髓涂片：骨髓增生明显活跃，巨核细胞全片易见，以颗粒型巨核细胞为主，未见产板型巨核细胞，血小板零星少见，可见异形血小板，提示血小板减少骨髓象。骨髓流式细胞术（FCM）、染色体核型分析等未见明显异常。因患者血小板进行性下降，ADAMTS13活性＜5%，患者病情未缓解，后多次进行血浆置换及激素免疫抑制治疗，此后患者血小板逐渐上升，血浆置换每次间隔3～6日。经过治疗，患者贫血和血小板减少情况均有好转，至出院前血常规：WBC $11.44×10^9/L$，RBC $3.43×10^{12}/L$，HGB 117g/L，PLT $159×10^9/L$。乳酸脱氢酶（LDH）治疗前924U/L，治疗后220U/L。ADAMTS13活性检测：由最初的＜5%上升至70.1%。

最终诊断：血栓性血小板减少性紫癜。

【案例分析】

1.临床案例分析

（1）从早期检验结果分析：患者入院时表现为血小板重度减低、轻度肾功能异常、乳酸脱氢酶明显升高、维生素 B_{12} 减低、抗核抗体滴度明显升高，临床上早期常与巨幼细胞性贫血、Evans综合征、血液系统肿瘤（如白血病、淋巴瘤等）、溶血尿毒综合征、血栓性血小板减少性紫癜、特发性血小板减少性紫癜等难以鉴别。外周血涂片见裂片红细胞，结合相关检验结果应高度怀疑TTP可能并采取治疗措施。同时送检ADAMTS13活性及抑制物检查进一步明确诊断。

（2）从疾病进程分析：TTP是一种罕见的严重威胁生命的疾病，年发病率约为10/100万。该病起病骤急、临床表现不一。该患者既往有血小板减少病史1年余，未进一步诊治明确病因，近期院外有发热病史，伴有咳嗽咳痰，查体全身可见散在瘀点瘀斑，淋巴结及肝脾未扪及肿大。早期疾病证据少、反应时间短，临床上予以经验性抗感染、输注血小板等对症处理。该患者入院第2天输注血小板过程中出现神经系统异常，紧急送往重症监护室，结合临床症状及检验结果高度怀疑TTP，紧急行血浆置换、激素冲击等治疗后抢救成功。

2. 检验案例分析

患者为中老年女性，血小板减少1年余，血常规示血小板持续性降低，且镜下未见血小板聚集，骨髓穿刺结果也提示血小板减少骨髓象，由此排除EDTA依赖性血小板聚集导致的血小板减少。实验室检查除血红蛋白降低和显著血小板减少外，同时也发现外周血涂片可见裂片红细胞，这些都对后续病情的确诊提供了诊断依据，加之ADAMTS13活性的检测也为最终疾病确诊和及时有效的治疗提供了依据，患者血小板计数和ADAMTS13活性也能作为TTP疗效判断和复发监测的重要指标，这充分说明了检验和临床之间通力合作，对于临床疾病的诊断和治疗能提供一定的依据和辅助。

【知识拓展】

TTP是一种临床急重症，以广泛微血管血栓形成和血小板减少为病理特征。典型的临床表现为微血管病性溶血性贫血、血小板减少、神经精神异常、发热及肾损害[1]。本病发病急骤、病情凶险，如不及时治疗则病死率可达90%[2]。近年来随着血浆置换疗法的临床应用，TTP急性发作期治疗效果虽有明显改观，但仍然是临床上的急重症，并存在易反复发作等难以解决的问题。TTP主要临床表现为经典的"五联征"，即血小板减少性出血、微血管病性溶血性贫血、神经精神症状、肾损害、发热。TTP实验室检查除血红蛋白降低和显著血小板减少外，最具特征性的变化是外周血中检出增多的破碎红细胞。虽在弥散性血管内凝血（DIC）及其他微血管病性疾病中也可发现，但外周血中检出显著增多的破碎红细胞仍然对TTP的诊断具有重要提示价值。血小板计数和血清乳酸脱氢酶水平虽不作为TTP诊断依据，但与病情变化相一致，可作为TTP疗效判断和复发监测的重要指标。血浆ADAMTS13活性及抑制物测定现已成为TTP诊断的重要辅助手段[2]。

【案例总结】

该病例最初未重视血小板减少的诊治，耽误了病情的早期诊断，在预防性输注血小板时出现突发情况，临床及时进行血浆置换治疗，并在实验室检查的辅助诊断下确诊TTP，以及后续通过持续关注血小板计数和ADAMTS13活性来及时调整治疗方案和观察疗效，最终结局良好。对于TTP这种临床罕见的急重症，患病初期很难根据现有症状作出诊断，这就需要借助相关检查结果来辅助临床医师的判断及对治疗效果的评估，因此实验室及时准确的检查结果能在一定程度上帮助临床，更好地解决一些临床难题。

【专家点评】

患者以发热、溶血、血小板减少起病，早期难以与Evans综合征、巨幼细胞性贫血、脾脏功能亢进及血液系统其他疾病相鉴别。该患者入院第2天临床予以输注血小板，但需谨记，此类患者禁忌输注血小板。在后期的治疗中，激素冲击合并血浆置换效果佳，成功挽回了患者生命。

　　TTP是一种临床急重症，其根源在于ADAMTS13活性减低引发一系列临床病理改变。检验科首先面对的是检查结果的改变，HGB减少、PLT严重减低，在排除采血原因、EDTA抗凝剂等引起PLT假性减低的常见原因后，通过查阅病历了解患者更多的临床表现，不排除TTP的可能。检验医师主动与临床医师沟通并建议进一步做细胞形态、生化、凝血、ADAMTS13活性检查，协助临床准确诊断，及早系统规范化治疗。

参 考 文 献

[1] 王学文，陈佳和. 血栓性血小板减少性紫癜的现代进展[J]. 国外医学（输血及血液学分册），1995，18（4）：241-243.

[2] 中华医学会血液学分会血栓与止血学组. 血栓性血小板减少性紫癜诊断与治疗中国专家共识（2012年版）[J]. 中华血液学杂志，2012，33（11）：983-984.

17　剥脱性皮炎的鉴别诊断

作者：王恝歆[1]，匡欣薇[2]（中南大学湘雅医院：1.检验科；2.皮肤科）

点评专家：梁湘辉（中南大学湘雅医院检验科）

【概述】

红皮病也称剥脱性皮炎，是一种累及全身或90%以上体表面积，以弥漫性红斑、不同程度脱屑为主要表现的严重皮肤病[1]。红皮病不是一种特定的疾病，其具有许多疾病的临床表现，临床上诊断红皮病容易，但确定其病因较为困难。红皮病可继发于其他皮肤病、药物反应和恶性肿瘤等，其中不明原因的属于特发性红皮病。本案例患者最初血常规检查，镜检发现少部分形态异常的淋巴细胞，结合细胞特点，怀疑是Sézary细胞，即一种淋巴瘤细胞。经过检验与临床多次积极沟通，给临床提出建议，进一步完善了实验室检查和组织病理检查，结合患者病史、临床体征，最终诊断为药物性皮炎（红皮病型）。通过及时的诊断、合理的治疗，为患者缓解了病情。

【案例经过】

患者女性，54岁，因"全身红斑、脱屑、渗出3年，发热4天"入院。住院期间实验室检查炎症指标：PCT 0.57ng/mL，CRP 138.0mg/L，红细胞沉降率65mm/h。微生物检查：血培养示金黄色葡萄球菌；创面分泌物培养示金黄色葡萄球菌，无乳链球菌。血常规：WBC 28.5×10^9/L，中性粒细胞计数 19.9×10^9/L，单核细胞百分比21.5%，人工镜检发现异常淋巴细胞比值升高，外周血T细胞流式细胞计数显示CD4⁻CD8⁻双阴性T细胞亚群比值显著升高（94.24%）。进一步完善皮肤及淋巴结病理检查、骨髓细胞形态学、骨髓流式细胞学、外周血淋巴细胞T细胞受体（TCR）等检查，最终诊断为药物性皮炎（红皮病型）。

【案例分析】

1.临床案例分析

红皮病典型的表现为全身皮肤弥漫性的潮红、浸润、肿胀、脱屑，皮肤受累面积90%以上，广泛的红斑浸润伴有糠秕状脱屑。黏膜症状明显，表现为口腔溃疡、疼痛，尿道、肛周糜烂，可出现毛发脱落，指甲萎缩、浑浊、凹陷等，可有不同程度的淋巴结肿大，以腹股沟和腋下淋巴结受累机会最多，颈部次之，可出现肝脾肿大、体温升高，常在38～39℃。

该患者皮肤红斑、脱屑、湿疹反复发作，皮肤肥厚，有浸润感，且检验科回报外周血涂片可见异常淋巴细胞，疑似Sézary细胞，建议完善病理检查等排除肿瘤可能，取后背肥厚性红斑行病理检查后提示：符合"亚急性皮炎"病理改变，需进一步排除药物引起可能。该患者发热前于当地医院接受多种口服及外用药物、"火疗"等多种治疗，结合患者病史、体征及病检结果，考虑红皮病诊断明确，其原因考虑为药物性皮炎可能性大。

患者外周血可见个别幼稚淋巴细胞，TBNK淋巴细胞检测结果提示CD4⁻CD8⁻T细胞含量明显增高，考虑严重感染、自身免疫系统疾病、恶性肿瘤均可能[2-4]。经抗感染等治疗，患者皮疹、感染较前明显好转，骨髓穿刺结果无特异性，骨髓荧光原位杂交（FISH）监测：*TCRAD*基因（−），*TCRB*基因（−）。腹股沟淋巴结活检：倾向皮病性淋巴结炎。目前考虑严重感染中毒症状所致，患者需治疗6～8周后复诊，追踪TBNK等检查结果。

患者反复发热，皮肤有黄白色脓性分泌物，结合进一步检查，白细胞、中性粒细胞、红细胞沉降率、PCT、CRP升高，血培养示金黄色葡萄球菌，创面分泌物培养示金黄色葡萄球菌，无乳链球菌，考虑皮肤软组织感染、脓毒症。

予以抗感染、补液、调节免疫等对症支持治疗后，患者无发热，手足糜烂面较前明显好转，未见明显分泌物，面部、四肢肿胀较前好转出院。

2. 检验案例分析

患者首次血常规检查时，发现了少部分形态异常的淋巴细胞，细胞呈圆形、椭圆形，染色质略粗，核内结构呈脑回状，核仁未见。翻阅图谱发现这种细胞疑似Sézary细胞，即一种淋巴瘤细胞（表17-1，图17-1、图17-2）。

表17-1 血常规检查结果

项目	结果	参考范围	单位	定性
嗜酸粒细胞计数	0.1	0.02～0.52	10^9/L	
嗜碱粒细胞计数	0.1	0.00～0.06	10^9/L	↑
单核细胞计数	6.1	0.10～0.60	10^9/L	↑
中性粒细胞百分比	69.8	40.0～75.0	%	
淋巴细胞百分比	8.2	20.0～50.0	%	↓
嗜碱粒细胞百分比	0.3	0.0～1.0	%	
嗜酸粒细胞百分比	0.2	0.4～8.0	%	↓
单核细胞百分比	21.5	3.0～10.0	%	↑
平均红细胞体积	92.9	82.0～100.0	fL	
平均血红蛋白含量	29.4	27.0～34.0	pg	
平均血红蛋白浓度	317	316.0～354.0	g/L	
红细胞体积分布宽度	11.9	＜15.0	%	
血小板比容	0.36	0.18～0.22	%	↑
平均血小板体积	9.7	7.6～13.2	fL	
[白细胞手工分类]				
中性粒细胞百分比	69		%	

续表

项目	结果	参考范围	单位	定性
淋巴细胞百分比	4		%	
单核细胞百分比	4		%	
异常细胞百分比	23		%	

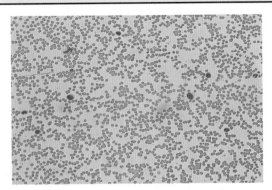

图17-1 血涂片细胞形态（×100）

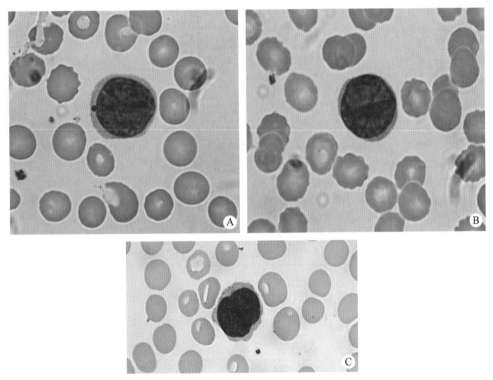

图17-2 血涂片细胞形态（×1000）

为了证实笔者的想法，当时加做了T细胞流式细胞计数（表17-2）。

表17-2　流式细胞术检验报告单

项目	结果	参考范围	单位
T淋巴细胞百分比（CD3$^+$）	94.24 ↑	54.24～83.06	%
辅助/诱导性T淋巴细胞（CD3$^+$CD4$^+$）	4.07 ↓	22.54～62.84	%
抑制/细胞毒性T淋巴细胞（CD3$^+$CD8$^+$）	1.57 ↓	13.28～39.0	%
Th/Ts（CD3$^+$CD4$^+$/CD3$^+$CD8$^+$）	2.60 ↑	0.53～2.31	
B淋巴细胞（CD3$^-$CD19$^+$）	2.66 ↓	4.12～19.14	%
NK细胞（CD3$^-$CD56$^+$）	0.44 ↓	4.04～30.86	%

备注：

注释：外周血T淋巴细胞亚群检测是监测机体细胞免疫水平的重要指标，主要用于免疫系统疾病及免疫相关疾病诊断和治疗的临床监测。

1. CD4$^+$ T细胞减少常见于恶性肿瘤、遗传性免疫缺陷症、艾滋病、应用免疫抑制剂等；

2. CD8$^+$ T细胞增多可见于HIV感染、系统性红斑狼疮、慢性活动性肝炎、传染性单核细胞增多症、恶性肿瘤及其他病毒感染等；CD8$^+$ T细胞减少可见于类风湿关节炎和糖尿病等；

3. CD4$^+$T/CD8$^+$ T细胞比值降低见于传染性单核细胞增多症、急性巨细胞病毒感染、骨髓移植恢复期等，HIV感染者的CD4$^+$T/CD8$^+$ T细胞比值多在0.5以下；CD4$^+$T/CD8$^+$ T比值增高见于移植后发生排斥反应、类风湿关节炎、糖尿病等。

　　T细胞流式细胞计数结果显示：CD4$^-$CD8$^-$双阴性T细胞比值显著升高。T淋巴细胞（CD3$^+$）：94.24%，Th细胞（CD3$^+$CD4$^+$）：4.07%，Ts细胞（CD3$^+$CD8$^+$）：1.57%，Th/Ts（CD3$^+$CD4$^+$/CD3$^+$CD8$^+$）：2.60。

　　Sézary综合征的特征之一是CD4$^+$ T细胞数目增多，导致CD4$^+$ T/CD8$^+$ T细胞比值＞10。该病例Sézary综合征诊断依据不足，结合患者病史，曾有过严重的细菌感染史，细菌外毒素可导致骨髓外周血克隆性双阴性T细胞显著增高，此外还可见于病毒感染后的淋巴增殖性疾病或淋巴瘤。患者有多处淋巴结肿大，肿瘤性疾病不能排除。与临床沟通，血常规发现异常淋巴细胞，T细胞流式细胞计数发现克隆性双阴性T细胞显著增高，建议患者完善皮肤及淋巴结病理检查、骨髓细胞学、骨髓流式细胞学、外周血淋巴细胞TCR等检查。

进一步检查，外周血涂片：白细胞分布增高，异型淋巴细胞增高，成熟红细胞大小不一，血小板成堆分布，未见寄生虫。骨髓形态学：骨髓增生活跃，粒系分叶核增高，可见个别幼稚淋巴细胞，巨核细胞未见，血小板成堆分布（表17-3）。TCR：*TCRAD*基因（－）*TCRB*基因（－）。右侧腰部红斑处病检："亚急性皮炎"病理改变，诊断请结合临床，建议

表17-3 骨髓及外周血涂片检查

骨 髓 细 胞 学 图 文 报 告 单						
姓名	年龄：54岁 性别：女		科别：皮肤科	床号：		骨髓片号：
住院号：	取材部位：髂骨		临床诊断：红皮病（湿疹？肿瘤？）			采取日期：

细胞名称			血片	髓片			骨髓细胞学图文报告单（形态描述）
			%	平均值	+/-SD	%	
原始血细胞				0.08	0.01		
粒细胞系统	原始粒细胞			0.64	0.33		
	早幼粒细胞			1.57	0.60	1.5	
	中性	中幼		6.49	2.04	5.0	
		晚幼		7.90	1.97	6.5	
		杆状核		23.72	3.50	24.0	
		分叶核	51	9.44	2.92	16.0	
	嗜酸	中幼		0.38	0.23		
		晚幼		0.49	0.32	1.0	
		杆状核		1.25	0.61		
		分叶核	7	0.86	0.61	2.0	
	嗜碱	中幼		0.02	0.05		
		晚幼		0.06	0.07		形态描述：
		杆状核		0.06	0.09		（一）骨髓片
		分叶核	1	0.03	0.05		1. 取材、涂片、染色可。
红细胞系统	原始红细胞			0.57	0.30		2. 骨髓增生活跃，粒系56%，红系25%，粒：红=2.6：1。
	早幼红细胞			0.92	0.41	0.5	3. 粒系增生活跃，分类分叶核比值增高，余正常。
	中幼红细胞			7.41	1.91	9.5	4. 红系增生活跃，分类比值正常。红细胞大小形态正常。
	晚幼红细胞			10.75	2.36	15.0	5. 淋巴细胞比值正常，可见个别幼淋。
	早巨红细胞						6. 巨核细胞未见，血小板成堆分布。
	中巨红细胞						7. 未见寄生虫。
	晚巨红细胞						
淋巴	原始淋巴细胞			0.05	0.09		
	幼稚淋巴细胞			0.47	0.84	1.0	
	成熟淋巴细胞		29	22.78	7.04	12.5	（二）血片
	异型淋巴细胞		7				

续表

单核	原始单核细胞		0.01	0.14		白细胞分布正常，分类可见异型淋巴细胞。红细胞大小形态正常，血小板成堆分布。未见寄生虫。
	幼稚单核细胞		0.14	0.19		
	成熟单核细胞	5	3.00	0.88	4.0	
浆细胞	原始浆细胞		0.004	0.02		
	幼稚浆细胞		0.104	0.16		
	成熟浆细胞		0.71	0.42	1.5	
巨核细胞	原始巨核细胞					
	幼稚巨核细胞					
	颗粒巨核细胞					
	产板巨核细胞					
	裸核巨核细胞					
其他	网状细胞		0.16	0.21		
	内皮细胞		0.05	0.09		诊断意见：
	巨核细胞		0.03	0.06		
	吞噬细胞		0.05	0.09		骨髓增生活跃，粒系分叶核增高，可见个别幼淋，巨核细胞未见，血小板成堆分布，请结合临床完善相关检查。
	组织嗜碱细胞		0.03	0.09		
	组织嗜酸细胞		0.03			
	脂肪细胞		0.02			
	分类不明细胞		0.03	0.09		
粒系：红系			2.76	0.87		
共计数细胞		100	个		200	

排除药物引起可能。腹部红斑皮肤病检：角化不全，Munro微脓肿形成，银屑病样增生，真皮浅层血管扩张，管周中等密度淋巴组织细胞及较多中性粒细胞浸润。淋巴组织活检（腹股沟淋巴结）：送检淋巴结结构存在，副皮质区增宽，淋巴窦扩张，结合病史，倾向皮病性淋巴结炎。

结合患者病史、体查和病检结果，药物性皮炎（红皮病型）可能性大。经过抗感染及对症支持治疗，患者病情好转。患者皮肤发红有多年历史，并无皮疹、溃疡、肿块等，考虑严重感染后的双阴性T细胞增高可能性大，一般6～8周后会自然消退，可以继续追踪随访。

【知识拓展】

Sézary综合征（SS）是指红皮病、广泛淋巴结病及皮肤、淋巴结和外周血出现克隆关联的脑形核肿瘤性T细胞（Sézary cell）三联征。该病好发于中老年男性，临床表现为全身皮肤潮红、脱屑、瘙痒剧烈，伴多处浅表淋巴结肿大，因缺乏特异性，常误诊为银屑病、湿疹、表皮剥脱性皮炎、红斑狼疮等[6]。外周血出现白细胞、淋巴细胞显著升高和

Sézary 细胞，是进一步的诊断线索。

国际皮肤淋巴细胞瘤协会（ISCL）[5]和EORTC[6]对Sézary综合征的诊断建议包括：红皮病基础上，①Sézary细胞计数＞1000/μL；②CD4/CD8≥10；③异常表达的全T细胞抗原；④通过Southern印迹法或PCR法检测到单克隆T细胞增生（TCR重排阳性）；⑤出现CD4$^+$CD7$^-$或CD4$^+$CD26$^-$细胞。皮肤组织病理易于鉴别Sézary综合征与炎症性红皮病。

药物性皮炎是指药物以各种途径进入机体后，引起的以皮肤、黏膜损害为主的变态反应，严重者还会引起内脏的损害，常称之为药疹。不同药物引起的药疹各不相同，同一药物在不同患者身上引起的药疹也不尽相同。按病情严重程度可分为一般药疹、重症药疹。重症药疹包括重症多形红斑型药疹、大疱性表皮松解型药疹、剥脱性皮炎型药疹三种。

剥脱性皮炎型药疹的诊断主要依据用药史和临床特征，仔细询问患者既往药物过敏史、近期用药情况及其与皮疹发生的间隔时间。药物初次使用几天内可出现皮疹，潜伏期也可至数周或数月。

【案例总结】

红皮病的病因十分复杂，积极寻找病因，对于患者的治疗和预后非常重要。该患者红斑、脱屑反复发作，就诊于当地医院，诊断为"红皮病"，考虑湿疹可能性大，治疗效果一般。笔者在该患者入院后的第一次血常规检测时，发现了散点图的异常，通过镜检发现一部分异常淋巴细胞，体积中等，染色质略粗，核内结构呈脑回状，核仁未见，疑似Sézary细胞，查看病史资料怀疑患者可能是Sézary综合征导致的红皮病，为了证实该推测，为患者加做了T细胞流式细胞计数，结果显示CD4$^-$CD8$^-$双阴性T细胞亚群比值升高。虽然诊断Sézary综合征证据不足，但笔者还是积极联系临床，告知外周血镜检和流式细胞结果，建议其完善皮肤和淋巴结病检及骨髓等检查，帮助排查原因。查阅相关文献，并与临床开展了积极讨论患者双阴性T细胞升高的原因，临床医师对检验医师认真负责的态度表示非常肯定，不仅提前为患者做了流式细胞学检查，也为临床的鉴别诊断提供了有效依据。这个病例提示，对于红皮病患者，治疗过程中应合理用药，避免使用易过敏药物加重病情，并长期随访，定期行系统性检查及多次多部位组织病理学检查。

【专家点评】

本案例介绍了一例红皮病患者外周血常规检验时触犯了复检规则，在其外周血涂片中发现了异常形态的淋巴细胞，结合患者病史、查体结果，考虑红皮病诊断明确，检验医师通过细胞形态分析认为高度疑似Sézary细胞。于是立即与皮肤科临床医师沟通，并及时加做了流式细胞术的淋巴细胞亚群分析。临床医师根据患者病情完善了骨髓细胞学、骨髓流式细胞学、淋巴组织活检等相关检查，根据检查结果通过相关科室会诊，最终考虑为感染所致。虽然该疾病最终诊断Sézary综合征的证据不足，但这是检验与临床沟通的典型案例，针对检验结果皮肤科医师、肿瘤科医师、检验医师等开展了多次沟通，检验医师在其中的表现得到了临床医师的好评，彰显出了检验医师扎实的专业技能、理论基础和丰富的临床知识。

　　该案例的展示充分体现了实验室检查在临床诊断中的重要性，检验医师应该不断加强自身学习，主动与临床医师沟通，将检验信息更好地转化为临床诊疗信息，运用于临床疾病的诊断与治疗。

参 考 文 献

[1] Tan TL，Chung WM. A case series of dermatological emergencies -erythroderma[J]. Med J Malaysia，2017，（72）：141-143.

[2] Wu Z，Zheng Y，Sheng J，et al. CD3$^+$CD4$^-$CD8$^-$（double-negative）T cells in inflammation，immune disorders and cancer[J]. Front Immunol，2022，2（13）：1-14.

[3] Liu MF，Yang CY，Chao SC，et al. Distribution of double-negative（CD4$^-$ CD8$^-$，DN）T subsets in blood and synovial fluid from patients with rheumatoid arthritis[J]. Clin Rheumatol，1999，18（3）：227-231.

[4] Carulli G，Lagomarsini G，Azzarà A，et al. Expansion of TcRalphabeta+CD3+CD4–CD8–（CD4/CD8 double-negative）T lymphocytes in a case of staphylococcal toxic shock syndrome[J]. Acta Haematol，2004，111：163-167.

[5] Vonderheid EC，Bernengo MC，Burg G，et al. Update on erythrodermic cutaneous T-cell lymphoma: report of the International Society for Cutaneous Lymphomas[J]. J Am Acad Dermatol，2002，46（1）：95-106.

[6] Olsen E，Vonderheid E，Pimpinelli N，et al. Revisions to the staging and classification of mycosis fungoides and Sézary syndrome: a proposal of the International Society for Cutaneous Lymphomas（ISCL）and the cutaneous lymphoma task force of the European Organization of Research and Treatment of Cancer（EORTC）[J]. Blood，2007，110（6）：1713-1722.

18 家族性的异常血红蛋白病

作者：张景逍[1]，付鹤鹏[2]（河北省沧州中西医结合医院：1实验诊断科；2重症医学科）

点评专家：王志芳（河北省沧州中西医结合医院血液科）

【概述】

本例患者因外伤入院，血常规白细胞WDF散点图无法分类且动脉血气血红蛋白、碳氧血红蛋白等指标无法测出，氧分压及血氧饱和度正常，同时动脉血呈现异常"黑褐色"，引发了检验人员关注。经检验与临床沟通得知患者及其母亲、弟弟指氧均在55%左右，存在遗传性倾向，其遗传性疾病尚未发现。最终通过发现患者末梢血涂片中的"咬痕红细胞"打开了诊断思路，检验与临床共同对患者及其家族成员进行诊疗，确定了患者家族性的异常血红蛋白病。

【案例经过】

患者男性，31岁，于约5.5h前外伤致胸、背、腰、髋部、右小腿、右踝及左足疼痛，伴下肢活动不利，无胸闷，无头痛，无恶心、呕吐，双侧横突、骶5椎体右侧耻骨上支、坐骨、胸骨体骨折，腰椎爆裂骨折，为求进一步诊治转入笔者所在医院。

患者入院查体：T 36.3℃，P 77次/分，R 14次/分，BP 135/82mmHg。监护仪指脉氧56%，高流量吸氧参数：温度36℃，流量50L/min，FiO_2 50%。患者神志清楚，对答流利，口唇无发绀，双侧瞳孔左：右=2.5mm：2.5mm，对光反射灵敏。

辅助检查：CT+X线检查示腰3椎体爆裂骨折累及椎管、腰3双侧横突、骶5椎体右侧耻骨上支、坐骨、胸骨体骨折，右胫腓骨骨折（图18-1）。完善血常规、凝血功能、血气分析及生化检查（表18-1～表18-4）。

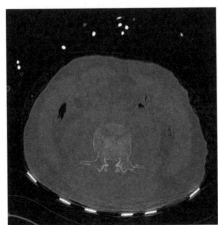 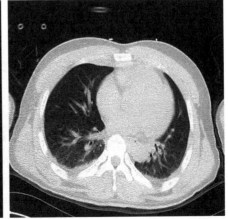

图18-1 患者腰部CT

表18-1　凝血功能检查结果

编号	缩写	项目名称	结果	单位	参考范围
1	PT	凝血酶原时间	13.6	s	10.0～14.0
2	PT-INR	国际标准化比值	1.16		0.80～1.20
3	APTT	活化部分凝血活酶时间	34.1 ↑	s	23.3～32.5
4	TT	凝血酶时间	19.7	s	13.0～21.0
5	Fg	纤维蛋白原	0.98 ↓	g/L	2.00～4.00
6	DD	D-二聚体	30.33 ↑	mg/L	<0.50

表18-2　急查生化结果

编号	缩写	项目名称	结果	单位	参考范围
1	TBIL	总胆红素	26.5 ↑	μmol/L	0～23.00
2	DBIL	直接胆红素	7.00 ↑	μmol/L	0～6.84
3	IBIL	间接胆红素	19.50 ↑	μmol/L	1.10～17.00
4	TP	总蛋白	58.1 ↓	g/L	65.0～85.0
5	ALB	白蛋白（溴甲酚绿法）	41.7	g/L	40.0～55.0
6	GLB	球蛋白	16.4 ↓	g/L	20.0～40.0
7	ALT	丙氨酸氨基转移酶	22	U/L	9～50
8	AST	天冬氨酸氨基转移酶	41 ↑	U/L	15～40
9	ALP	碱性磷酸酶	81	U/L	45～125
10	γ-GT	γ-谷氨酰转肽酶	14	U/L	10～60
11	LDH	乳酸脱氢酶	517 ↑	U/L	120～250
12	α-HBDH	α-羟丁酸脱氢酶	342 ↑	U/L	72～182
13	TBA	总胆汁酸	5.80	μmol/L	0～10.00
14	CK	肌酸激酶	386 ↑	U/L	50～310
15	CK-MB	肌酸激酶-MB亚型	22	U/L	0～24
16	Urea	尿素	7.15	mmol/L	3.10～8.00
17	Cr	肌酐（酶法）	59	μmol/L	57～97
18	UA	尿酸	310	μmol/L	208～428
19	eGFR	肾小球滤过率	128.24	mL/min·1.73m^2	
20	GLU	葡萄糖	9.11 ↑	mmol/L	3.89～6.11

表18-3　初始血常规结果

项目缩写	结果	单位
WBC	11.86	10^9/L
RBC	4.13	10^{12}/L
HGB	127	g/L
HCT	38.0	%
MCV	92.0	fL

续表

项目缩写	结果	单位
MCH	30.8	pg
MCHC	334	g/L
PLT	204	10^9/L
RDW-SD	48.3	fL
RDW-CV	14.6	%
PDW	11.1	fL
MPV	10.2	fL
P-LCR	26.2	%
PCT	0.21	%
NRBC#	0.03	10^9/L
NRBC%	0.3	%
NEUT#	1.55	10^9/L
LYMPH#	0.00	10^9/L
MONO#	0.01	10^9/L
EO#	10.29	10^9/L
BASO#	0.01	10^9/L
NEUT%	13.0	%
LYMPH%	0.0	%
MONO%	0.1	%
EO%	86.8	%
BASO%	0.1	%
IG#	0.00	10^9/L
IG%	0.0	%

表 18-4　血气分析结果

项目名称	结果	定性	参考范围	单位
酸碱度	7.428		7.350～7.450	
氧分压	181.6	↑	83.0～108.0	mmHg
二氧化碳分压	27.2	↓	35.0～48.0	mmHg
实际碳酸氢根	17.6	↓	21.0～28.0	mmol/L
标准碳酸氢根	20.4	↓	23.3～24.8	mmol/L
细胞外液剩余碱	−6.8		−2.0～+3.0	mmol/L
剩余碱（全血）	−5.1		−2.0～+3.0	mmol/L
钾离子	3.94		3.50～4.50	mmol/L
钠离子	137.1		136.0～145.0	mmol/L
氯离子	107		98～107	mmol/L
离子钙	1.04	↓	1.15～1.33	mmol/L

续表

项目名称	结果	定性	参考范围	单位
总二氧化碳	18.4	↓	22.0～29.0	mmol/L
阴离子间隙	16.5		8.0～18.0	mmol/L
葡萄糖	6.60	↑	3.61～5.28	mmol/L
乳酸	1.29		0.70～2.50	mmol/L

【案例分析】

1. 临床案例分析

患者因外伤入院，多发骨折，急诊发现监护仪指脉氧56%，心率、血压、呼吸频率无明显异常，患者无胸闷、呼吸困难等不适，面色微黄，双目轻度黄染，口唇及舌颜色异于常人，非发绀，患者目前无休克症状，肺部CT示双肺挫伤，但损伤程度与患者症状体征不符，排除仪器故障原因，考虑患者为血红蛋白异常导致监护仪器测量出现异常。

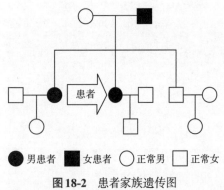

图18-2 患者家族遗传图

●男患者 ■女患者 ○正常男 □正常女

留取血标本送检，密切与检验科联系，告知患者目前存在临床问题，追问患者家族史，患者家族中存在与患者同种遗传病，对其母亲与弟弟进行指脉氧监测，查血常规+网织红细胞、凝血五项、肝功能等，绘制遗传图谱（图18-2）。患者家属血化验结果与患者相同，主要存在APTT延长、纤维蛋白原减少、胆红素升高，以间接胆红素为主，网织红细胞计数增高，红细胞计数及血红蛋白无明显降低，考虑存在轻度溶血及凝血功能异常，结合检验科异常红细胞形态回报考虑为氧化性血管外溶血。

分析患者化验指标，可能对手术及手术输血存在不良影响，请多学科会诊，会诊结果考虑患者为遗传性异常血红蛋白病合并凝血功能异常，这在临床上罕见，输血科给予配血未见溶血反应，考虑不存在抗体，建议常规配血，无需洗涤红细胞，建议手术前复查凝血及血栓弹力图，全面评估患者凝血情况，必要时术前给予血浆输注，补充凝血因子后，再予手术治疗。考虑到患者无法应用指脉氧进行血氧监测，手术过程中麻醉监测存在困难，建议缩短手术时间，结合患者腰椎爆裂骨折、神经损伤无明显进展，给予择期手术。给予外送行溶血相关检查，以明确溶血原因，回报未得到明确结果，建议基因检测，患者及家属拒绝。患者择期手术，输血中及输血后无不良反应，预后良好，顺利出院。

2. 检验案例分析

检验科收到患者标本后立刻上机检测，患者血常规初始分类嗜酸性粒细胞（EO）86.8%，且WDF散点图分类异常，涂片人工分类纠正仪器错误，同时在阅片中发现红细胞形态异常，见图18-3、图18-4。

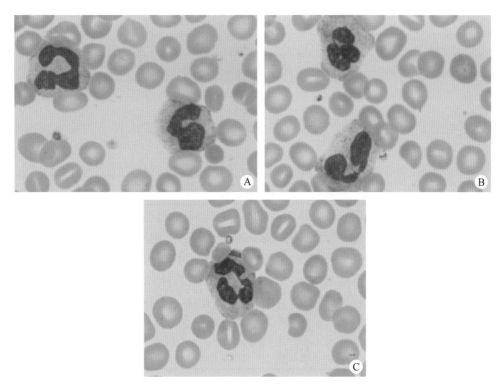

图18-3 白细胞形态（瑞氏-吉姆萨染色，10×100）

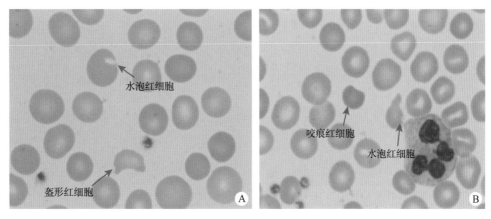

图18-4 红细胞形态（瑞氏-吉姆萨染色，10×100）

患者白细胞形态未见异常，涂片中可见咬痕红细胞、水泡红细胞及盔形红细胞，结合患者胆红素升高，考虑溶血存在，立刻加做网织红细胞计数（表18-5）。与临床联系后得知患者存在家族遗传倾向，经商讨考虑患者为家族性溶血，患者查体肝脾不大，建议超声检测明确溶血对脾的影响并建议其母亲与弟弟完善检查，确定原因。

表18-5　患者网织红细胞计数结果

项目缩写	结果	单位
RET%	4.91	%
RET#	202.8	10^9/L
IRF	20.4	%
LFR	79.6	%
MFR	16.5	%
HFR	3.9	%
RET-He	33.9	pg

随后患者超声检查提示脾略大，其母亲与弟弟于第二天遵照医嘱行血常规+网织红细胞计数、肝功能、脾超声检测，结果均发现与患者存在同样的胆红素增高、网织红细胞计数增高、脾大，但其母亲血红蛋白（HGB）134g/L，弟弟HGB 138g/L，均不贫血。经多学科会诊后患者行溶血检查，结果显示HBA$_2$、HBF增高（表18-6），诊断为异常血红蛋白病，但因患者家庭条件有限，拒做基因检查，无法确定具体分型。

表18-6　溶血实验结果

项目	结果	状态	单位	参考
6-磷酸葡萄糖脱氢酶（G6PD）	活性正常			活性正常
高铁血红蛋白还原试验	阴性			阴性
异丙醇	阴性			阴性
变性珠蛋白小体（Heniz小体）	0.20		%	0～1
血红蛋白醋酸纤维膜电泳	可见一条慢速带			未见H带
血红蛋白A$_2$测定（HBA$_2$）	0.044	H		0.025～0.035
抗碱血红蛋白测定（HBF）	0.036	H		0～0.025
红细胞渗透脆性试验开始溶血-正常	0.44		%	0.44～0.48
红细胞渗透脆性试验完全溶血-正常	0.32		%	0.28～0.36
红细胞渗透脆性试验完全溶血-患者	0.32			0.28～0.36
红细胞渗透脆性试验开始溶血-患者	0.48			0.44～0.48

【知识拓展】

异常血红蛋白病是由珠蛋白基因突变引起珠蛋白肽链一级结构中的一个或一个以上氨基酸的取代（占90%以上）、缺失、插入、肽链延伸和肽链融合，形成结构和功能异常血红蛋白的遗传性疾病。

多数异常血红蛋白病的遗传方式为常染色体显性遗传，患者由上代遗传得到一个正常和一个异常基因者为杂合子（临床无症状或仍有轻微表现），除了常见的异常血红蛋白，如HbS、HbC、HbE和HbD-Los Angeles外，极少在其他异常血红蛋白病中见到纯合子患者。

我国异常血红蛋白病平均发病率为0.337%，常见于长江以南地区，云南省、海南省、广东省和广西壮族自治区等省（自治区）的发病率远高于全国平均水平，云南省发病率更是高达5.93%。

该病临床症状极不一致，只有少数有临床表现，其中最常见的有临床症状的血红蛋白变异体是HbS、HbE、HbC等。血红蛋白结构异常使红细胞功能和形态发生改变，前者可导致携氧力下降，后者可出现形态异常（如镰状细胞、靶形细胞、低色素性小细胞等）[1]。这些反映在临床和实验室的共性特点：阳性家族史；多有发育不良或特殊外貌；可见脾肿大而无淋巴结肿大；药物治疗无明显疗效，切脾对于部分类型有效。

结合异常血红蛋白功能和有无临床表现分类如下。

（1）无临床表现异常血红蛋白病：此型由珠蛋白外部氨基酸的变异所致，是临床上最常见的异常血红蛋白病。它虽有遗传性（异常基因携带），但无临床表现，常在人群普查时被发现。

（2）凝聚性异常血红蛋白病：HbS和HbC属于本型。在某些条件下，异常血红蛋白可以凝集成结晶体，导致红细胞形态改变。如在HbS中，β链第6位的氨基酸被缬氨酸取代，红细胞在缺氧条件下形成棒状结晶体，诊断主要依据红细胞镰变试验和电泳检查；HbC为β链第6位谷氨酸被赖氨酸取代或个别氨基酸的缺乏所致。

（3）氧亲和力异常血红蛋白病：此型均有氧亲和力异常，例如：氧亲和力增高，在组织中释放氧减少，可以继发红细胞增多（高氧亲和力变异型）；氧亲和力减低，在组织中释放氧增加，可以发生贫血（低氧亲和力变异型）。它们的分子学基础是由于α1β1肽链接触部位或β肽链末端氨基酸的取代，如红细胞增多症的Chesapeake（Arg→Leu）、Hiroshima（His→Asp）和Wood（His→Leu），引起溶血的Hammersmith（Phe→Ser）和Kansas（Asn→Thr）。

（4）不稳定血红蛋白病：此型分子基础是由于维持血红蛋白分子稳定的珠蛋白内部非极性氨基酸被取代，导致对氧化变性非常敏感，以红细胞中形成不溶性包涵体（变性珠蛋白小体）和溶血为特征，如Hb Zurich、Hb Koln、Hb Seattle。变性珠蛋白小体附着于红细胞膜面，使细胞变得僵硬而在脾中被扣留破坏。

（5）伴高铁血红蛋白异常血红蛋白病：此型血红蛋白病以高铁血红蛋白血症为特征，是因某种氨基酸的取代导致三价铁还原为二价铁，血红蛋白携氧能力降低而表现出发绀，如HbM。临床表现为自幼有发绀，常伴有继发性红细胞增多症。

【案例总结】

该患者疾病检出的最初实验室证据为患者末梢血涂片中的异形红细胞，在与临床沟通中又得知其遗传倾向，故提示临床对其家族成员做相关检查。家族中成员虽均有溶血但却均不贫血，若无起初的涂片镜检，疾病将不易检出，患者最终的临床评估为目前的骨髓造血能力大于溶血损伤细胞，生活不受影响，但家族性疾病的检出对其家族今后的生活有很大的帮助。在检验医师与临床医师的沟通过程中临床医师获知患者存在溶血的信息，检验医师获知患者有家族史的信息，后续的会诊中检验医师也与临床医师共同调查了患者家系，帮助患者了解遗传性疾病。因此，检验与临床的合作既能够快速诊疗又能够使双方共同进步。

【专家点评】

检验工作作为疾病筛查的重要一环在目前部分疾病的临床诊断中发挥着至关重要的作用。作为临床医师，应重视与检验人员的沟通，不忽视检验提示的任何细节才能做到精准诊疗。本例患者家系无贫血表现，检验形态学异常红细胞的提示帮助临床确定了患者的溶血现象，后经相关检查确定其家族性异常血红蛋白病。本案例印证了检验为临床不可或缺的"合作伙伴"，双方携手共进将为患者带来更多的帮助。

参 考 文 献

[1] 王也飞，吴蓓颖，夏文权，等. 异常血红蛋白病患者血液学表型和基因型分析[J]. 中国实验血液学杂志，2021，29（4）：1280-1288.

19　MICM综合诊断弥漫大B细胞淋巴瘤伴肿瘤溶解综合征

作者：窦心灵[1]，柴凤霞[1]，何军儒[2]，周兴田[2]（酒泉市人民医院：1. 检验科；
　　　2. 血液科）

点评专家：柴凤霞（酒泉市人民医院检验科）

【概述】

弥漫大B细胞淋巴瘤（DLBCL）占所有非霍奇金淋巴瘤的25%～35%，是一组具有不同临床、病理和生物学特征的异质性、侵袭性的淋巴瘤，约30%的病例出现骨髓受累，当骨髓涂片计数淋巴瘤细胞≥5%时判定为骨髓受累，而当淋巴瘤细胞≥20%即诊断为淋巴瘤白血病[1]。DLBCL/白血病与伯基特淋巴瘤/白血病的细胞形态学较相似，均表现为淋巴瘤细胞胞体较大，部分胞质中可见大量空泡，有研究显示，DLBCL/白血病的肿瘤细胞胞质出现空泡高达68%，而出现明显空泡者约占41.5%[1]。DLBCL大多发生于老年人，结合本病例患者的发病年龄，细胞形态学首先考虑伯基特淋巴瘤/白血病或急性淋巴细胞白血病（ALL）可能性大，免疫学分型亦考虑伯基特淋巴瘤/白血病可能性大，但 *IgH-MYC* 融合基因检测（FISH）结果为阴性，染色体核型分析为正常核型，不支持伯基特淋巴瘤/白血病的诊断，最后经MICM综合诊断为弥漫大B细胞淋巴瘤/白血病。入院后患者WBC日渐升高，于入院第7日11：20查血常规WBC 59.85×10⁹/L，当日15：06复查血常规WBC 5.82×10⁹/L，WBC于4h内骤减约90%，结合患者的血尿酸、血钾、血磷、血钙等检测结果及临床表现，考虑患者为发生了肿瘤溶解综合征，导致白细胞急速溶解破坏。本案例充分体现了MICM综合诊断对于血液肿瘤精准分型的重要性，同时检验人员充分了解生化指标的变化与肿瘤溶解综合征的关系等相关临床知识，对解释貌似"不能解释"的检验结果具有重要意义。

【案例经过】

患者男性，15岁，因"间断头痛、乏力1个月，鼻出血2次"于2022年3月26日入院。住院期间实验室检查：WBC 23.0×10⁹/L↑，RBC 3.04×10¹²/L↓，HGB 93g/L↓，PLT 26×10⁹/L↓。进一步完善骨髓细胞形态学、骨髓流式细胞术免疫表型分析、染色体核型分析、分子生物学等血液系统相关检查，最终确诊为弥漫大B细胞淋巴瘤/白血病。患者入院后WBC呈逐渐升高趋势，于2022年4月1日11：20时，WBC已升至59.85×10⁹/L，当日15：06复查血常规，WBC突然降至5.82×10⁹/L，同时血尿酸、血钾、血磷均明显升高，血钙明显降低，结合患者的临床表现，考虑患者出现了肿瘤溶解综合征。入院后虽然积极给予糖皮质激素预处理、水化、碱化尿液及维持水电解质平衡等对症治疗，但病情控制不佳，拟给予CODOX-M+利妥昔单抗方案化疗。拟化疗前，患者即发生了自发性临床肿瘤溶解综合征，患者家属拒绝前往重症监护室救治，拒绝一切有创抢救与措施，患者于2022年4月1日18:36心跳、呼吸停止，心电图呈直线，宣布临床死亡。

【案例分析】

1. 临床案例分析

弥漫大B细胞淋巴瘤/白血病与伯基特淋巴瘤/白血病的细胞形态学较相似，均表现为淋巴瘤细胞胞体较大，部分细胞胞质中可见"蜂窝状"空泡；免疫学分型均表现为CD5阴性、CD10阳性成熟B淋巴细胞白血病/淋巴瘤，二者在细胞形态学和免疫学分型上不易鉴别，二者鉴别的关键在于骨髓和淋巴结活检、*IGH-MYC*融合基因检测及染色体核型分析[1, 2]。WHO特别强调诊断伯基特淋巴瘤/白血病的金标准是t(8；14)(q24；q32)和其变异改变或涉及*C-MYC*基因的重排[2, 3]，即所有患儿均有t(8；14)(q24；q32)与IgH-MYC改变或相对少见的t(2；8)(p12；q24)与Igκ-MYC或t(8；22)(q24；q11)与Igλ-MYC；在无细胞遗传学资料时诊断伯基特淋巴瘤/白血病应慎重[2]。该患者的FISH结果提示未检测到IgH-MYC融合基因，染色体核型分析为正常核型，基本可排除伯基特淋巴瘤/白血病，经MICM综合诊断，考虑为弥漫大B细胞淋巴瘤/白血病。骨髓和淋巴结活检是弥漫大B细胞淋巴瘤/白血病诊断的金标准[1]，遗憾的是该患者当时并未做骨髓和淋巴结活检，诊断上缺乏病理学的支持。

弥漫大B细胞淋巴瘤是一组侵袭性较强且高度异质性的B淋巴细胞非霍奇金淋巴瘤，由于淋巴瘤的高增殖性及化疗敏感性，发生肿瘤溶解综合征（TLS）的风险极高，易发生致死性的电解质紊乱，甚至急性肾功能衰竭。TLS的发展迅速，当与恶性肿瘤化疗后副作用或恶性肿瘤直接导致的肾脏损伤同时发生时，临床表现相似，其诊断难度增加，容易误诊从而延误治疗致使疾病加重，导致不良临床结局[4]。TLS分为实验室TLS和临床TLS。实验室TLS较常见，临床TLS是在实验室TLS的基础上出现临床症状，包括恶心、呕吐、腹泻、水肿、肾功能衰竭、心功能衰竭、神经系统并发症，甚至猝死。临床TLS可在恶性肿瘤治疗的同时发生，是需要积极干预的紧急情况[4]。该患者入院时实验室检查发现血尿酸、尿素、血磷及乳酸脱氢酶增高，已达到实验室TLS诊断标准；于2022年4月1日13:50出现气短、气喘、意识不清，问话不答，急诊检验结果示血尿酸、血钾、血磷明显升高，血钙降低，WBC于4h内骤减约90%，急速进展为临床TLS，该患者的TLS发生在细胞毒性药物治疗前，故属于自发性TLS。自发性TLS的致死率很高，当患者存在未被确诊的恶性肿瘤，但出现血尿酸、乳酸脱氢酶、血钾、血磷明显升高，血钙降低或器官损伤时，应在寻找病因的同时高度怀疑合并TLS[4]。

2. 检验案例分析

（1）患者血常规及白细胞散点图分析：患者入院次日的血常规及白细胞WDF和WPC散点图（图19-1）均提示外周血中的原始细胞可能为髓系原始细胞。

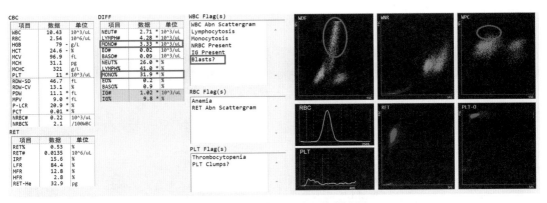

图19-1　血常规参数及白细胞散点图

（2）患者血液病MICM综合诊断分析

1）细胞形态学检验

外周血涂片：可见约10%的胞体较大、胞质较丰富的原始和幼稚淋巴细胞，部分细胞胞质中可见少量小空泡或较多"蜂窝状"空泡（图19-2）。

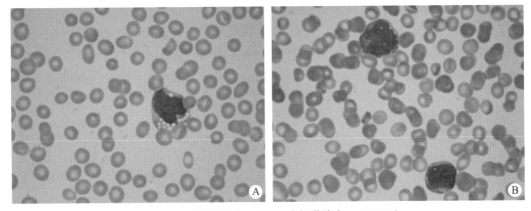

图19-2　外周血涂片（瑞氏-吉姆萨染色，×1000）

骨髓涂片：可见约65.5%的胞体较大、胞质较丰富的原始和幼稚淋巴细胞，部分细胞胞质中可见少量小空泡或较多"蜂窝状"空泡（图19-3）。

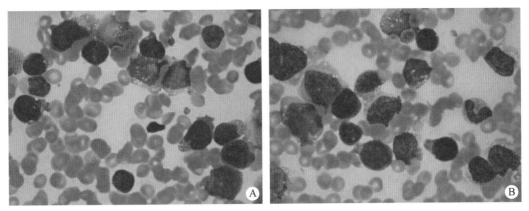

图19-3　骨髓涂片（瑞氏-吉姆萨染色，×1000）

骨髓涂片过氧化物酶（POX）染色：原始细胞呈阴性（图19-4）。

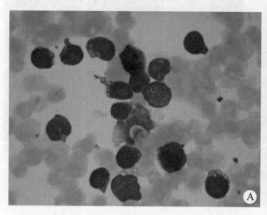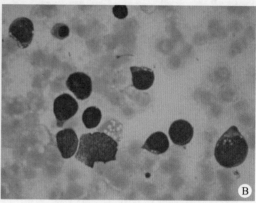

图19-4　骨髓涂片（POX染色，×1000）

形态学诊断意见：不排除伯基特淋巴瘤/白血病或急性淋巴细胞白血病骨髓象？请结合临床分析，建议加做骨髓活检、免疫表型分析、染色体核型分析、淋巴系统肿瘤相关融合基因、基因突变及 *MYC* 基因重排等检测。

2）流式细胞术免疫表型分析：流式细胞术检测结果表明送检标本中可见约73.63%的单克隆B淋巴细胞；其免疫表型为CD34$^-$、CD19$^+$、CD20$^+$、CD5$^-$、CD10$^+$、CD23$^-$、FMC7$^+$、Ki-67$^+$，胞膜免疫球蛋白λ轻链限制性表达，提示为单克隆B淋巴细胞。流式细胞术结果符合CD5阴性CD10阳性成熟B淋巴细胞白血病/淋巴瘤免疫表型，伯基特淋巴瘤可能性大；具体请结合骨髓活检、组化及 *MYC* 重排等结果综合考虑。

3）染色体核型分析结果：46，XY[20]。

4）分子生物学检测

B-ALL相关基因突变检测：*TP53*（+）、*TPMT*（+），*ABL1*、*ATM*、*CARD11*、*CDKN2A*、*CDKN2B*、*CREBBP*、*CRLF2*、*EPOR*、*ETV6*、*FBXW7*、*FLT3*、*GATA2*、*IKZF1*、*IL7R*、*JAK1*、*JAK2*、*JAK3*、*KRAS*、*NF1*、*NRAS*、*NT5C2*、*PAX5*、*PDGFRB*、*PTPN11*、*RUNX1*、*SETD2*、*SH2B3*、*TCF3* 均为阴性。

B-ALL相关融合基因检测：*BCR-ABL1*、*E2A-HLF*、*E2A-PBX1*、*MLL-AF1p*、*MLL-AF1q*、*MLL-AF4*、*MLL-AF6*、*MLL-AF9*、*MLL-ENL*、*SIL-TAL1*、*TEL-ABL1*、*TEL-AML1*、*TEL-PDGFRB*、*TLS-ERG* 均为阴性。

IgH-MYC 融合基因检测：未检测到 *IgH-MYC* 融合基因。

患者的骨髓细胞形态学和免疫学分型均考虑伯基特淋巴瘤/白血病可能性大，但 *IgH-MYC* 融合基因检测结果提示未检测到 *IgH-MYC* 融合基因，染色体核型分析为正常核型，不支持伯基特淋巴瘤/白血病的诊断，最后经MICM综合诊断为弥漫大B细胞淋巴瘤/白血病。

（3）病程中患者WBC及生化指标的变化及原因分析：患者入院后WBC呈逐渐升高趋势，于2022年4月1日11：20时，WBC已升至59.85×10^9/L（图19-5），当日15：06复查血常规，WBC突然降至5.82×10^9/L（图19-6），同时血尿酸、血钾、血磷均明显升高，血钙明显降低，结合患者的临床表现，考虑患者出现了肿瘤溶解综合征，导致白细胞急速溶解破坏。

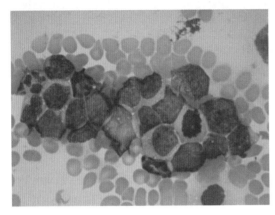 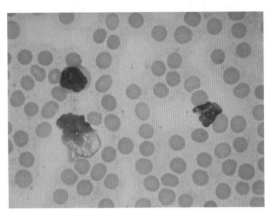

图 19-5　外周血涂片，示白细胞数明显增多（瑞氏-吉姆萨染色，×1000）　　图 19-6　外周血涂片，示白细胞数量正常（瑞氏-吉姆萨染色，×1000）

患者入院后至死亡当日，病程中 WBC、肾功能、乳酸脱氢酶（LDH）及电解质检测结果的变化见表 19-1。

表 19-1　入院后至死亡时患者的 WBC、肾功能、LDH 及电解质检测结果的变化

类别	3月26日	3月27日	3月28日	3月29日	4月1日（11：20）	4月1日（15：06）
WBC（10⁹/L）	23.0 ↑	10.43 ↑	14.86 ↑	19.43 ↑	59.85 ↑	5.82
尿酸（μmol/L）	1030 ↑	834 ↑	—	—	—	1215 ↑
肌酐（μmol/L）	67.6	57.7 ↓	—	—	—	58.7 ↓
尿素（mmol/L）	8.76 ↑	7.37	—	—	—	8.26
LDH（U/L）	5233 ↑	4710 ↑	—	—	—	—
血钾（mmol/L）	4.31	4.39	—	—	—	5.71 ↑
血磷（mmol/L）	1.90 ↑	1.39	—	—	—	2.44 ↑
血钙（mmol/L）	2.04	2.09	—	—	—	1.99 ↓

注：↑ 表示高于正常值；↓ 表示低于正常值；— 无此项（未检测）；LDH. 乳酸脱氢酶。

患者入院当日急诊血生化检验指标显示：尿素 8.76mmol/L ↑，尿酸 1030μmol/L ↑，血磷 1.90mmol/L ↑，乳酸脱氢酶 5233U/L ↑，依据 Cairo-Bishop 的 TLS 的诊断标准，该患者入院时已达到了实验室肿瘤溶解综合征（LTLS）的诊断标准。患者于 2022 年 4 月 1 日 13：50 出现气短、气喘、意识不清，问话不答，WBC 于 4h 内骤减约 90%，尿酸 1215μmol/L ↑，血钾 5.71mmol/L ↑，血磷 2.44mmol/L ↑，血钙 1.99mmol/L ↓，考虑进展为临床肿瘤溶解综合征（CTLS）。患者家属拒绝前往重症监护室救治，拒绝一切有创抢救与措施，患者于 2022 年 4 月 1 日 18：36 宣布临床死亡。该患者 TLS 发生在细胞毒性药物治疗前，故属于自发性 TLS。

【知识拓展】

肿瘤溶解综合征（TLS）是血液肿瘤科的急症，由大量肿瘤细胞溶解并释放过多的钾、磷酸盐和尿酸进入循环所致。尿酸和磷酸盐结晶沉积于肾小管，最终导致急性肾损伤。TLS通常发生在首次化疗后，偶见自发性TLS，多为高负荷肿瘤、对化疗药物敏感的患者。由于TLS是严重或致死性的并发症，因此早期识别TLS临床表现，熟知导致TLS的风险因素和严重度分级，选择针对性的早期预防和治疗，对于挽救患者生命至关重要[5]。

（1）定义分级：1993年Hande和Garrow为强调对TLS的早期识别，提出Hande-Garrow定义，包括临床TLS（CTLS）与实验室TLS（LTLS）。LTLS是指在初始化疗4天内，出现以下两项代谢指标异常：血磷、钾、尿酸、尿素氮增加超过正常值25%，血钙下降超过正常值25%；CTLS是指在LTLS的基础上，出现血钾＞6.0mmol/L、血肌酐＞221μmol/L或血钙＜1.5mmol/L，发生危及生命的心律失常，甚至死亡。2004年Cairo和Bishop更新了以上定义（称为Cairo-Bishop定义），并加入了分级系统，LTLS定义为在充分补液、碱化尿液并使用降尿酸治疗的情况下，在开始化疗前3天或化疗后7天内出现以下至少两种代谢异常：血尿酸＞基线值25%或≥476μmol/L，血钾＞基线值25%或≥6mmol/L，血磷＞基线值25%或成人≥1.45mmol/L、儿童≥2.1mmol/L，血钙＜基线值至少25%或≤1.75mmol/L。CTLS定义是在LTLS的基础上，具有以下至少一项异常，且与治疗药物无直接关系或很可能无关：血肌酐≥正常值上限的1.5倍，心律失常，惊厥发作，突然死亡。Cairo-Bishop标准还依据血肌酐升高程度、心律失常及类型、惊厥发作程度进行CTLS严重度分级（分0～5级）。Cairo-Bishop定义和分级系统目前在国际上被广泛应用，如美国儿童肿瘤协作组在制定晚期淋巴瘤治疗方案和一些国际专家组在制定儿童和成人TLS的预防和治疗指南时均采用该标准。该标准的缺陷：①未提及在化疗前自发TLS的诊断；②使用＞正常值1.5倍的血肌酐值，未考虑血肌酐正常值的年龄和性别差异以及患者存在慢性肾脏疾病时，在没有AKI情况下已有血肌酐值升高。2008年Tosi等在Cairo-Bishop定义的基础上提出采用肌酐清除率代替血肌酐值，是更为可靠的评估CTLS的方案[5]。Weeks和Kimple提出，在开始细胞毒性药物治疗前，当患者血尿酸水平升高＞476μmol/L且怀疑是恶性肿瘤，同时伴有血LDH水平升高（＞2倍ULN），急性少尿或无尿的肾功能衰竭，尿酸与肌酐比值＞1.0，视为自发性TLS[4]。

一项全美住院患者样本库调查发现，2010～2013年共28 370例因TLS住院的患者中发生TLS最常见的恶性肿瘤包括非霍奇金淋巴瘤（NHL）（30%）、实体瘤（20%）、急性髓系白血病（AML）（19%）和急性淋巴细胞白血病（ALL）（13%）。各类肿瘤发生TLS的概率有所不同，在成人和儿童血液肿瘤中总发生率为4%～42%，在急性白血病中发生率为3%～7%，在淋巴瘤中发生率为4%～11%。自发性TLS可见于实体肿瘤、高负荷肿瘤，发生率约为1.08%。在一项多中心（比利时、英国、西班牙、荷兰等）回顾性调查（共788例，其中儿童322例）中发现，TLS发生率为5.0%（儿童5.3%，成人4.8%），在AML、ALL和NHL中的发生率分别为3.4%、5.2%和6.1%。

（2）发病机制：当肿瘤具有高负荷、高增殖率和对化疗敏感的特征时，首次化疗、细胞免疫治疗或放射治疗可导致肿瘤细胞快速溶解，肿瘤细胞内物质（尿酸、磷和钾）大量释放，导致高尿酸血症、高磷血症、低钙血症、高钾血症[5]。

【案例总结】

本病例患者自诉入院前"间断头痛、乏力1个月，鼻出血2次"，门诊以"贫血、血小板减少、发热待查"收入院。患者入院次日的血常规及白细胞WDF和WPC散点图均提示外周血中的原始细胞可能为髓系原始细胞，但外周血、骨髓涂片及POX染色均提示为淋巴系原始细胞，可见血液分析仪对原始细胞类型的提示仅供参考，不能作为判定原始细胞类型的依据，细胞形态学、细胞化学染色及免疫学分型才是判定原始细胞类型的金标准。

入院后行骨髓穿刺术，外周血和骨髓涂片可见较多原始、幼稚淋巴细胞，该类细胞胞体较大，部分细胞胞质可见中"蜂窝状"空泡，该种形态最常见于伯基特淋巴瘤/白血病，亦可见于部分弥漫大B细胞淋巴瘤/白血病及ALL，基于该患者为儿童，故依据形态学首先考虑伯基特淋巴瘤/白血病或ALL；依据免疫学分型亦考虑伯基特淋巴瘤/白血病可能性大，但FISH检测结果提示未检测到IgH-MYC融合基因，染色体核型分析为正常核型，不支持伯基特淋巴瘤/白血病的诊断，最后经MICM综合诊断为弥漫大B细胞淋巴瘤/白血病。

入院后患者WBC日渐升高，于入院第7日WBC 59.85×10⁹/L，当日骤降，当日下午急诊检验人员曾一度怀疑检验结果的准确性，经形态室工作人员对当日上午和下午的血常规标本进行涂片、染色、镜检确认，两次血常规的WBC正确无误，结合患者的临床表现及血尿酸、钾、磷、钙等检测结果，考虑患者发生了肿瘤溶解综合征，导致白细胞急速溶解破坏。本案例充分体现了MICM综合诊断对于血液肿瘤精准分型的重要性，同时检验人员学习和掌握生化指标的变化与肿瘤溶解综合征的关系等相关临床知识，对解释貌似"不能解释"的检验结果具有重要意义。

【专家点评】

本病例患者为一名15岁的学生，因"间断头痛、乏力1个月，鼻出血2次"在当地诊所和卫生院辗转治疗1个月。因疗效不佳，病情加重，遂来笔者所在医院就诊。骨髓形态学考虑伯基特淋巴瘤/白血病或ALL，并于当日外送第三方实验室做流式细胞学、细胞遗传学、分子生物学等血液肿瘤相关检测，最终经MICM综合诊断为弥漫大B细胞淋巴瘤/白血病。可见，虽然形态学检验是基础，但存在一定的主观性，对于血液肿瘤的精准分型诊断，必须进行MICM综合诊断。患者于入院第7日上午和下午分别查血常规，4h内WBC骤降，经形态室工作人员对当日上午和下午的血常规标本进行涂片、染色、镜检确认，镜下白细胞估算结果与仪器检测结果相符，打消了急诊检验人员的疑虑；结合患者的临床表现及肾功能、电解质等检测结果，考虑患者发生了肿瘤溶解综合征，导致白细胞急速溶解破坏，可给临床以合理的解释。

本案例充分体现了MICM综合诊断在血液肿瘤精准分型中的重要价值，也充分说明两次血常规结果差异较大时，镜下复检是验证血细胞分析仪检测结果准确性的"神器"；同时检验人员学习和掌握相关临床知识，对日常工作会大有裨益。

参 考 文 献

[1] 蒋显勇. 弥漫大B细胞淋巴瘤骨髓侵犯的形态学分析及临床意义[D]. 北京：中国医学科学院北京协和医学院，2019.

[2] 沈悌，赵永强. 血液病诊断及疗效标准[M]. 4版. 北京：科学出版社，2018.

[3] 段彦龙，金玲，杨菁，等. 儿童伯基特白血病26例临床研究[J]. 首都医科大学学报，2016，37（2）：141-147.

[4] 李雪建，郭宇婧，王卉菲，等. 以卵巢肿物为首发表现的Burkitt淋巴瘤合并自发性肿瘤溶解综合征1例[J]. 中华妇产科杂志，2022，57（2）：144-147.

[5] 项龙，王莹. 肿瘤溶解综合征的发病与诊断[J]. 中国小儿急救医学，2019，26（1）：13-16.

20 β地中海贫血血红蛋白异质体干扰HbA1c检测个案分析

作者：陈波[1]，任鹏丽[1]，孔维娅[2]，周强[1]，冀天星[1]，陈靖楠[3]（广州医科大学附属第二医院：1.检验科；2.内科；3.健康体检科）

点评专家：黄海樱（广州医科大学附属第二医院检验科）

【概述】

糖化血红蛋白（HbA1c）为糖尿病的重要检测指标，是人体血液中红细胞内的血红蛋白与血糖结合的产物。由于结合生成HbA1c是不可逆反应，与血糖浓度成正比，且可保持120天左右，HbA1c通常可以反映患者近8～12周的血糖控制情况。HbA1c的检测过程中容易受到多种因素的影响，如不能及时发现很容易造成漏诊误诊。本文介绍了1例健康受检者在进行糖尿病相关指标检测时出现HbA1c结果异常，检测值为0。

【案例经过】

患者女性，68岁，于2021年12月8日来笔者所在医院体检科进行健康体检，在检验科进行糖尿病相关项目检测期间发现其HbA1c结果无法测出（图20-1），LIS系统显示结果均为0，当日生化检测显示随机血糖（GLU）结果为5.47mmol/L，尿酸（UA）升高，直接胆红素（DBIL）升高（表20-1），余未见明显异常。

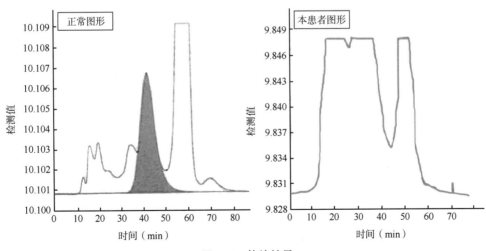

图20-1 体检结果

表20-1 生化检测结果

项目名称	结果	提示	单位	参考范围
总胆固醇（CHOL）	3.13		mmol/L	3.00～5.18
甘油三酯（TG）	0.33		mmol/L	0.55～1.70
高密度脂蛋白胆固醇（HDL-C）	1.10		mmol/L	1.04～1.64
低密度脂蛋白胆固醇（LDL-C）	1.59		mmol/L	1.50～3.37
超敏C反应蛋白（hsCRP）	0.00		mg/L	0～3
葡萄糖（GLU）	5.47		mmol/L	3.9～6.1
肌酐（CREA）	73		μmol/L	53～115
尿酸（UA）	491	↑	μmol/L	150～350
丙氨酸氨基转移酶（ALT）	12		U/L	7～40
天冬氨酸氨基转移酶（AST）	23		U/L	13～35
AST/ALT	1.92	↑		0.5～1.15
碱性磷酸酶（ALP）	57		U/L	50～135
γ-谷氨酰基转移酶（GGT）	15		U/L	7～45
总蛋白（PROT）	76.5		g/L	65～85
白蛋白（ALB）	46.7		g/L	40～55
球蛋白（GLB）	29.8		g/L	20～40
白蛋白/球蛋白（A/G）	1.57			1.2～2.4
总胆红素（TBIL）	19.3		μmol/L	6.0～22.0
直接胆红素（DBIL）	7.3	↑	μmol/L	0.0～6.0
间接胆红素（IBIL）	12.0		μmol/L	6～22

【案例分析】

1.临床案例分析

临床医师收到患者HbA1c过低的检验报告，考虑的两种常见原因如下。

（1）由低血糖引起，例如患者过量服用降糖药物。与患者沟通但未发现其平时有糖尿病症状，无家族史，也无长期服用药物，结合生化结果显示血糖未见异常，可排除低血糖引起的HbA1c过低。

（2）普通的贫血症状也可能导致HbA1c偏低，例如营养元素缺乏引起的贫血、地中海贫血等症状会导致体内的红细胞中血红蛋白低，这时就算血糖正常，HbA1c也会偏低。经询问，患者无头晕、乏力、心慌、贫血貌等贫血症状，但患者血常规结果提示红细胞数量增多、体积偏小，考虑可能存在贫血，建议进一步检查以排除贫血。

建议患者行血红蛋白电泳分析，电泳结果提示异常：HbA缺失；HbA2 4.9%，HbF或Hb变异体95.1%。患者标本加质控品（QC）复测血红蛋白电泳：HbA 29.5%；HbA2 4.1%；HbF/Hb变异体66.4%。

患者电泳结果提示 HbA2 高，Hb 变异体 95.1%，怀疑少见类地中海贫血，有文献报道遗传性持续性胎儿血红蛋白增多症（HPFH）会影响 HbA1c 的检测[1]，考虑地中海贫血的可能性大。

与检验医师沟通后，建议患者行地中海贫血基因筛查，测序结果（表 20-2）提示：①β- 三种少见缺失型（SEA-HPFH）阳性；②β- 珠蛋白基因测序：Codons41/42（—TTCT）beta0 突变。

表 20-2　地中海贫血基因测序结果

检测项目		结果	备注
β- 三种少见缺失型	$^{G}\gamma^{+}(^{A}\gamma\delta\beta)^{0}$	阴性	
	SEA-HPFH	阳性	
	台湾型	阴性	
β- 珠蛋白基因测序		Condons41/42（—TTCT）beta0 突变	（国际命名法）HGVS name：HBB：c.126_129delCTTT

2. 检验案例分析

鉴于该患者 HbA1c 结果不符合常规，首先按照所在科室"实验室异常结果处理流程"进行常规分析处理，具体如下。

（1）标本复核：标本状态良好，未见有溶血、脂血、纤维丝等，并且标本采集过程符合采血要求。

（2）仪器状态：状态良好，未见仪器异常报警信息且操作过程为仪器自动扫码加样，对 LIS 和仪器原始结果进行复核，结果一致。

（3）质控状态：质控状态良好，未触及"1-3S，2-2S"质控规则。

（4）结果复测：对原始标本复测，结果一致。

（5）与体检科相关医师沟通：体检科相关医师表示，未发现患者血糖异常，既往检测 HbA1c 也曾出现不能检出情况，未予以进一步处理。

上述分析处理并不能解释该异常结果，经过咨询仪器和试剂厂家相关专家，在其建议下，将患者标本送往厂家特定实验室做进一步检测。厂家实验室在对患者标本用硼酸盐亲和层析法进行再次检测 HbA1c 时发现，其结果为 3.2mmol/L，图谱异常，结果小于 HbA1c 正常参考范围（4.1～6.5mmol/L）。换用爱科来 HA-8180（高效液相色谱法）同样无法测出。

虽有检测数值，但是硼酸盐亲和层析法的结果是否能反映患者真实 HbA1c 水平犹未可知，是否还存在其他影响因素仍需进一步分析。

【知识拓展】

本案例中 β 地中海贫血 [Codons41/42（—TTCT）beta0 突变] 合并 HbF 变异体对硼酸盐亲和层析法及高效液相色谱法检测 HbA1c 存在不同程度的干扰。目前国际上 β 地中海贫血突变种类及变异体达 800 多种，中国人的突变类型达 40 多种，近几年国内未知突变类型也不断出现[2]。故该类型 Hb 变异体对 HbA1c 检测的干扰不容忽视，关注 HbA1c 检测系统的局限性和血红蛋白变异体的存在，谨慎识别 HbF 含量较高的标本，当发现检验结果有异常时，除了按照"实验室异常结果处理流程"进行常规处理外，还应该加强与临床科室及患者的沟通，必要时选用替代指标或合适的方法进行 HbA1c 检测。

【案例总结】

结合血常规、血红蛋白电泳及测序结果，患者诊断为罕见基因型 β 地中海贫血 [Codons41/42（—TTCT）beta0 突变]，其 HbF 变异体异常升高影响了 HbA1c 的检测。目前检测 HbA1c 的方法很多，如乳胶凝集反应法、离子交换高压液相色谱法、金标免疫渗滤法、化学发光法及放射免疫法等，但是不同的测定方法都会受到各种干扰因素的影响[2, 3]。本案例中通过多种常规及非常规检验检测方法探究真相，帮助临床确诊，对患者后续诊疗具有重要意义。

【专家点评】

在我国地中海贫血分布广泛，两广地区尤为多见，其基因缺陷具有复杂性与多样性，缺乏的珠蛋白链类型、数量及临床症状变异性较大，轻型常表现为轻度贫血或无症状。地中海贫血应与缺铁性贫血、传染性肝炎或肝硬化等疾病鉴别。本案例中由实验室常见血糖代谢相关指标 HbA1c 异常引发罕见地中海贫血的诊断与发现，提示检验人员在工作中要注意全面夯实理论基础，留意各个学科间的交叉关联及影响，积极与临床医师、患者沟通交流，协助临床、服务临床，做好临床的"侦察兵"。

参 考 文 献

[1] 武冬娜，石喜习，聂菲，等. HbF 变异体对三种不同 HbA1c 检测系统的干扰评价 [J]. 现代检验医学杂志，2016，31（2）：99-102.

[2] 刘兴梅，苏莉，李贵芳，等. 贵州地区 β- 地中海贫血基因突变类型分析 [J]. 中华医学遗传学杂志，2014，31（5）：561-564.

[3] 康建华，杨立顺，袁海生. 变异血红蛋白和氨基甲酰血红蛋白对糖化血红蛋白测定干扰的评价 [J]. 检验医学，2012，27（6）：482-485.

21　阿德福韦酯致低磷性骨软化症

作者：张颖[1]，汤丽[2]（常州市武进人民医院：1. 检验科；2. 血液风湿科）

点评专家：恽志华（常州市武进人民医院检验科）

【概述】

低磷性骨软化症是由低磷血症和活性维生素D缺乏造成的以骨骼矿化不良、骨软化或佝偻病为主要特征的一组疾病[1]。肾脏丢失磷是其主要原因，表现为不同程度的骨痛、肌无力或肌张力减退和活动受限，可出现患者变矮、骨密度明显降低。生化检查表现为血磷降低、尿磷增加，血钙正常或偏低，血碱性磷酸酶增加，血尿酸降低。

【案例经过】

患者男性，49岁，2022年1月因体检发现骨密度T值–5.1，临床诊断为重度骨质疏松，无畏寒、发热，无头痛、头晕，无胸闷、胸痛，无腹痛、腹胀等不适，为进一步诊治于笔者所在医院骨科住院。体格检查：血压正常，神志清醒，发育正常，营养良好。皮肤、黏膜无黄染，无肝掌，无贫血貌，双侧甲状腺无肿大，肝脾肋下未触及，腰椎生理弧度未见明显畸形，腰骶部轻压叩痛，腰椎屈伸活动轻度受限，双下肢无水肿，余无明显异常。入院后完善检查：糖化血红蛋白6.20%，碱性磷酸酶260U/L，肌酐128.2μmol/L，尿酸129.2μmol/L，血钾3.27mmol/L，血磷0.54mmol/L，乙肝表面抗原＞250.0IU/mL，血β_2微球蛋白2.78mg/L，考虑患者可能存在免疫或血液系统方面的疾病遂转入相应科室治疗。进一步完善相关检查，自身抗体谱阴性，暂不考虑风湿免疫病引起的重度骨质疏松，完善骨髓穿刺检查，排除血液系统疾病。查血甲状旁腺激素（PTH）和行甲状旁腺影像检查，结果示PTH 172.70pg/mL，考虑继发性甲旁亢。追问病史后，最终诊断为低磷性骨软化症、范科尼综合征。

【案例分析】

1. 临床案例分析

2022年1月5日患者就诊于笔者所在医院骨科，主诉双侧季肋部、腰骶部隐痛。查体神志清，精神尚可，心肺听诊无殊，腹平软，无压痛、反跳痛，双侧季肋部无明显压痛，腰椎生理弧度未见明显畸形，腰骶部轻压叩痛，腰椎屈伸活动受限，双下肢无水肿。患者血β_2微球蛋白2.78mg/L，乙肝阳性，考虑多发性骨髓瘤，转入风湿免疫科治疗。

患者骨密度检查报告示重度骨质疏松（图21-1）。骨质疏松按病因可分为原发性和继发性，继发性骨质疏松的原发病因明确，常由内分泌代谢性疾病（如性腺功能减退症、甲亢、甲旁亢、库欣综合征、1型糖尿病）或全身疾病引起；原发性骨质疏松分为Ⅰ型、Ⅱ型，前者为绝经后骨质疏松，后者为老年性骨质疏松。该患者为49岁男性，自身抗体谱正常，生化示血磷低，需考虑以下原因可能：内分泌疾病如甲旁亢、营养性疾病如慢性低磷血症等。为明确其病因，进一步查血PTH，结果示PTH升高，结合甲状旁腺影像学检查，考虑患者继发性甲旁亢。

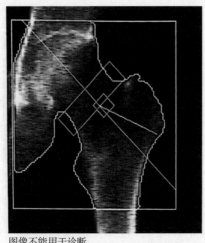

图像不能用于诊断
k = 1.22, d0=48.1
107×112
颈部：49×15

扫描信息：
扫描时间：2021年12月29日
扫描类型：f 左髋关节
样式：Discovery Wi（S/N 88673）
注释：

DXA 结果汇总

区域	面积 （平方厘米）	骨矿含量 （克）	骨密度 （克/厘米²）	T- 评分	Z- 评分
颈部	5.46	1.26	0.231	−5.1	−4.4
转子	8.55	2.85	0.334	−3.5	−3.2
内部	21.89	10.64	0.486	−3.9	−3.7
整体	35.89	14.75	0.411	−4.1	−3.8
Ward's	1.09	0.09	0.081	−5.0	−3.8

总骨密度变异系数1.0%，acf=1.023，bcf=0.997，TH=5.561
世界卫生组织分类：骨质疏松
骨折危险性：高

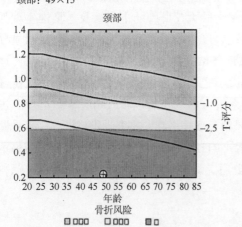

图 21-1　患者骨密度检查报告

另一方面，从检验报告单来看，患者低血磷、低尿酸，尿常规中尿蛋白阳性、尿糖阳性，pH为5.5，需考虑范科尼综合征。范科尼综合征为近端肾小管多功能缺陷的疾病，存在近端肾小管多项转运功能缺陷，包括氨基酸、葡萄糖、钠、钾、钙、磷、碳酸氢钠、尿酸和蛋白质等物质的转运。

患者长期口服阿德福韦酯，该药可引起低磷血症、骨痛、骨软化等不良反应，且患者肾功能不全，结合患者的临床表现及相关检查结果，诊断为低磷性骨软化症、范科尼综合征。

　　后续情况：嘱患者停用阿德福韦酯，换用丙酚替诺福韦片抗病毒，并予以补充磷酸盐、补钙及活性维生素D等治疗。半年后复查生化检验（表21-1），碱性磷酸酶、血钾、血尿酸结果恢复正常，血磷升高至0.77mmol/L，血肌酐也略下降，患者的骨痛症状明显减轻。至此，破解了该患者的低磷血症之谜。

表21-1　患者复查生化检验结果

项目	结果	参考范围	单位
总胆红素	26.5 ↑	5.0～17.1	μmol/L
直接胆红素	4.0	0～6.0	μmol/L
总蛋白	79.0	60.0～85.0	g/L
白蛋白	46.7	35.0～55.0	g/L
球蛋白	32.3	20.0～40.0	g/L
白球比	1.45	1.20～2.40	
谷丙转氨酶	32	9 - 50	U/L
谷草转氨酶	29	15～40	U/L
碱性磷酸酶	107	45～125	U/L
谷氨酰氨基转移酶	34	10～60	U/L
乳酸脱氢酶	175	80～285	U/L
总胆汁酸	1.8	0～20.0	μmol/L
腺苷脱氨酸	14	0～18	U/L
胆碱酯酶	6975	4500～13000	IU/L
肌酸激酶	97	25～190	U/L
尿素	7.75	1.70～8.30	mmol/L
肌酐	127.4 ↑	44.0～97.0	μmol/L
尿酸	195.5	150.0～440.0	μmol/L
葡萄糖	7.67 ↑	3.90～6.10	mmol/L
钾	3.75	3.50～5.30	mmol/L
钠	138.0	135.0～145.0	mmol/L
氯	107.3	99.0～110.0	mmol/L
钙	2.33	2.10～2.60	mmol/L
磷	0.77 ↓	0.80～1.60	mmol/L
二氧化碳	21.5	20.0～29.0	mmol/L
胆固醇	4.73	3.90～6.00	mmol/L
甘油三酯	1.77 ↑	0.70～1.70	mmol/L
高密度脂蛋白胆固醇	1.47	0.40～2.00	mmol/L
低密度脂蛋白胆固醇	2.48	2.10～3.12	mmol/L
载脂蛋白A1	1.92 ↑	1.05～1.75	g/L
载脂蛋白B	0.96	0.60～1.40	g/L

2. 检验案例分析

（1）生化报告中的低磷首先引起了报告审核人员的注意（表21-2），通过LIS查阅该患者既往检查结果，发现该患者在2021年1月和7月的生化检验报告，一直都存在低血磷的情况，结果分别是0.53mmol/L和0.55mmol/L，是什么原因导致患者持续出现低血磷？

表21-2　患者生化检验结果

项目	结果	参考范围	单位
总胆红素	17.5 ↑	5.0～17.1	μmol/L
直接胆红素	3.5	0～6.0	μmol/L
总蛋白	80.5	60.0～85.0	g/L
白蛋白	49.5	35.0～55.0	g/L
球蛋白	31.0	20.0～40.0	g/L
白球比	1.60	1.20～2.40	
谷丙转氨酶	63 ↑	9～50	U/L
谷草转氨酶	37	15～40	U/L
碱性磷酸酶	260 ↑	45～125	U/L
谷氨酰氨基转移酶	36	10～60	U/L
乳酸脱氢酶	159	80～285	U/L
总胆汁酸	8.6	0～20.0	μmol/L
腺苷脱氨酸	11	0～18	U/L
胆碱酯酶	8680	4500～13000	IU/L
肌酸激酶	68	25～190	U/L
尿素	6.30	1.70～8.30	mmol/L
肌酐	128.2 ↑	44.0～97.0	μmol/L
尿酸	129.2 ↓	150.0～440.0	μmol/L
葡萄糖	7.48 ↑	3.90～6.10	mmol/L
钾	3.27 ↓	3.50～5.30	mmol/L
钠	138.0	135.0～145.0	mmol/L
氯	110.3 ↑	99.0～110.0	mmol/L
钙	2.30	2.10～2.60	mmol/L
磷	0.54 ↓	0.80～1.60	mmol/L
二氧化碳	23.0	20.0～29.0	mmol/L
胆固醇	4.36	3.90～6.00	mmol/L
甘油三酯	1.50	0.70～1.70	mmol/L
高密度脂蛋白胆固醇	1.54	0.40～2.00	mmol/L
低密度脂蛋白胆固醇	2.52	2.10～3.12	mmol/L
载脂蛋白A1	1.40	1.05～1.75	g/L
载脂蛋白B	0.78	0.60～1.40	g/L

（2）通过LIS查阅该患者其他检查结果，发现患者尿常规中尿蛋白2+、葡萄糖4+（表21-3），血β_2微球蛋白2.78mg/L，PTH 172.70pg/mL。根据检查结果分析：低磷血症，血磷降低；低钾，碱性磷酸酶升高，而血钙正常；肾功能受损，肌酐升高、尿酸降低，甲状旁腺功能亢进。那么这些结果背后隐藏的原因是什么呢？

表21-3　患者尿常规检验结果

项目	结果	参考	单位
颜色	稻黄色	浅黄色	
透明度	透明	透明	
酸碱度	5.5	4.5～8.0	
尿比重	1.024	1.003～1.030	
胆红素	阴性	阴性	
尿胆原	正常	正常	
葡萄糖	4+	阴性	
尿蛋白	2+	阴性	
隐血	2+	阴性	
酮体	阴性	阴性	
尿白细胞酯酶	阴性	阴性	
亚硝酸盐	阴性	阴性	
尿白蛋白	+	阴性	
尿肌酐	10.00		mg/dL
尿蛋白肌酐比值	≥0.50	阴性	
尿白蛋白肌酐比值	≥300	阴性	
镜检			
白细胞	0		
红细胞	5～6		

1）肾功能受损。患者血β_2微球蛋白升高，血肌酐轻度升高、尿酸降低，尿蛋白2+、葡萄糖4+，因此判断肾损害以近端肾小管损害为主。引起肾小管损害的原因往往是由于某些毒物、药物或某些免疫性疾病。患者自身抗体谱阴性，暂不考虑风湿免疫病导致的肾功能受损。

2）甲状旁腺功能亢进主要分为原发性和继发性，结合患者的病历及甲状旁腺影像检查，考虑继发性甲状旁腺功能亢进，其病因主要包括慢性肾病、骨软化症、肠吸收不良综合征、维生素D缺乏与羟化障碍等。

3）低磷血症的原因包括糖利用增加，无机磷转移至细胞内参与代谢，如呼吸性碱中毒；肾磷酸盐消耗，如甲状旁腺功能亢进、范科尼综合征等；肠道磷酸盐的丢失；酸中毒等因素。鉴于患者肾小管功能受损，初步推测：①肾脏近曲小管的磷酸盐重吸收障碍导致血磷降低；②血PTH增加，也可抑制肾脏对磷酸盐的重吸收，促进尿中磷的排出，使血磷降低。

从检验的角度分析和思考，综合患者的检验报告，基于以上几点分析，检验医师主动与临床医师联系，得知患者为乙肝小三阳，是否为治疗药物导致肾功能受损，继而引发了低磷血症？

患者为乙肝小三阳（表21-4），长期口服阿德福韦酯，该药可导致低磷性骨软化症，表现为骨痛、范科尼综合征。患者最终诊断为低磷性骨软化症、范科尼综合征、继发性甲状旁腺功能亢进。

表21-4　患者乙肝两对半检验结果

项目	结果	参考范围	单位	方法
乙肝病毒表面抗原	>250.000	0～0.080	IU/mL	化学发光法
乙肝病毒表面抗体	<2.000	0～10.000	mIU/mL	化学发光法
乙肝病毒e抗原	0.254	0～1.000	COI	化学发光法
乙肝病毒e抗体	0.006	>1.000	COI	化学发光法
乙肝病毒核心抗体	0.008	>1.000	COI	化学发光法
丙肝抗体	0.094	0～1.000	COI	化学发光法

【知识拓展】

磷代谢由多器官精密调控，血磷代谢异常时需要考虑骨、肾脏、胃肠道、甲状旁腺等器官或系统的疾病。阿德福韦酯致低磷性骨软化症中，90%的患者出现低磷血症；碱性磷酸酶增加，而肝功能的其他指标基本正常；低尿酸血症。

阿德福韦酯是治疗乙肝的常用药，是一种单磷酸腺苷核苷酸类似物，通过竞争脱氧腺苷三磷酸底物及终止病毒DNA链的延长发挥抗病毒作用。该药口服吸收后，在体内快速转化为阿德福韦，而后者通过肾小球滤过和肾小管主动分泌方式经肾脏代谢。阿德福韦对近端肾小管有直接的毒性作用，严重时可导致肾小管上皮细胞凋亡，使肾脏近曲小管的磷酸盐重吸收障碍、尿磷排泄增加，导致低磷血症。尿磷排出增多，血磷下降，所以骨磷不断吸收入血，最终导致骨矿化平衡破坏，骨密度下降，表现为肾性低血磷及骨质疏松。早期表现为血磷下降，如不及时发现，可造成骨密度下降、骨软化，甚至骨折、致残。

有研究表明低剂量阿德福韦酯导致近端肾小管损害，早期尚未形成细胞管型[2]，因此肾小管功能障碍所致血肌酐升高较晚，血磷及血尿酸相比血肌酐而言可能更敏感地反映了阿德福韦酯相关肾损害。因此，在使用阿德福韦酯治疗乙肝时，应定期检测肝肾功能和血磷，一旦发现问题，及时停药，改为其他抗病毒药物。

【案例总结】

使用阿德福韦酯药物治疗的患者在服药期间需定期监测血磷、血钙、尿磷、血尿酸、碱性磷酸酶、甲状旁腺素水平，根据血磷和碱性磷酸酶水平调整中性磷剂量，维持血磷在正常低限，避免出现继发性甲状腺旁腺亢进或肾结石。当患者出现骨痛、无力、多发假性骨折等症状，实验室检查呈现低血磷、高尿磷特点时，应高度警惕低磷骨软化症可能。

骨软化症是一种以新形成的骨基质（类骨质）矿化异常为特征的代谢性骨病，它与佝偻病的病理机制类似，骨软化症与骨质疏松是性质完全不同的两种疾病，骨软化症早期症状不典型，仅表现为血肌酐轻度增高、低磷血症[3]。临床医师对该病认识不足，极易漏诊，骨痛常为其首发症状，且往往因为骨密度降低，诊断为骨质疏松症。本病例患者在2021年年初甚至更早就已存在低磷血症，但几次门诊检查治疗中均未引起重视。检验医师从检验的角度进行分析和思考，积极与临床医师沟通，协助寻找病因，做到了真正意义上的多学科协作，共同解决更多的临床问题。

检验科实验设备自动化程度与日俱增，检验工作人员多像流水线的操作工一样，每天机械而重复地操作仪器，面对大量的检验数据，异常结果也多只是简单复查而不追究其所以然。正因为如此，当临床医师遇到检验结果与临床症状不符时，第一反应多是检验结果不准确，检验医师也无法作出正确的解读。因此，要深思检验科未来的走向，对异常结果要知其然也要知其所以然，沉下心来做业务，提高自身价值。检验医师不是检验数据的搬运工，而是临床医师的侦察兵，把"科技智能"与"人工慧眼"相结合，更好地服务临床。

【专家点评】

近年来，药物副作用对人体的潜在伤害已成为临床实践中不可忽视的问题。检验如何深入临床，为临床提供指导，是一个涉及多方面、多层次协同合作的系统工程。骨软化症是以新建形成骨基质矿化障碍为特点的一种骨骼疾病，它与佝偻病的病理机制类似，骨软化症与骨质疏松是性质完全不同的两种疾病。骨软化症早期症状不典型，仅表现为血肌酐轻度增高、低磷血症。临床医师对该病认识不足，极易漏诊，全身骨痛常为其首发症状，且往往因为骨密度降低，临床诊断为骨质疏松症。患者在2021年年初甚至更早就已经存在低磷血症，检验医师通过检验报告中出现的低血磷主动查找原因，及时提示临床医师，为临床早期诊断和治疗提供了方向。

参 考 文 献

[1] Tiosano D，Hochberg Z. Hypophosphatemia：the common denominator of all rickets[J]. J Bone Miner Metab，2009，27（4）：392-401.

[2] 孙雯，李昂，张俊清，等. 低剂量阿德福韦酯致 Fanconi 综合征和低磷骨软化症1例及文献回顾[J]. 北京大学学报（医学版），2020，5（52）：975-979.

[3] Wang XB，Zhu XC，Huang XY，et al. Fanconi syndrome due to prolonged use of low-dose adefovir[J]. Res Med Sci，2015，20（4）：416-419.

22　非心肌梗死患者心肌酶谱异常升高

作者：崔梦丽[1]，柏久莲[2]（江苏省中医院/南京中医药大学附属医院：1.检验科；

　　2.急诊科）

点评专家：梁鑫（江苏省中医院/南京中医药大学附属医院检验科）

【概述】

横纹肌溶解症（rhabdomyolysis，RM）是由各种原因导致的横纹肌细胞溶解、破坏，细胞内各种成分（如酶类、电解质和肌酐等）释放入血引起的生化指标紊乱及脏器功能损伤的临床综合征，常见的临床表现为肌痛、肿胀和无力等，常伴有严重生命威胁的代谢紊乱、急性肾衰竭、代谢性酸中毒、低血容量休克、弥散性血管内凝血（DIC）等多脏器功能障碍，死亡率高[1]。引起的原因可以分为物理性和非物理性，前者包括创伤、运动（尤其是处于高温、高湿环境下的剧烈运动）等，后者包括药物中毒、细菌或病毒感染、食物中毒、甲状腺功能低下、糖尿病等内分泌疾病等。甲状腺激素是机体必需的激素之一，参与人体的生长、发育和三大营养物质的代谢调节，对神经系统、心血管活动和内分泌系统均有着相当重要的影响。亚临床甲状腺功能减退症（subclinical hypothyroidism，SCH）是甲状腺功能减退症的早期阶段，主要表现为甲状腺的储备功能受损，临床表现为怕冷、反应迟钝、肌肉无力及血脂异常等[2]。

【案例经过】

患者女性，68岁。2022年6月13日来笔者所在医院急诊科就诊，体格检查：T 36.4℃，P 97次/分，BP 164/88mmHg，双上肢血压正常，SPO₂ 97%。神清，精神可，对答流利、切题，四肢肌力正常，两肺听诊呼吸音清晰，未闻及干湿啰音。心律齐，各瓣膜听诊区未闻及病理性杂音。腹部肥胖，触软，脐下轻压痛，无反跳痛。Murphy征阴性，麦氏点无压痛，无反跳痛，肠鸣音3次/分，双下肢未见水肿。主诉：3天前无明显诱因下出现剑突下、胃脘部疼痛不适，疼痛持续半小时后自行缓解，闷堵感，刺痛，伴恶心、欲吐，咳嗽后疼痛明显，无腹泻，口服速效救心丸，无牙痛、上肢及下肢疼痛，就诊前一日自觉后背部疼痛1h，纳可，大便正常，小便量、色未见异常，否认酱油尿。有高血压病史，口服苯磺酸左氨氯地平（施慧达），血压未予监测。2016年曾行尿路结石手术。10天前食用小龙虾，3天前食用青鱼。否认肾功能异常、甲亢、过敏等病史。

【案例分析】

1.临床案例分析

（1）检验结果诊断：患者心肌酶谱指标均异常，加做了肌钙蛋白，结果正常。考虑心肌梗死的可能，便于2h后再次检查肌钙蛋白，结果仍然正常。请心内科医师会诊，不予考虑心肌梗死，考虑可能由其他原因导致的心肌酶指标升高。

（2）检查结果诊断：急查心电图，结果无异常。行全腹部CT平扫，结果可见右肺中叶及左肺上叶舌段少许肺不张；两肺下叶胸膜下少许间质改变；肝数枚囊肿可能；左肾小结石；左肾上腺结节，腺瘤可能，建议结合有关实验室检查，必要时肾上腺MR平扫+增强检查；升结肠多发憩室、阑尾粪石；动脉粥样硬化；胸腰椎退变。加查彩超，结果提示甲状腺弥漫性改变、甲状腺双侧叶结节样病灶、甲状腺双侧叶胶质囊肿。

（3）综合诊断：针对检验实验室提供的结果，以及其他辅助科室提供的检查结果，诊断：胃痛，心绞痛，横纹肌溶解症，亚临床性甲状腺功能减低（甲减）。予碳酸氢钠注射液等积极补液及治疗，患者的症状得以缓解。

2.检验案例分析

（1）该患者生化检验结果中心肌酶谱指标（谷草转氨酶、肌酸激酶、肌酸激酶同工酶、乳酸脱氢酶）均显著升高。其中肌酸激酶和肌酸激酶同工酶的检测结果甚至超出了仪器的检测上限。确认了仪器在正常的运行状态，当日室内质控在控。对异常结果进行复查后，结果无差异。从检验结果分析考虑为心肌梗死，与临床医师进行沟通后加查高敏肌钙蛋白（表22-1）。

表22-1 患者生化检验结果

检验项目	结果	提示	参考范围	单位
谷草转氨酶（干片法）	312	↑	15～46	U/L
谷丙转氨酶（干片法）	79	↑	0～35	U/L
总蛋白（干片法）	7.3		63.0～82.0	g/L
白蛋白（干片法）	43.2		35.0～50.0	g/L
球蛋白（干片法）	34.1	↑	27.0～32.0	g/L
白/球蛋白（干片法）	1.27	↓	1.5～2.5	
碱性磷酸酶（干片法）	70		38～126	U/L
γ-谷氨酰转移酶（干片法）	12		12～43	U/L
总胆红素（干片法）	18.80		3.00～22.00	μmol/L
直接胆红素（干片法）	0.60		0.00～5.00	μmol/L
间接胆红素（干片法）	18.20		<19.00	μmol/L
胆碱酯酶（干片法）	8397		4650～10 440	U/L
肌酸激酶（干片法）	>10 000	↑	30～170	U/L
肌酸激酶（CK）同工酶（干片法）	>300	↑	<16	U/L

续表

检验项目	结果	提示	参考范围	单位
乳酸脱氢酶（干片法）	1306	↑	120～246	U/L
尿素（干片法）	5.3		2.5～7.1	mmol/L
肌酐（干片法）	64.5		46.0～110.0	μmol/L
葡萄糖（干片法）	6.78	↑	4.10～5.90	mmol/L
钾（干片法）	3.82		3.50～5.10	mmol/L
钠（干片法）	139.5		136.0～145.0	mmol/L
氯（干片法）	101.2		98.0～107.0	mmol/L
钙（干片法）	2.16		2.10～2.55	mmol/L
二氧化碳（干片法）	29.2		22.0～30	mmol/L
尿酸（干片法）	284		149～369	μmol/L
磷（干片法）	1.28		0.81～1.45	mmol/L
镁（干片法）	0.88		0.70～1.00	mmol/L
淀粉酶（干片法）	75		30～110	U/L
脂肪酶测定（干片法）	210		23～300	U/L
高敏肌钙蛋白	8.4		<40.0	pg/mL

（2）2h后再次进行心肌酶谱和高敏肌钙蛋白检测，结果发现心肌酶谱的指标仍然很高，并且有上升趋势，而高敏肌钙蛋白结果正常（表22-2）。

表22-2　2h后复查结果

检验项目	结果	参考范围
肌酸激酶	>10 000	30～170U/L
肌酸激酶同工酶	665	<16U/L
乳酸脱氢酶	1506	120～246U/L
高敏肌钙蛋白	9.5	<40.0pg/mL

肌钙蛋白为心肌梗死的确诊标志物，在心肌酶谱均升高的情况下，肌钙蛋白的结果都在正常范围内。可能存在哪些原因呢？①横纹肌溶解症；②胆道疾病；③内分泌疾病；④贫血；⑤营养不良。综合考虑检验结果，于是在第二次肌钙蛋白结果出来后，与首诊医师联系：加查甲状腺功能五项，并建议患者加查甲状腺彩色多普勒超声检查。

（3）加查甲状腺功能五项发现促甲状腺激素升高。该患者存在甲状腺问题（表22-3）。

表22-3　患者甲功五项结果

检验项目	结果	提示	参考范围	单位
三碘甲状腺原氨酸	0.84		0.80～2.00	ng/mL
甲状腺素	60.5		51.0～141.0	ng/mL

检验项目	结果	提示	参考范围	单位
促甲状腺素	6.71	↑	0.270～4.20	μIU/mL
游离T₃	2.5		2.0～4.4	pg/mL
游离T₄	0.99		0.93～1.70	ng/dL

【知识拓展】

心肌酶谱是一组对心脏、骨骼肌、脑组织病变具有鉴别诊断意义的指标。谷草转氨酸（AST）是主要分布在心肌的重要转氨酶，当细胞受损时，大量转氨酶释放入血，使血液中AST浓度升高，作为组织损伤较为敏感的标志物。肌酸激酶（CK）是一种特异性的酶，存在于人体骨骼肌、心肌和脑组织内，能够催化肌酸在线粒体内发生氧化磷酸化生成ATP，以磷酸激酶的形式进入细胞，提供细胞生理活动的能量。肌酸激酶同工酶（CK-MB）主要存在心肌细胞内，CK与CK-MB的联合有利于疾病的诊断、鉴别诊断和预后判断。乳酸脱氢酶（LDH）广泛存在于心、肝、肾等组织和体液中，机体组织有炎症时可明显升高[3]。肌钙蛋白是存在于心肌和骨骼肌细胞中的一组收缩蛋白，对心肌损伤的诊断、疗效观察和预后评估有着较高的价值，是心肌梗死的确诊标志物。

亚临床甲状腺功能减低是早期、轻度的甲状腺功能衰竭，常见发病原因是慢性自身免疫性甲状腺炎。血清学特点为TSH水平升高，游离的甲状腺激素水平在正常范围内。其中TSH浓度升高可能为机体的代偿机制，以保证血液循环中正常的甲状腺激素水平[4]。亚临床甲状腺功能减低的危害主要表现在：①进展为临床甲状腺功能减低；②在一些前瞻性队列研究中发现，甲状腺功能减退与心血管疾病的发生及死亡风险相关，增加了心力衰竭的发生率；③妊娠期妇女可以导致严重的产科并发症，如流产的风险性增加、胎盘早剥及早产等。

横纹肌溶解症是指由多种原因引起的横纹肌细胞溶解、破坏，以及肌内容物释放入血液循环内，导致生化紊乱及多脏器损伤的临床症状。近年来，随着人们生活习惯的变化，长跑运动、进食小龙虾、醉酒等导致横纹肌溶解症的发病率明显升高，甚至危及患者的生命。

【案例总结】

从检验角度看，患者于就诊3天前剑突下、胃脘部疼痛，初诊为胃痛。根据检验结果发现心肌酶指标的异常升高，首先按照危急重病考虑患者患有心肌梗死。与临床医师积极沟通后，于一段时间后再次复查心肌梗死的确诊标志物肌钙蛋白，结果仍然正常。排除了心肌梗死后，针对结果进行思考并多次沟通后，对患者加查了甲状腺功能五项及彩超。

从临床角度看，根据患者主诉及临床表现，结合初次检验报告结果，怀疑心肌梗死，于是请心外科会诊，结合心电图及肌钙蛋白指标，排除心肌梗死。再次结合患者10天前食用小龙虾，3天前食用青鱼的情况，考虑横纹肌溶解症。在对甲状腺功能进行检查后，考虑该患者同时患有亚临床性甲状腺功能减退。研究发现在甲状腺功能减退患者中，由于心脏供血不足会引起心肌酶的升高。

　　检验科的主要任务是给临床提供准确、可靠、及时的检验报告，检验质量的高低直接影响着临床工作。检验医学是现代实验室科学技术与临床在高层次上的结合，是一门多学科交叉、相互渗透的学科。目前检验科开展的项目增多，新的方法和新的技术发生了变革，检验的质量得以显著提高，临床越来越多地依靠检验信息综合分析后进行诊断和治疗，因此检验科的工作在诊疗中发挥着重要作用。现在科室之间的联系越为紧密，检验医师不仅仅需要掌握检验知识，同样需要与临床密切联系，学习了解临床知识才能提高自身的业务能力；而临床科室同样需要检验科提供的结果解释，进一步了解检验项目的临床意义，在众多的项目中选择最有价值的项目。因此，双方的紧密结合、沟通、对话、相互学习十分重要，是使整个医学诊疗水平提高的重要因素。

【专家点评】

　　甲状腺功能减退是由甲状腺激素合成及分泌减少，或生理效应不足所导致机体代谢降低的一种疾病。血清促甲状腺激素水平轻度升高，而血清甲状腺激素水平正常，患者无甲状腺功能减退症状或仅有轻微甲状腺功能减退症状，即为亚临床性甲状腺功能减退。在检验工作中遇到心肌酶指标升高的患者，需要及时与临床医师沟通，第一时间将结果报告给临床医师，以便更好地对患者进行积极医治。临床工作中，心肌酶谱增高尤其常见于心肌梗死患者，该病例中患者的肌钙蛋白并未升高，同时请心内科会诊排除了心肌梗死的情况。通过与临床医师沟通，及时发现了患者有甲状腺功能减退以及横纹肌溶解症，而导致出现心肌酶升高，并使患者在较短的时间内得到有效的治疗。

　　本病例的诊疗中检验与临床紧密联系，及时有效沟通，不仅贯彻了以患者为中心的思想理念，更加体现了不同科室间相互学习的良好传统。

参 考 文 献

[1] Gupta A，Thorson P，Penmatsa KR，et al. Rhabdomyolysis: revisited [J]. Ulster Med J, 2021, 90（2）: 61-69.

[2] Biondi B，Cappola AR，Cooper DS. Subclinical hypothyroidism: a review [J]. JAMA, 2019, 322（2）: 153-160.

[3] Pappas NJ. Enhanced cardiac enzyme profile [J]. Clin Lab Med, 1989, 9（4）: 689-716.

[4] Cooper DS，Biondi B. Subclinical thyroid disease [J]. Lancet, 2012, 379（9821）: 1142-1154.

23　肺癌放化疗患者确诊急性髓系白血病

作者：徐丹菲[1]，王力[1]，徐菲[2]（中国医学科学院肿瘤医院：1.检验科；2.胸内科）

点评专家：崔巍（中国医学科学院肿瘤医院检验科）

【概述】

血常规检查是反映各种疾病的窗口，更是血液病筛查的重要手段。在肿瘤患者，尤其是肿瘤放化疗患者群体中，相关治疗手段往往会影响患者红细胞、白细胞和血小板三系细胞的正常发育生成，继而出现贫血、感染和血小板（PLT）减低等。因此，在该类群体中，当血常规显示血细胞减少时，往往容易误认为是放化疗后骨髓抑制，忽视其发生恶性血液病的可能，从而错过最佳治疗时间。本例患者为小细胞肺癌（SCLC）患者放化疗后三系减低，触发笔者所在科室血常规复检规则，镜检发现外周血存在原幼细胞，最终确诊为治疗相关急性髓系白血病（t-AML）伴t（8；21）（q22；q22）。

【案例经过】

患者男性，69岁，确诊小细胞肺癌4年，行依托泊苷＋顺铂方案治疗6周期后，胸部放疗后。口服依托泊苷治疗至今，于笔者所在医院门诊规律复查。2022年6月23日，因复查就诊于笔者所在医院胸内科门诊。当天影像学检查（颈胸腹CT增强扫描）、肺癌相关肿瘤标志物[神经元特异性烯醇化酶（NSE）14.8ng/mL，癌胚抗原（CEA）3.52ng/mL]、肝肾功能、凝血功能等结果较前次（2022年1月）无明显变化。血常规结果提示全血细胞减少：WBC 1.28×10⁹/L↓，HGB 88g/L↓，PLT 58×10⁹/L↓，血涂片镜检发现原始及异常幼稚粒细胞。经完善骨髓检查，患者最终确诊为治疗相关急性髓系白血病伴t（8；21）（q22；q22）。

【案例分析】

1.临床案例分析

思考1：患者确诊小细胞肺癌4年，行依托泊苷＋顺铂方案治疗6周期后，胸部放疗后。口服依托泊苷治疗至今。血常规提示贫血、粒细胞缺乏、血小板减少，临床上惯性思维首先考虑放化疗后骨髓抑制或肿瘤复发。此时血细胞形态学检查提供的信息尤为重要。该患者近期未使用粒细胞集落刺激因子，检验科在血常规中发现异常后，突破惯性思维，人工镜检寻找线索，最终发现原始细胞，对该患者血液系统恶性肿瘤的发现具有重要意义。

思考2：小细胞肺癌常用的初治方案是依托泊苷＋顺铂，而同步放化疗是小细胞肺癌的标准治疗方案[1]。该患者经胸部CT与肺部穿刺活检病理结果诊断为小细胞肺癌。同步放化疗结束后4年出现三系减低，行骨髓检查考虑为急性髓系白血病。根据患者治疗经过，可以诊断为t-AML。t-AML患者在暴露于拓扑异构酶Ⅱ抑制剂（依托泊苷属该类药物）1~3年后出现，或在使用烷化剂（顺铂属该类药物）治疗约5年后出现，且常伴有染色体易位[2]。该患者在形态学、免疫分型、细胞遗传学和分子学上与前述所具有重现性细胞遗传学异常的AML伴t（8；21）（q22；q22）相同。这类患者应诊断为t-AML并注明相应的细胞遗传学异常，本病例则为t-AML伴t（8；21）（q22；q22）。

思考3：*AML1-ETO*基因是由8号和21号染色体易位导致位于21q22上的*AML1*基因（又名*RUNX1*基因）与位于8q22上的*ETO*基因（又名*RUNX1T1*基因）融合而成，表达产物为AML1-ETO融合蛋白[3]。t（8；21）（q22；q22）约见于10%的AML病例，在过去的FAB分型中AML伴成熟迹象型M2b占90%。如存在该染色体易位，即使骨髓中原始细胞数<20%也应诊断为AML。AML伴t（8；21）（q22；q22）通常对化疗反应好，完全缓解率高，巩固治疗期使用大剂量阿糖胞苷者无病生存期长，而t-AML通常预后较差。

2. 检验案例分析

患者全血细胞减少，血细胞分析仪报警信息虽仅提示中性粒细胞减少、淋巴细胞减少、白细胞减少、贫血、血小板减少，但散点图可见淋巴细胞群与单核细胞群有重叠，且单核细胞群荧光强度异常增高（图23-1），触发血常规复检规则，结合仪器散点图分析需复测并推血涂片镜检。

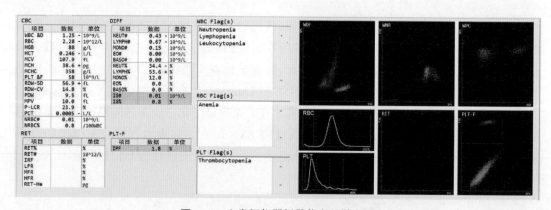

图23-1　血常规仪器报警信息及散点图

血涂片经瑞氏-吉姆萨染色后镜检（图23-2），镜下有核细胞少，分类原始细胞约占5%，胞体大小不等；核圆形、椭圆形或不规则，染色质细颗粒状均匀分布，可见核仁；胞质较少，灰蓝色，内含少许细小颗粒，个别可见1~2个奥氏小体（Auer小体）。另可见一群异常幼稚粒细胞，约占20%，该群细胞胞体大小及形态不一；胞核多不规则，呈折叠、扭曲、分叶、裤腿样、蝴蝶样等，染色质较细致，个别可见核仁；胞质中等，含有丰富的紫红色颗粒，个别可见奥氏小体。成熟红细胞大小不等，形态不规则。血小板减少。

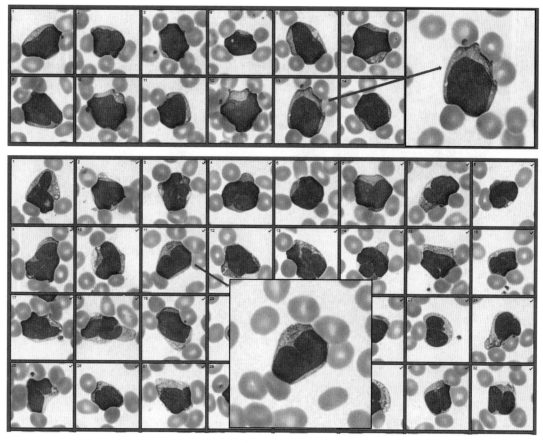

图23-2　患者血涂片中的异常细胞

（上：原始细胞；下：异常幼稚粒细胞）

结合患者既往检查结果，半年前血常规（2022年1月）三系均正常，此次三系减低，且发现原始细胞及异常幼稚粒细胞，应警惕血液系统肿瘤。电话与门诊医师沟通后获悉该患者近期未进行粒细胞集落刺激因子等相关治疗。追问患者病史，自述3个月前脑出血于外院手术治疗，彼时血常规结果不详。考虑患者AML-M3不除外，遂建议患者尽快至血液科做进一步检查。外院急诊血液内科以"疑诊急性髓系白血病"收入后完善骨髓穿刺检查。以下为MICM[形态学（morphology）、免疫学（immunology）、细胞遗传学（cytogenetics）、分子学检查（molecular）]结果。

（1）骨髓细胞形态学检查：取材，涂片，染色良好。①骨髓增生Ⅳ级，粒系占54.50%，红系占39.50%，粒：红=1.38：1。②粒系：原始细胞占36%，此类细胞胞体规则，核规则、核染色质细、核仁可见、浆蓝，量少，可见奥氏小体及圆形包涵体。计数100个有核细胞可见核质发育不平衡、巨幼样改变、Pelger细胞、颗粒减少等病态造血＜10%（约6%）。③红系：早红以下阶段可见，可见核出芽。成熟红细胞形态大小不等。④阅全片可见巨核细胞6个，血小板少。⑤阅片未见感染性微生物及寄生虫（包含利杜小体）。⑥偶见噬血现象。⑦化学染色：过氧化物酶（POX）阳性率为100%（图23-3），+8，++42/50个；NSE-50/50；NaF-50/50。诊断：AML-M2？请结合临床及免疫分型。

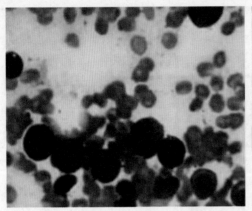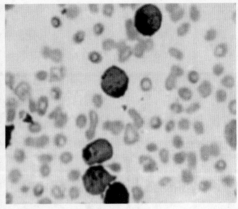

图23-3 患者骨髓涂片，过氧化物酶染色

（2）免疫分型：可见异常髓系表型，幼稚细胞占24.77%，表达CD117、CD34、CD33、CD38、CD19、CD13、CD123、HLA-DR、CD45、CD11c、CD9、CD71、CD15、MPO，部分细胞表达cCD79a，不表达CD10、CD5、CD56、CD7、CD4、CD16、CD11b、CD65、CD66c、CD36、CD64、CD14、CD300e、CD22、CD105、CD30、CD11c、CXCR4、CD25、CD203c、cCD22，为异常幼稚髓细胞。嗜碱细胞占2.97%，其比例增加。异常表达CD25。不除外急性髓系白血病（AML-M2可能性大），请结合临床。

（3）染色体分析：46，XY；der（8）t（8；21）（q22；q22），der（21）t（8；21）（q22；q22），del（8）（q22.3；q23.3）[10]/45，idem，—Y[5]/46，XY[5]。共分析20个中期分裂象，其中：10个核型具有由8q22与21q22断裂重接发生相互易位形成衍生8号染色体、由8q22与21q22断裂重接发生相互易位同时8号染色体q22.3—q23.3之间的片段缺失形成衍生21号染色体的异常；5个核型除上述异常外同时具有Y染色体丢失的异常；其余5个为正常男性核型。请结合临床。建议必要时送检AML/ETO探针FISH检测。

（4）基因检测：AML相关融合基因中检测到AML1-ETO，400.7%；WT1异常高表达；C-KIT、TP53、NPM1未见突变。建议在AML1-ETO mRNA水平监测微小残留病。

最终诊断：根据WHO白血病MICM分型标准，该患者最终确诊为治疗相关性急性髓系白血病伴t（8；21）（q22；q22），即t-AML伴t（8；21）（q22；q22）。

肿瘤患者放化疗后常见血细胞三系减低，通常情况下检验人员对患者的治疗情况及病史知之不详，在进行报告审核时容易出现思维定式，对患者可能患血液系统恶性疾病的警惕性不高，且血细胞的减少对镜检发现异常细胞也提升了难度，从而存在一定的漏检可能。近期笔者在临床工作中发现多例血常规筛查出肿瘤治疗过程中伴发血液系统恶性疾病的病例，提示在血常规报告审核时对此类结果需给予足够的重视。首先，应关注仪器报警信息及散点图，查看是否提示有"原始细胞"或"异常细胞"，本病例虽未提示"原始细胞"或"异常细胞"，但散点图可见淋巴细胞群与单核细胞群有重叠，且单核细胞群荧光强度异常增高，提示有原始细胞存在可能。其次，在进行血涂片复检时需采用正确的显微镜镜检方法，尤其是在血细胞减少时要注重低倍镜的运用，低倍镜下浏览全片及查找可疑细胞，从而提高镜检的效率及降低镜检的漏检率。

根据WHO最新的分类及诊断标准[4]，AML伴t（8；21）（q22；q22）是一种常见的伴有重现性遗传学异常的急性髓系白血病，具有较特异的形态学特征，包括有丰富嗜碱性胞质的大原始细胞，常含有大量嗜天青颗粒和核周淡染或核凹陷，常见奥氏小体。除有大原始细胞外，还可见较小原始细胞（主要见于外周血），并可见不同程度发育异常的早幼粒、中幼粒及成熟中性粒细胞。这些细胞可有核分叶异常和（或）核浆发育不平衡。本病例外周血中异常早幼粒细胞占比较高，需与另一类型更为"危急"的白血病即急性早幼粒细胞白血病M3相鉴别。

【知识拓展】

依托泊苷为拓扑异构酶Ⅱ抑制剂，对肿瘤细胞有明显的细胞毒性作用，其作用机制主要是形成三联体阻断拓扑异构酶Ⅱ的连接活性，引起DNA链损伤，使细胞分裂停止在S晚期或G_2早期，或抑制拓扑异构酶Ⅱ的催化作用而抑制DNA双链断裂后重新连接，从而引起细胞凋亡。顺铂（DDP）为铂的金属络合物，作用机制为与DNA形成DDP-DNA复合物，干扰DNA的复制，或与核蛋白及胞质蛋白结合，属于非特异性周期药物。有研究显示，拓扑异构酶Ⅱ抑制剂与铂类联合治疗时可引发t-AML。其次，本病例患者同时也接受了放疗，推测放疗也是引发t-AML的可能原因，发生机制可能是放疗引起造血干细胞DNA碱基脱落、转换、颠换产生移码突变或点突变，DNA链断裂，产生基因突变和染色体畸变，使白血病发生率增加。

【案例总结】

综上所述，在临床工作中骨髓抑制是抗癌治疗中常见的不良事件，及早区别骨髓抑制与t-AML具有重要意义。因此，当抗癌治疗过程中或治疗结束后遇到血细胞减少时，应仔细检查外周血涂片。当在血涂片中发现原始细胞时，检验人员需详细了解其临床相关治疗情况，如放化疗的时间间隔以及是否使用细胞集落刺激因子等，并对检验所见进行综合判断；仔细观察原始细胞的形态是否有恶性肿瘤的特征，如"杯口"样核、奥氏小体等[5]；并及时与临床医师沟通相关检查情况，必要时可进一步行骨髓检查，尤其是对曾接受过拓扑异构酶抑制剂治疗的患者，以排除t-AML。

【专家点评】

本文介绍了一例具有与首发AML伴t（8；21）（q22；q22）相同形态、免疫表现及融合基因的t-AML，以血常规三系减低为突破口，层层深入。外周血细胞形态为此病例及时发现与诊断的关键点，因此准确掌握血常规报告审核要点及各类血液病的形态学特点，在非血液病专科医院也具有不可低估的作用。本案例从血常规疑诊AML-M2或AML-M3，到骨髓MICM检查初步归为AML伴t（8；21）（q22；q22），最后结合患者过去治疗情况最终确诊为t-AML伴t（8；21）（q22；q22），可谓一波三折。总之，血常规结果异常时血涂片形态学镜检能为临床诊治提供重要依据。

关于t-AML仍有许多问题有待进一步研究，例如其相比于首发AML伴t（8；21）（q22；q22）在形态、预后等方面的区别，相关报告较少。仅Gustafson[6]等研究了13例t-AML和38例首发AML的临床病理学特征。与首发AML患者相比，t-AML患者年龄较大，WBC计数较低，形态发育不良更为严重，CD19/CD56表达相当。中位随访13个月，10例t-AML患者死亡；总生存期显著低于首发AML患者（19个月未观察到终点）。这些发现表明，虽然t-AML与首发AML有许多共同特征，但t-AML患者的预后较差。此例患者的结局如何可继续随访。

参 考 文 献

[1] Kalemkerian GP，Loo BW，Akerley W，et al. NCCN guidelines insights：small cell lung cancer，version 2.2018[J]. J Natl Compr Canc Netw. 2018；16（10）：1171-1182.

[2] Strickland SA，Vey N. Diagnosis and treatment of therapy-related acute myeloid leukemia[J]. Crit Rev Oncol Hematol，2022，171：103607.

[3] Hatlen MA，Wang L，Nimer SD. AML1-ETO driven acute leukemia：insights into pathogenesis and potential therapeutic approaches[J]. Front Med，2012，6（3）：248-262.

[4] 中华医学会检验医学分会血液学与体液学学组. 血细胞分析报告规范化指南[J]. 中华检验医学杂志，2020，43（6）：619-627.

[5] Arber DA，Orazi A，Hasserjian R，et al. The 2016 revision to the World Health Organization classification of myeloid neoplasms and acute leukemia[J]. Blood，2016，127（20）：2391-2405.

[6] Gustafson SA，Lin P，Chen SS，et al. Therapy-related acute myeloid leukemia with t（8；21）（q22；q22）shares many features with de novo acute myeloid leukemia with t（8；21）（q22；q22）but does not have a favorable outcome[J]. Am J Clin Pathol，2009，131（5）：647-655.

24　肝素诱导血小板减少

作者：包梦颖[1]，张宇杰[1]，胡渲珩[1]，石伟[1]，安科[2]（北京积水潭医院贵州医院：

　　1.检验科；2.重症监护室）

点评专家：钟俊（北京积水潭医院贵州医院重症医学科）

【概述】

肝素是临床中预防和治疗血栓性疾病的常用药物，但同时也会伴随不良反应，如过敏反应、自发性出血、血小板减少等。其中肝素诱导的血小板减少症（HIT）是较为严重的不良反应。HIT是一种由肝素及其衍生物引发的免疫性疾病，血小板减少是主要的临床表现，同时也可继发血栓形成，并诱发肝素诱导的血小板减少性血栓栓塞症（HITT）。Sysmex血液分析仪未成熟血小板比率（IPF%）能反映血小板减少性疾病患者血小板生成能力，可用于辅助鉴别血小板减少性疾病。

【案例经过】

患者男性，58岁，因"摔伤致全身多处疼痛伴活动不适1天"于2022年5月23日入院，当日于急诊科予"右侧股骨骨折手法牵引、石膏支架外固定术"，术后予低分子量肝素钙抗栓治疗，实验室检查血小板151×10^9/L。2022年5月31日住院后再次予低分子量肝素钙抗凝抗栓，疏血通改善循环，当日予"右股骨粗隆间骨折切开复位内固定术、植骨术"，术后予依诺肝素钠注射液（普洛静）抗凝。2022年6月1日术后监测血小板出现明显下降，予暂停用肝素及镇痛药物，复查血小板下降至43×10^9/L，未成熟血小板比率（IPF%）为7.7%↑。连续多日查血小板均处于减少状态，且IPF%值不断增高，提示血小板生成正常，但破坏增加。告知临床医师结果后，临床上结合患者表现和4T's评分（6分，高危评分）后考虑肝素诱导的血小板减少可能。进一步完善实验室HIT相关抗体检测后，最终确定血小板减少的原因。

【案例分析】

1.临床案例分析

患者2022年6月1日术后监测血小板出现明显下降，予暂停用肝素及镇痛药物。6月2日血小板下降至20×10^9/L，出现咯血症状，暂未予抗凝，并予输血小板以提升血小板。6月6日造影见左股浅静脉上段至左髂总静脉造影剂充盈缺损，考虑血栓形成，予行"双下肢深静脉、下腔静脉造影+下腔静脉滤器置入术"。术后予阿加曲班抗凝抗栓。患者自首次（2022年5月23日）接受低分子量肝素钙抗凝治疗后，第8天出现血小板急剧下降，且血小板下降超过50%，并出现新发血栓，此时4T's评分为6分（6~8分为高危）。结合患者的临床表现和4T's高危评分，考虑该患者血小板破坏或消耗过多导致血小板下降可能性最大，怀疑是肝素的输入诱导了血小板减少的发生。血小板减少和血栓栓塞是HIT的主要表现，是诊断HIT的重要依据。在HIT确诊之前，选择阿加曲班抗凝，并密切监测凝血功能，既要保障抗凝效果，又要避免出血风险。第16天后（2022年6月16日）患者血小板逐渐上升，2022年7月5日血小板恢复至正常范围。

2. 检验案例分析

2022年5月23日入院，查血小板正常，为$151×10^9$/L。

2022年6月1日，复查血小板下降至$43×10^9$/L↓↓，IPF%为7.7%↑（参考范围：1%~4.8%）。为排除血小板是否存在聚集，推片镜检（图24-1），确定无血小板聚集情况。

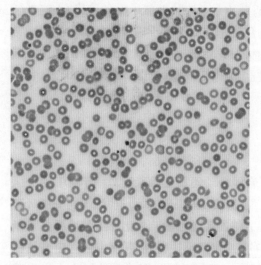

2022年6月2日血小板下降至$20×10^9$/L，IPF%为11.2%。

2022年6月3日输入血小板2个治疗量后予血小板提升至$65×10^9$/L。

2022年6月4日血小板再次下降至$36×10^9$/L，IPF%为12.3%，患者出现咳嗽，咯血，伤处出血，出血风险大，再次予输入血小板1个治疗量。

2022年6月5日血小板上升至$44×10^9$/L。

2022年6月9日PLT降至$35×10^9$/L，IPF%为16.1%。

该患者行低分子量肝素钙抗凝后血小板（PLT）计数与IPF%，变化情况如图24-2所示。

图24-1 外周血涂片镜检图，血小板减少且无血小板聚集存在

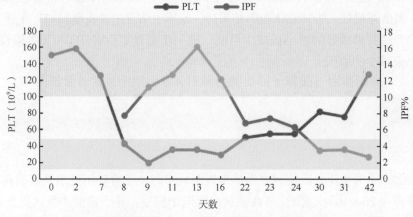

图24-2 行低分子量肝素钙抗凝后血小板（PLT）计数与未成熟血小板比率（IPF%）变化情况

淡红色区域为PLT参考范围，淡蓝色区域为IPF%参考范围

IPF%是Sysmex血液分析仪PLT-F模式下一项快速的全自动测定参数，反映了血小板群体中尚未成熟的部分，是与骨髓的血小板生成活性相关的参数。可以根据IPF%来反映骨髓巨核细胞生成血小板的情况，用于辅助鉴别血小板减少性疾病[1]。当骨髓造血功能良好时，若外周血中血小板破坏增多，IPF%值增高；若骨髓造血功能受到抑制、血小板增生不良时，IPF%降低。

如图24-2所示，该患者接受低分子量肝素钙抗凝抗栓第8天血小板急剧下降，此时IPF%值增高（大于参考范围上限），提示该患者骨髓巨核细胞生成血小板情况正常，但患者血小板仍然在下降中，提示血小板破坏在增加。因此，需要寻找血小板破坏的原因。检验医师参与临床会诊，并告知临床医师，结合患者的病情，自行低分子量肝素抗凝8天后出现血小板急剧下降，结合未成熟血小板比率不断增高，提示血小板的破坏不断增加，因此考虑肝素诱导血小板减少的可能性较大，得到了临床的高度重视，并建议立即开展HIT相关抗体检测。

实验室用ELISA法检测HIT相关IgG抗体，HIT抗体检测结果：HIT相关IgG抗体检测光密度2.85，HIT相关IgG抗体检测结果阳性。

根据ELISA法检测HIT抗体的诊断流程见图24-3，当4T's评分为高危（6～8分），肝素依赖的抗体分析（HDAA）阳性时，提示替代抗凝药物。因此该患者血小板减少考虑肝素诱导血小板下降可能。

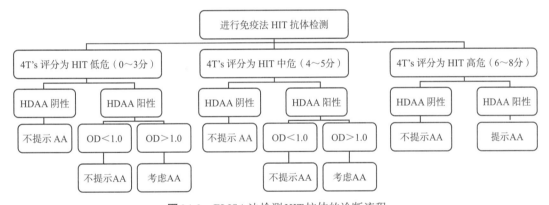

图24-3 ELISA法检测HIT抗体的诊断流程
HDAA：肝素依赖的抗体分析；AA：替代抗凝药物；OD：光密度

2022年6月15日血小板为$51×10^9$/L，IPF%为6.8%，6月16日起血小板出现上升，6月23日时血小板为$83×10^9$/L，IPF% 3.5%（恢复至正常范围内）。7月5日血小板已恢复正常（$128×10^9$/L），IPF%为2.3%。

【知识拓展】

肝素诱导的血小板减少症（HIT）分为两型。Ⅰ型HIT，即非免疫介导性血小板减少症，其发病率为10%～30%，常发生于肝素应用的第0～5天。其发生可能与肝素直接激活血小板有关，是一种良性反应，血小板计数一般不低于$100×10^9$/L，极少发生显著降低，停用肝素后即可会恢复[2]；Ⅱ型HIT，为免疫介导性血小板减少症，普通肝素和低分子量肝素均可诱导血小板减少，发病率分别约为5%和0.8%。Ⅱ型HIT多发生在肝素治疗后5～10天，表现为明显的血小板减少，且常低于$50×10^9/L$，其持续时间较长，可引起四肢血管闭塞或危及生命的动、静脉血栓栓塞等严重的并发症。

该患者即为Ⅱ型HIT，其发生机制是由于受到肝素的刺激，血小板被激活释放血小板4因子（PF4），肝素能够与PF4结合刺激机体产生PF4/肝素抗体，从而使血小板活化，形成血小板微粒，机体处于高凝状态，最终导致血小板减少和继发血栓形成[3]。

HIT的诊断主要依赖患者的临床表现，4T's评分[4]（表24-1）是2006年由加拿大与德国提出的临床判断肝素引起血小板减少可能性的评分系统。HIT抗体检测只能反映体内是否存在HIT抗体，并不能取代4T's评分等诊断方法[5]，可用4T's评分+HIT相关抗体检测（混合抗体或特异性抗体）进行诊断。4T's评分：0～3分提示低度可能性，发病概率<5%；4～5分提示中度可能性，发病概率10%～30%；6～8分提示高度可能性，发病概率30%～80%。HIT的治疗方法为停止应用肝素，并使用替代抗凝药物。

表24-1　肝素诱导的血小板减少评分系统（HIT 4T's评分）

项目	2分	1分	0分
血小板减少	下降>50%（绝对值下降≥$20×10^9/L$）	下降30%～50%[绝对值下降（10～19）×$10^9/L$]	下降<30%（绝对值下降<$10×10^9/L$）
血小板减少时间	使用肝素5～10天或≤1天（过去30天内曾经使用肝素）	使用肝素>10天或时间不能确定，或≤1天（过去30～100天内曾经使用肝素）	使用肝素≤1天，但既往无肝素接触史
血栓形成	新发血栓、皮肤坏疽、静脉注射后急性全身反应	血栓再发或加重、非坏死性皮肤损伤、可疑血栓	无
其他致血小板减少原因	无证据	疑诊	证据明确

【案例总结】

对血小板减少的患者可以监测外周血IPF%来辅助判断血小板减少原因，并且可以反复多次测定，在一定情况下可代替骨髓穿刺来判断血小板的生成情况。IPF%对于鉴别血小板减少疾病有重要的诊断意义。同时，对于血小板减少原因的相关分析更要结合病情、用药情况和患者的临床表现。在患者出现血小板极度降低时，可以先通过IPF%来判断血小板减少是生成减少还是破坏增加，然后通过绘制患者血小板变化图并结合IPF%来分析患者血小板减少的原因，并及时与临床医师沟通患者血小板生成能力正常，避免了通过骨髓穿刺涂片观察骨髓中血小板的生成状态，也减少了患者的痛苦。

患者在行抗凝剂治疗后，有必要动态监测血小板的变化和出凝血情况，同时观察出血情况，动态调整抗凝抗栓治疗方案。目前临床中HIT相关病例较少见，临床中应避免滥用肝素。在使用肝素抗凝过程中注意及时监测血小板，一旦怀疑肝素诱导的血小板减少，应及时停药，选择替代治疗后要定期检测抗凝效果并及时调整药物，以达到抗栓效果又避免出血风险。

【专家点评】

本病例患者5月23日第一次接触肝素并没有发生明显血小板减少，5月31日第2次使用肝素后第二天即出现血小板减低50%以上，根据HIT的相关诊断和患者的临床表现，符合Ⅱ型HIT。行关节固定术后虽然不需要常规监测血小板计数，但需在应用肝素制剂后定期复查血小板计数直至肝素停用。相关指南建议，如果考虑可能为HIT时，应立即停用肝素制剂（包括低分子量肝素），并开始使用指南推荐的替代抗凝药物，如来匹卢定、比伐芦定、磺达肝葵钠、阿加曲班、达那肝素，利伐沙班也可作为选择之一。一般不推荐血小板输注治疗，除非出现活动出血，高度怀疑HIT或已经确诊HIT。询问患者病史、及时追问病史很重要，应用肝素制剂后出现血小板降低，一定要警惕药物诱导原因，并及时停用相关药物，防止病情进一步加重。

参 考 文 献

[1] 林孝怡，陈骊婷，沈韵. Sysmex XN血液分析仪未成熟血小板比率在血小板减少性疾病中的应用[J]. 检验医学，2019，34（2）：159-161.

[2] Jang IK，Hursting MJ. When heparins promote thrombosis：review of heparin-induced thrombocytopenia[J]. Circulation，2005，111（20）：2671-2683.

[3] Hess CN，Becker RC，Alexander JH，et al. Antithrombotic therapy in heparin-induced thrombocytopenia：guidelines translated for the clinician[J]. J Thromb Thrombolysis，2012，34（4）：552-561.

[4] Lo GK，Juhl D，Warkentin TE，et al. Evaluation of pretest clinical score（4 T's）for the diagnosis of heparin-induced thrombocytopenia in two clinical settings[J]. J Thromb Haemost，2006，4（4）：759-765.

[5] 赵永强. 肝素诱导的血小板减少症诊断与治疗常见问题[J]. 中国实用内科杂志，2013，33（5）：366-368.

25　急性早幼粒样白血病

作者：席倩[1]，廖静[2]（四川省医学科学院·四川省人民医院：1. 临床医学检验中心；
　　2. 儿科）

点评专家：张娟（四川省医学科学院·四川省人民医院临床医学检验中心）

【概述】

急性早幼粒细胞白血病（acute promyelocytic leukemia，APL）是一种以骨髓异常早幼粒细胞增多为特征的急性髓系白血病。APL病情凶险、疾病进展快、死亡率高，早期诊断、及时治疗能有效地挽救患者生命。APL具有典型的细胞形态学特点、较为特征的流式免疫表型，常伴有t（15；17）染色体易位，*PML-RARA*融合基因阳性[1,2]。因此基于这些特点，临床能快速地将典型的APL识别出来。然而，除了典型APL外，还存在变异型APL和APL样白血病，它们具有类似APL的细胞形态或免疫表型，但对APL的经典治疗方案（维甲酸和三氧化二砷）效果不佳，为临床诊疗带来了困扰。

【案例经过】

患儿男性，9岁，2022年1月因"咳嗽1周，加重3天，鼻出血1次"于外院就诊，查血常规（2022年1月13日）：白细胞计数 $2.46×10^9$/L，血红蛋白87g/L，血小板计数 $78×10^9$/L，超敏C反应蛋白6.93mg/L。个人史、家族史无特殊。门诊以"三系减少"收入笔者所在医院儿科。

入院后查体：贫血貌，胸骨压痛阳性，后背部数枚圆形出血点，左膝关节和左踝关节可见瘀青，余未见异常。完善相关检查。血常规（2022年1月15日）：白细胞计数 $2.20×10^9$/L，中性粒细胞百分比23%，淋巴细胞百分比71%，血红蛋白84g/L，血小板计数 $89×10^9$/L，幼稚细胞百分比4.0%，超敏C反应蛋白6.94mg/L。生化（2022年1月15日）：乳酸脱氢酶396U/L，肌酸激酶425U/L。凝血检查（2022年1月15日）：D-二聚体11.08mg/L，纤维蛋白（原）降解产物30.1mg/L。胸部CT（2022年1月15日）：右肺下叶后基底段及左肺下叶见多发斑片状磨玻璃影，沿支气管血管束分布，考虑感染性病变。彩超（2022年1月17日）：未见明显异常。

2022年1月18日骨髓涂片检查示：骨髓有核细胞增生活跃。粒细胞系统异常增生，占中性粒细胞计数（ANC）98.0%，以异常早幼粒细胞增生为主，占ANC 93.0%。POX染色：异常早幼粒细胞阳性率100%。符合AML-M3b骨髓象。流式白血病免疫分型（2022年1月18日）：见68.49%异常免疫表型髓系幼稚细胞，表达CD33bri、CD13、部分表达CD38、CD117、CD11B、CD9、CD64、CD4，不表达CD2、CD7、HLA-DR、CD34、CD19、CD20、

CD10、CD56、CD14、CD15、CD16。提示免疫表型符合急性髓细胞白血病，考虑APL。因此，临床初步诊断为APL，当日立即给予维甲酸、三氧化二砷化疗，地塞米松治疗诱导分化综合征。

2022年1月25日白血病56种融合基因筛查：*WT1*阳性。染色体检查：正常核型。髓系突变基因检测：*SF3B1*阳性。RNA（687项）白血病融合基因检测：阴性。2022年1月29日抽取患儿外周血行流式免疫分型检测：见0.18%异常免疫表型髓系原始幼稚细胞、13.7%异常免疫表型幼稚单核细胞。修正诊断为急性髓系白血病，给予柔红霉素、阿糖胞苷、高三尖杉酯碱化疗。2022年2月8日，外周血白血病微小残留病灶检测示：见0.09%异常免疫表型幼稚单核细胞。2022年2月15日进行多学科会诊（MDT），诊断为APL样白血病。2022年2月17日外周血白血病微小残留病灶检测示：见0.08%异常免疫表型幼稚单核细胞。2022年2月26日外周血白血病微小残留病灶检测示：未见异常髓系原始幼稚细胞。患者第一疗程化疗结束出院。

患者后续以维甲酸、伊达比星、阿糖胞苷、高三尖杉酯碱规律化疗，分别于2022年3月9日、4月15日、5月23日复查骨髓白血病微小残留病灶检测，结果均为阴性，达到完全缓解。于2022年6月8日行骨髓移植术。2022年7月8日骨髓白血病微小残留病灶检测，结果为阴性。患儿状况良好。

【案例分析】

1.临床案例分析

患儿起病急，血常规显示三系减少，见4%幼稚细胞，凝血结果异常，故高度怀疑血液系统疾病可能，进一步完善骨髓检查。骨髓涂片与流式白血病免疫分型结果均怀疑为APL，因此临床初步诊断为APL，并立即给予维甲酸、三氧化二砷化疗，地塞米松治疗诱导分化综合征。但随后白血病相关融合基因、染色体检查等未检测出*PML-RARA*融合基因及t（15：17），故不支持APL的诊断。为明确诊断，立即联系检验科和遗传中心的医师，经过激烈的讨论后，鉴于患儿血常规仍有幼稚细胞，所以重新抽取患儿外周血进行涂片镜检和流式免疫分型检测，结果提示外周血中存在超过10%的异常免疫表型幼稚单核细胞，而并非异常早幼粒细胞。因此，在与检验科多次沟通后，考虑患儿肿瘤细胞为单核细胞来源，遂修正诊断为急性髓系白血病，停用维甲酸和三氧化二砷，给予急性髓系白血病的治疗方案（柔红霉素、阿糖胞苷、高三尖杉酯碱化疗）。第一疗程中每隔一周检测外周血白血病微小残留病灶，密切监测患儿治疗后反应。果然，患儿的外周血白血病微小残留病灶持续减低，提示治疗有效。为进一步明确诊断，在2022年2月进行了多学科会诊，经检验科、医学遗传中心、血液科、儿科专家会诊，最终诊断为APL样白血病（单核细胞来源）。临床诊断思路与流程见图25-1。患儿经规律化疗后，获得完全缓解，已完成造血干细胞移植。患儿状况良好。

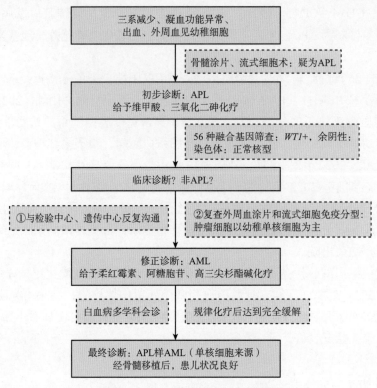

图25-1　患儿临床诊断思路与流程图

2. 检验案例分析

该患儿血常规三系减低，凝血功能D-二聚体、纤维蛋白（原）降解产物升高，骨髓涂片见93%幼稚细胞，形态学特征为胞质粗大紫红色颗粒、内外浆、核不规则、奥氏小体、柴捆细胞等，过氧化物酶染色：阳性率为100%，怀疑为AML-M3（图25-2）。因此，按危急值处理，立刻报给了临床医师。

随后流式白血病免疫分型也提示见68.49%异常免疫表型髓系幼稚细胞，SS高，HLA-DR阴性、CD34阴性、CD33强阳性、CD64弱阳性、CD9部分阳性、CD11b阴性，倾向于APL（图25-3）。与骨髓细胞涂片结果吻合。

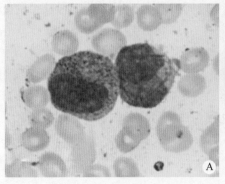
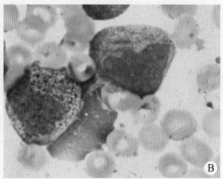

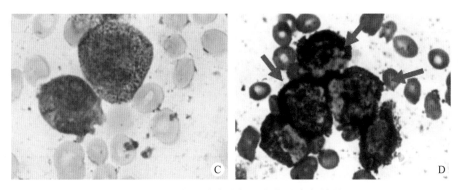

图25-2 患儿骨髓涂片与细胞化学染色结果

图A、B、C为瑞氏染色（×100）；图D为过氧化物酶染色（×100）。图A、B中幼稚细胞（左）胞质含有粗大紫红色的颗粒，右为柴捆细胞。图C幼稚细胞（左）胞质中有奥氏小体，胞核不规则，右上方细胞胞质含有粗大嗜天青颗粒。图D幼稚细胞（红色箭头所指）过氧化物酶染色均为强阳性

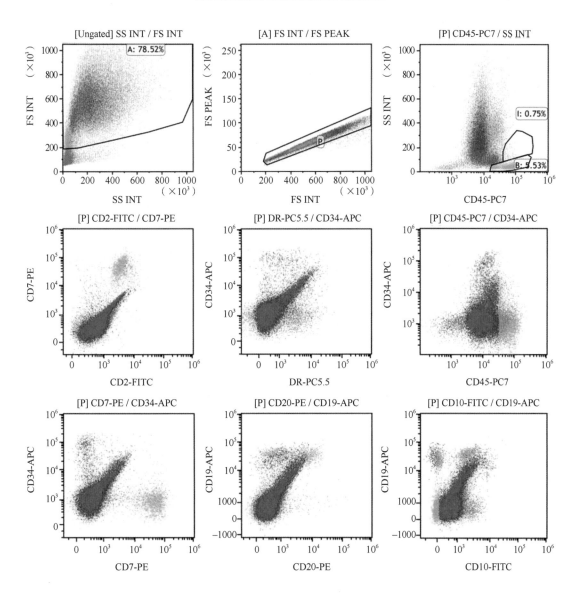

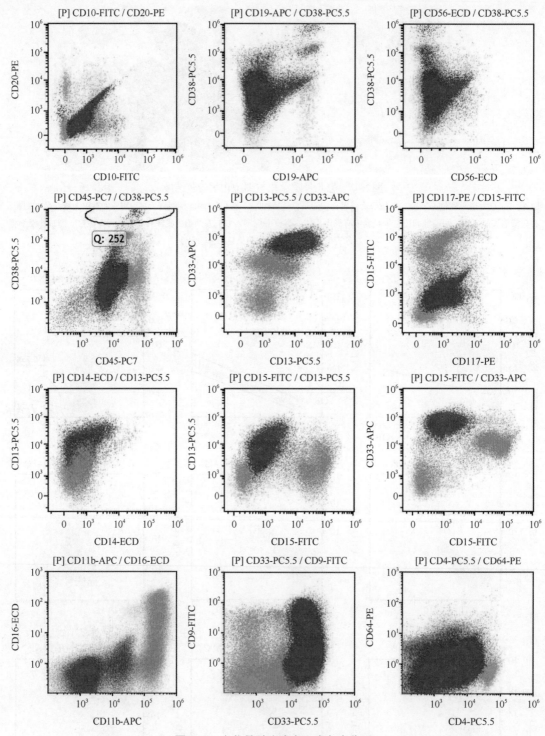

图25-3　患儿骨髓流式白血病免疫分型

异常细胞（红色）SS高，强表达CD33，表达CD13，部分表达CD38、CD9、CD64、CD4，少部分表达CD117，不表达CD34、HLA-DR、CD2、CD7、CD10、CD19、CD20、CD56、CD15、CD14、CD16

但出乎意料的是白血病56种融合基因筛查（2022年1月25日）未检测出*PML-RARA*融合基因。染色体检查也为正常核型。髓系突变基因检测提示SF3B1阳性。RNA（687项）白血病融合基因检测示阴性。

未检测到*PML-RARA*（L、V、S型）融合基因及t（15；17），因此该患儿不符合急性早幼粒细胞白血病（即APL伴*PML-RARA*）的诊断。那么如何来解释其类似急性早幼粒细胞白血病的细胞形态与免疫表型呢？

首先，对骨髓细胞涂片重新进行染色，并对流式免疫分型、融合基因、染色体核型、二代测序结果进行了复核，结果均与先前一致，排除了检测的问题。

那么是否存在*PML-RARA*融合基因阴性的急性早幼粒细胞白血病呢？答案是肯定的，确实存在一类急性早幼粒细胞白血病，其*RARA*基因与除*PML*基因以外的其他伙伴基因发生了易位，形成了其他的*RARA*融合基因，如*FIPL1L1-RARA*、*NPM-RARA*、*NUMA1-RARA*、*PLZF-RARA*等[3]，称为变异型APL（APL with a variant RARA translocation）。但该患儿检测了除*PML-RARA*以外的13种*RARA*融合基因，结果均为阴性。因此，排除了变异型APL的诊断。

那么是否存在类似于急性早幼粒细胞白血病形态和免疫表型的急性白血病呢？经查阅国内外文献，发现确实存在APL样白血病（APL-like leukemia），其特点是形态学、流式表型其中一项或两项表现与典型的APL类似，但在分子层面没有*PML-RARA*融合基因和其他*RARA*融合基因[3, 4]。该患儿有可能归属于APL样白血病。

追踪患儿发病以来的检查结果，发现其血常规结果显示一直存在幼稚细胞，其比例随着治疗的进行而逐渐增高（图25-4）。因此，建议临床抽取患儿外周血同时进行涂片镜检和流式免疫分型检查，看是否有新的发现。果然，在外周血涂片中，发现了11%幼稚单核细胞，几乎未见异常早幼粒细胞（图25-5）。

流式免疫分型也显示：见13%异常免疫表型幼稚单核细胞，该群细胞CD45、CD33、CD4、HLA-DR、CD15、CD14的表达模式与初诊时相同，但CD64、CD11B的表达增强（图25-6）。

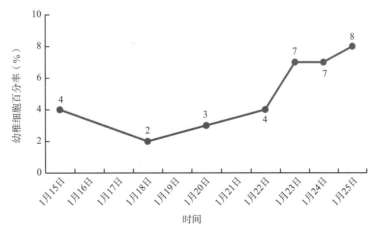

图25-4　患儿血常规幼稚细胞百分率

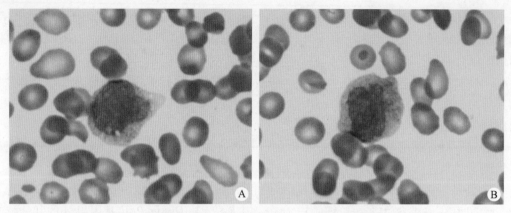

图25-5　患儿的外周血涂片示幼稚单核细胞，A、B图均为瑞氏染色（×100）

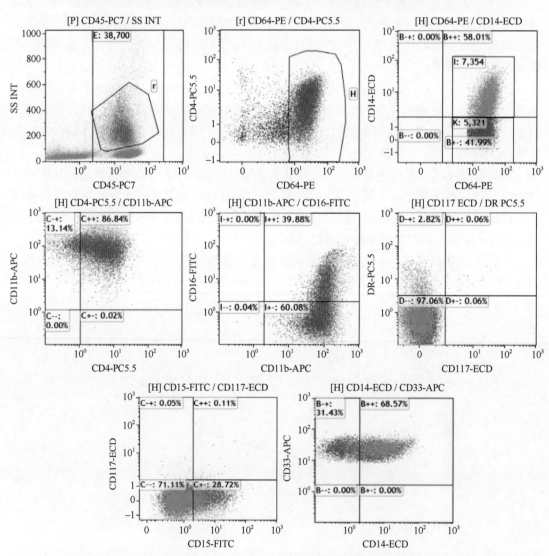

图25-6　患儿外周血流式残留病灶检测，见13%异常免疫表型幼稚单核细胞（玫红色），表达CD33、CD13、CD64、CD4、CD11B，部分表达CD15、CD9、CD16，不表达HLA-DR、CD14、CD34、CD117、CD123

于是针对患儿骨髓与外周血涂片和流式免疫表型的变化进行了讨论，分析其原因可能是维甲酸诱导肿瘤细胞分化、成熟，使其表现出下-阶段细胞的形态特点和抗原标记（如CD64、CD11b），由此反推该肿瘤细胞为单核细胞来源的可能性大。因此，检验医师立即与临床医师沟通，建议改用急性髓系白血病的治疗方案，并密切监测微小残留病灶变化。最终，该患儿经急性髓系白血病方案规律化疗后，微小残留病灶逐渐转阴（图25-7），最终达到完全缓解。此外，检验医师也参加了该患儿的多学科会诊，为其最终诊断、预后评估和治疗监测提供了重要支撑。

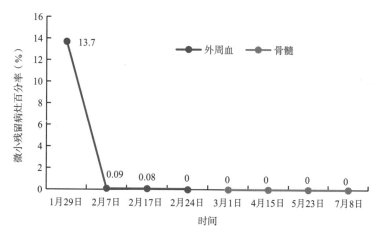

图 25-7 患儿外周血和骨髓流式微小残留病灶检测结果

【知识拓展】

（1）变异型APL：是一类较为少见的急性髓系白血病，约占急性早幼粒细胞白血病的2%，其肿瘤细胞具有APL的细胞学和免疫表型特征，但*PML-RARA*融合基因为阴性。其遗传学特点：*RARA*基因与除*PML*基因以外的其他伙伴基因发生重排，形成非*PML-RARA*的融合基因[1]。目前已有报道的其他*RARA*融合基因主要有15种，包括：*PRKAR1A-RARA*、*STAT5B-RARA*、*ADAMTS17-RARA*、*BCOR-RARA*、*IRF2BP2-RARA*、*NABP1-RARA*、*PML-RARA*、*TBL1XR1-RARA*、*ZBTB16-RARA*、*FIPL1L1-RARA*、*NPM-RARA*、*NUMA1-RARA*、*PLZF-RARA*等[3]，有学者指出不同的融合基因所涉及的致病机制与信号通路可能存在差异，导致肿瘤细胞对维甲酸和三氧化二砷的治疗敏感程度不同[3, 4]。因此，针对除*PML-RARA*以外的其他*RARA*融合基因的检查也至关重要。目前，临床已常规开展绝大多数*RARA*融合基因检测，可用于APL与变异型APL的鉴别诊断。

（2）APL样白血病：常指细胞形态学特点和流式免疫表型与APL类似，但在分子层面没有*PML-RARA*及其他*RARA*融合基因的白血病。目前关于APL样白血病的报道较少见。有学者总结了目前文献报道的APL样白血病的遗传学特点和对维甲酸、三氧化二砷治疗的敏感性，结果显示APL样白血病涉及的分子遗传学异常主要分为两类：一类是涉及*RARB*或*RARG*基因的重排，即*RARB*或*RARG*基因与其伙伴基因发生重排，形成的融合基因包括*TBLR1-RARB*、*CPSF6-RARG*、*NPM1-RARG-NPM1*、*NUP98-RARG*、*PML-RARG*等；另一类是非*RAR*基因参与的重排，如*MLL-ELL*、*MLL/AF1Q*、*RPRD2-MLL*、*NPM1*突变、*TBC1D15-RAB21*等[3-5]。携带不同融合基因的白血病细胞对维甲酸和三氧化二砷的敏感性也不尽相同。因此，随着分子、遗传检测技术与手段的不断进步，越来越多的APL样白血病遗传学异常将会被发现，这将更加有益于临床精准诊断与治疗。

【案例总结】

随着分子、遗传学检测方法的不断改进，典型的APL已能得到明确的诊断，但对于变异型APL和APL样白血病的诊断依然具有一定的难度。如果仅仅依据细胞形态和流式免疫表型，很容易造成误诊或漏诊。

本案例中对血常规、骨髓细胞形态、流式免疫表型、细胞遗传学和分子遗传学检测结果进行了动态、综合分析，结合国内外最新文献，从检验的角度在诊断逻辑和思路方面为临床医师提供了重要的建议，协助临床医师做出了正确的诊断，并为患儿的诊疗全过程提供了重要和完整的实验室证据。只有检验医师与临床医师相互沟通、紧密合作，通过细胞形态学（morphology）、免疫学（immunology）、细胞遗传学（cytogenetics）和分子生物学（molecular biology）即MICM综合诊断才能达到对疾病精准诊断和精准治疗的目的。此外，检验人员在工作中应主动学习临床医学和检验医学相关领域的专业知识，持续跟进国内和国际行业进展，不断提升自己的知识储备和专业能力，才能更好地辅助临床诊疗工作。

【专家点评】

WHO造血与淋巴组织肿瘤分类中强调对于血液系统疾病要通过MICM综合诊断才能达到精准诊断、预后评估和疗效监测的目的。该病例结合了细胞形态学、流式免疫分型、融合基因、RNA测序、染色体检查等多种检测结果并综合分析，从临床和检验两个角度展示了临床疾病诊断的逻辑思维，最终将APL样白血病这一罕见病例诊断出来。该病例充分体现了实验室检查在临床诊疗中的重要地位，展示了检验医师与临床医师沟通的重要性，彰显了多学科协作的强大力量。

参 考 文 献

[1] Swerdlow SH，Campo E，Harris NL，et al. WHO classification of tumours of haematopoietic and lymphoid tissues（revised 4th edition）. IARC：Lyon，2017.

[2] Joseph DK，Eric S，Oussama A，et al. The 5th edition of the World Health Organization classification of haematolymphoid tumours：myeloid and histiocytic/dendritic neoplasms. Leukemia，2022，36（7）：1703-1719.

[3] Guarnera L，Ottone T，Fabiani E，et al. Atypical rearrangements in APL-like acute myeloid leukemias：molecular characterization and prognosis. Front Oncol，2022，12：871590.

[4] Geoffroy MC，de Thé H. Classic and variants APLs，as viewed from a therapy response. Cancers（Basel），2020，12（4）：967.

[5] Coccaro N，Zagaria A，Orsini P，et al. RARA and RARG gene downregulation associated with EZH2 mutation in acute promyelocytic-like morphology leukemia. Hum Pathol，2018，80：82-86.

26 流式细胞学助力结外NK/T细胞淋巴瘤合并噬血细胞综合征患者的诊疗

作者：黄睿[1]，王倩[2]（新疆维吾尔自治区人民医院：1.临检中心；2.血液科）

点评专家：王昌敏（新疆维吾尔自治区人民医院临床检验中心）

【概述】

噬血细胞综合征（hemophagocytie syndrome，HPS）又称噬血细胞性淋巴组织细胞增生症（hemophagocytie lymphohistiocytosis，HLH）。IIPS不是一种独立的疾病，而是一组临床综合征，临床特征表现为持续性发热、肝脾大、血细胞减少及在骨髓、肝脾和淋巴结的组织细胞噬血现象[1]。HPS分为原发性和继发性两种类型，恶性肿瘤特别是恶性淋巴瘤是引起成人继发性HPS的主要原因[2]。结外NK/T细胞淋巴瘤相关性HPS（NK/T-LAHS）在临床上少见且致死率极高[3,4]，其临床表现不典型，早期诊断困难，治疗效果差，预后不佳，值得临床医师重视。

【案例经过】

患者男性，52岁，2020年年底无明显诱因出现眼黄（巩膜黄染）、尿黄，伴午后发热、腹胀，当地医院诊断"急性胆道感染；急性肝功能损害；肝硬化（代偿期）门静脉高压"，对症处理后病情好转出院。2021年2月患者眼黄、尿黄加重，间断出现发热，体温最高可达40℃（持续约1周），伴有下肢水肿、纳差、乏力等不适，收住于笔者所在医院感染科。

入院查体：一般情况可，肝病面容，皮肤色泽黄染，肝掌，巩膜明显黄染，腹部外形略膨隆，胆囊区无压痛及反跳痛，双下肢轻度水肿，其余无异常。

个人史：饮酒史30年，近4年饮酒量少。

（1）实验室检查结果：见表26-1。

（2）影像检查结果如下。

腹部CT：①肝实质密度弥漫性减低；②考虑肝硬化，脾大，门静脉高压，肝周少量积液；③胆囊萎缩并呈线性，胆囊壁明显水肿，考虑门静脉高压相关性胆道改变可能。

（3）入院诊断：①发热待查；②胆道感染？③慢性急性肝功能衰竭；④肝硬化（代偿期）、门静脉高压、脾大、脾功能亢进；⑤继发性血细胞减少（继发于脾亢）；⑥电解质紊乱。

表26-1　实验室检查结果

	检验项目	结果	参考范围	提示
血常规	白细胞	$2.16×10^9/L$	$(4.0～10.0)×10^9/L$	危急值
	红细胞	$3.75×10^{12}/L$	$(4.0～5.5)×10^{12}/L$	
	血小板计数	$92×10^9/L$	$(100～300)×10^9/L$	
	中性粒细胞数	$0.47×10^9/L$	$(1.8～6.3)×10^9/L$	
	淋巴细胞百分比	71.7%	20%～50%	
肝功能	总胆红素	56.77μmol/L	＜21μmol/L	
	谷丙转氨酶	172.42U/L	7～45U/L	
	谷草转氨酶	156.8U/L	13～40U/L	
	γ-谷氨酰转移酶	301.65U/L	7～45U/L	
	碱性磷酸酶	505.47U/L	35～100U/L	
凝血功能	血浆凝血酶原时间	26.30s	9.8～12.1s	
	活化部分凝血酶原时间	73.30s	24～32.8s	危急值
	纤维蛋白原定量	0.54g/L	1.8～3.5g/L	危急值
电解质	钠	118.7mmol/L	137～147mmol/L	危急值
	钙	1.56mmol/L	2.11～2.52mmol/L	危急值

（4）诊疗经过：入院时，予以保肝、抗炎、改善凝血功能等治疗。2天后患者症状无明显好转，肝功能指标进一步升高，黄疸进行性加重，白细胞较前下降，粒细胞缺乏较前加重，反复发热，及时进行骨髓穿刺检查以排查血液相关疾病，肝脏穿刺以了解肝细胞炎性及病理性改变，经皮胆管穿刺完善胆汁培养。

由于患者胆道条件不佳无法行超声下胆汁引流，据其既往胆道感染治疗方案，予以泰能、万古霉素联合治疗覆盖广谱菌，皮下注射粒细胞集落刺激因子升白治疗，但临床效果无改善，仍有持续发热，伴黄疸、肝脾大及三系进行性减低，肝功能、凝血功能等指标进一步升高，合并粒细胞缺乏，同时相关器官功能进行性衰竭。经全院多科室会诊考虑患者骨髓造血增生减低，不符合脾功能亢进引起的血细胞减少情况，全身淋巴结未触及肿大，肝穿刺结果提示患者肝细胞炎症重，但纤维化不明显，CT虽提示门静脉高压，但胃镜未见明显门静脉高压性食管静脉曲张情况，该患者PET-CT及胃镜检查未见明显肿瘤征象，目前诊断"肝硬化"不成立，考虑患者脾大与原发病有关。

完善细胞因子、铁蛋白、白介素（IL）测定，提示铁蛋白、IL-2受体明显升高，结合噬血细胞综合征诊断标准，考虑诊断为噬血细胞综合征，建议完善NK细胞活性测定、可溶性CD25水平检测进一步明确诊断。

外周血细胞因子检测发现：IL-6、IL-10、IFN-γ、IL-12p70等多个炎症指标显著升高，提示患者免疫系统出现细胞因子风暴，如表26-2所示。

表26-2　流式细胞仪检测外周血细胞因子水平

检验项目	结果	参考范围	单位
IL-2	3.49	＜7.5	pg/mL
IL-6	1075.54	＜5.4	pg/ml
IL-1β	33.52	＜12.4	pg/mL
IL-10	261.19	＜12.9	pg/mL
γ-干扰素（IFN-γ）	345.71	＜23.1	pg/mL
IL-17	9.62	＜21.4	pg/mL
IL-4	4.66	＜8.56	pg/mL
IL-12p70	552.13	＜3.4	pg/mL
肿瘤坏死因子-α（TNF-α）	1.48	＜16.5	pg/mL

院外检查提示：NK细胞活性明显减低，可溶性CD25：3978pg/mL。

骨髓涂片提示可见异型淋巴细胞，吞噬细胞吞噬血小板、红细胞现象，如图26-1。结合临床表现明确诊断"噬血细胞综合征"。根据患者目前情况，考虑继发性[EB病毒/巨细胞病毒（CMV）感染相关性噬血细胞综合征、肿瘤相关性噬血细胞综合征]。

患者既往存在严重胆道感染，是否为噬血细胞综合征原发病因？是否存在其他原因可能？建议临床科室进一步筛查原因，患者于2021年2月19日再次行骨髓穿刺，并且完善淋巴细胞亚群分析。淋巴细胞亚群分析

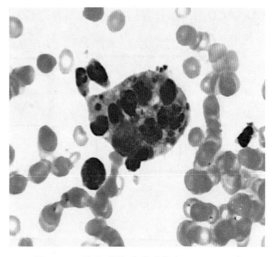

图26-1　噬血现象（瑞氏染色，10×100）

（表26-3）提示总T细胞减少，NK细胞明显升高，常见于NK细胞相关淋巴瘤。临床检验中心医师电话建议患者尽快完善骨髓流式细胞术并复核病理结果。

表26-3　流式细胞仪检测外周血淋巴细胞比例

检验项目	结果	提示	参考范围	单位
淋巴细胞计数	2440.00		1530～3700	/μL
CD3总T细胞百分比	20.33	↓	56～86	%
CD4辅助/诱导T细胞百分比	6.14	↓	33～58	%
CD8抑制/杀伤T细胞百分比	5.52	↓	13～39	%
CD4⁺CD8⁺T细胞百分比	0.27		0～1.42	%
CD4⁻CD8⁻T细胞百分比	46.01		0～12.33	%
CD19 B淋巴细胞百分比	0.30	↓	5～22	%

续表

检验项目	结果	提示	参考范围	单位
CD16$^+$CD56$^+$自然杀伤细胞百分比	74.20	↑	5～26	%
CD3总T细胞计数	497.00	↓	723～2737	/μL
CD4辅助/诱导T细胞计数	151.00	↓	404～1612	/μL
CD8抑制/杀伤T细胞计数	135.00	↓	220～1129	/μL
CD4$^+$CD8$^+$T细胞计数	1		0～30	/μL
CD4$^-$CD8$^-$T细胞计数	229		0～290	/μL
CD19 B淋巴细胞计数	7.00	↓	80～616	/μL
CD16$^+$CD56$^+$自然杀伤细胞计数	1800.00	↑	84～724	/μL
CD4/CD8	1.11		0.71～2.78	

骨髓流式细胞分析（图26-2）提示可见68.4%异常NK细胞，表达CD56、CD94、CD2、CD7、CD16，部分表达cKi67，不表达CD161、CD8。

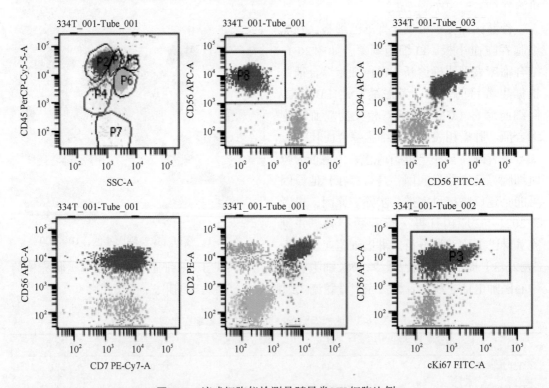

图26-2 流式细胞仪检测骨髓异常NK细胞比例

复核骨髓病理及肝脏病理均提示为NK/T细胞淋巴瘤，完善EB病毒检测提示载量高，此时，明确诊断"结外NK/T细胞淋巴瘤Ⅳ期；继发性噬血细胞综合征"。

后续治疗及转归：2021年3月6日控制治疗噬血细胞综合征，3月9日开始化疗，治疗2剂后，患者进入骨髓抑制期，发热，肺炎克雷伯菌血症，粒细胞缺乏合并重症感染，给予亚胺培南、阿卡米星、卡泊芬净抗菌治疗。3月20日抗感染治疗有效，血三系逐渐升高，提示度过了骨髓抑制期，但患者因资金问题要求出院，筹集资金后返院治疗。

【案例分析】

1. 临床案例分析

该病例既往有胆道感染、肝硬化，有明显急性肝损伤特征，以眼黄、尿黄加重，反复发热入院治疗，患者病情急剧进展，血细胞进行性下降，伴发热、肝功能损害、凝血异常，合并粒细胞缺乏，出现了相关器官功能进行性衰竭。

首要治疗任务是及时保肝、抗炎、改善凝血功能，经广谱抗生素抗感染、输注血浆等治疗后收效甚微，并未改善临床症状。

初次骨髓活检及肝脏活检回报未见明显异常，改变部位再次骨髓穿刺结果提示可见吞噬现象，此时考虑有噬血细胞综合征可能，故完善淋巴细胞亚群分析、细胞因子检测、铁蛋白及sCD25等检查，已符合噬血细胞综合征诊断。噬血细胞综合征中淋巴结肿大、血细胞减少和凝血功能障碍等症状均由细胞因子风暴引起的以炎症为主的全身综合性反应所致[5]，但噬血细胞综合征只是一种现象，其背后的原因不详。一般在临床上分为原发性和继发性，原发性噬血细胞综合征多为家族性噬血细胞综合征、Chediak-Higashi综合征、Griscelli综合征、X连锁淋巴组织增殖性疾病（XLP）、Wiskott-Aldrich综合征等，一般见于2岁前；继发性噬血细胞综合征，一般见于8岁后，主要病因有病毒相关（如EB病毒、CMV等），恶性肿瘤相关（如T细胞淋巴瘤、NK/T细胞淋巴瘤，间变大细胞淋巴瘤等）[6]。该患者PET-CT及胃镜检查未见明显肿瘤征象，但淋巴细胞亚群结果显示CD56比值增高，提示有NK细胞相关疾病，故再次与病理科沟通，加入相关抗体复核结果后修正为NK细胞淋巴瘤累及肝脏、骨髓。

在正规的化疗和支持治疗下，患者临床症状得以控制，病情迅速改善。

2. 检验案例分析

该病例中多次应用流式细胞术。流式细胞术是在细胞分子水平上通过单克隆抗体测得单个细胞或其他生物粒子的多个参数，具有速度快、精度高、准确性好的优点，是当代最先进的细胞定量分析技术之一。目前流式细胞术检测外周血白细胞、骨髓细胞及肿瘤细胞，对临床分析发病机制、观察疗效及检测预后有重要意义。

淋巴细胞亚群检测可反映机体当前的免疫功能、状态和平衡水平，在患者外周血检测中发现NK细胞比例异常增高，及时与临床医师沟通，为疾病明确诊断提供了可参考的方向。

经细胞因子检测发现该患者IL-6、IL-10、IFN-γ、IL-12p70明显增高，预示机体多种免疫细胞和多种细胞因子形成持续放大、过度活跃的免疫应答反应，易导致炎症反应失控。若不及时控制病情，将加重细胞因子风暴，对自身器官、组织造成不可逆损伤，故对患者细胞因子的检测有助于及时诊断噬血细胞综合征和判断预后。在明确诊断治疗后，患者的临床症状得到有效缓解，监测细胞因子发现异常升高的因子均呈于下降趋势。可见细胞因子测定在病情监控与判断病情发展方面具有明显的优势，同时具备为细胞因子风暴预警生物标志物的潜力，可起到监测治疗效果等重要作用。

【知识拓展】

NK/T-LAHS的诊断需同时满足结外NK/T细胞淋巴瘤（ENKTL）的病理诊断标准和HPS的诊断标准。目前，国内外广泛采用国际组织细胞协会制订的HLH 2004诊断标准，满足以下2条中任意1条即可确诊：第一，发现HPS相关的分子遗传异常；第二，满足下列诊断标准8条中的5条：①发热；②脾大；③血细胞减少（外周血细胞二系或三系）：血红蛋白＜90g/L（新生儿＜100g/L）、血小板计数＜100×10⁹/L、中性粒细胞计数＜1.0×10⁹/L；④高三酰甘油血症和（或）低纤维蛋白原血症：三酰甘油（空腹）≥3.0mmol/L、纤维蛋白原≤1.5g/L；⑤骨髓检查/活检或脾、淋巴结、皮肤穿刺/活检发现噬血细胞，无恶性疾病证据（骨髓中未发现噬血现象并不能排除HPS，必要时可定期监测复查）；⑥NK细胞活性降低或完全缺失；⑦血清铁蛋白≥500μg/L（血清铁蛋白≥10 000μg/L对于HPS的诊断灵敏度及特异度均在90%以上）；⑧可溶性IL-2受体≥2400U/mL[7]。值得注意的是，虽然骨髓检查对于诊断LAHS非常重要，但在LAHS发病初期，骨髓噬血现象并不明显，或者仅见少量噬血细胞，此时多为增生活跃或明显活跃，有反应性组织细胞增多；而当出现外周血细胞二系或三系降低时，骨髓增生明显受抑制，可出现较多噬血细胞，以吞噬红细胞、血小板为主[8]。根据相关文献报道，对23例NK/T-LAHS患者的回顾性分析发现，仅39.1%的患者骨髓中有噬血细胞[4]，提示骨髓噬血现象并不是NK/T-LAHS早期诊断的敏感指标。

细胞因子风暴综合征（cytokin storm syndrome，CSS）是一种严重的危及生命的疾病，其临床特点是全身性炎症、高铁蛋白血症、血流动力学不稳定和多器官衰竭。噬血细胞综合征是一种典型的以不受控制的细胞因子风暴为特征的炎症性疾病。

研究发现HPS患者体内存在大量炎症因子如IL-1β、IL-2、IL-6、IL-8、TNF-α和IFN-γ，提示噬血细胞综合征患者机体出现严重炎症反应，细胞因子水平越高，预后越差[9]。在上述细胞因子中IFN-γ具有关键性作用，可通过活化巨噬细胞，进而激活其他细胞因子通路，导致炎症因子级联反应[10]。研究人员在HPS小鼠模型中发现IFN-γ是导致全血细胞减少的最重要因子。IL-6、IL-10的检测可以准确反映疾病的急性及缓解期，而IL-6和TNF-α水平的检测则有助于判断患者预后[11]。

【案例总结】

本案例患者为一名中年男性，根据临床首发症状易误诊为肝脏及感染相关疾病。在病程中患者外周血三系低、肝功能指标高，凝血功能异常，纤维蛋白原低，经完善相关检查后排除表象病因，确定为"结外NK/T细胞淋巴瘤合并噬血细胞综合征"。

通过本案例提示临床医师对于反复发热、肝脾肿大、全血细胞减少、纤维蛋白原低的患者一定要排除噬血细胞综合征，并积极查明原因，可能需要多次复查骨髓或反复进行相关检查才有利于早期诊断。检验医师在血常规检测中如发现淋巴细胞比例明显增高，可推血片在镜下观察是否有异型淋巴细胞，如有异常，需积极与临床医师沟通，建议进一步行外周血淋巴细胞亚群分析；若淋巴细胞亚群分析出现细胞群比例严重失调，需积极与临床医师沟通是否符合病情，建议进一步行骨髓细胞分析为疾病诊断提供早期帮助。

【专家点评】

NK/T-LAHS是少见的临床综合征，因为复杂的临床特点和缺乏具体的指标，NK/T-LAHS的早期诊断非常困难，疾病进展确诊LAHS时，患者常因多器官功能障碍综合征而错失治疗的最佳时机，导致较高的病死率。本病例的明确诊断获益于临床医师丰富的经验和敏锐的洞察力。噬血细胞综合征是一种进展迅速的高致死性疾病，及时发现HPS疑似病例并正确诊断至关重要，当临床症状复杂且不易诊断时，需及时开展多科室联合会诊，此外，既往病史不可小视，经联合诊断逐步排除后，积极寻找新发疾病。

本疾病的诊断也凸显了流式细胞术对于血液肿瘤相关疾病的诊断价值，流式细胞术具有敏感度高、特异性强、报告周期快的优点，在鉴别良、恶性肿瘤的系列和细胞的克隆性方面占有很大的优势，在协助血液相关肿瘤的早期诊断中可发挥重要作用，可以与骨髓涂片、骨髓活检结果相互补充、取长补短，帮助临床获取全面而准确的诊断依据。

参 考 文 献

[1] Faitelson Y，Grunebaum E. Hemophagocytic lymphohisticytosis and primary immune deficiency disorders[J]. Clinical Immunology，2014（155）：118-125.

[2] Zhou FF，Chen L，Wa HX. Treatment of hemophagocytic syndrome and literature review[J]. J Clin Intern Med，2017，34（5）：312-315.

[3] Tong H，Ren Y，Liu H，et al. Clinical characteristics of T-cell lymphoma associated with hemophagocytic syndrome：comparison of T-cell lymphoma with and without hemophagocytic syndrome[J]. Leuk Lymphoma，2008，49（1）：81-87.

[4] 张燕，洪小南. 结外NK/T细胞淋巴瘤相关嗜血细胞综合征23例回顾性分析 [J]. 中华肿瘤防治杂志，2013，20（21）：1672-1675.

[5] Brisse E，Wouters CH，Matthys P. Hemophagocytic lymphohistiocytosis（HLH）：a heterogeneous spectrum of cytokine-driven immune disorders[J]. Cytokine & Growth Factor Reviews，2015，26（3）：263-280.

[6] Rivière S，Galicier L，Coppo P，et al. Reactive hemophagocytic syndrome in adults：a retrospective analysis of 162 patients[J]. The American Journal of Medicine，2014，127（11）：1118-1125.

[7] Henter JI，Horne A，Aricó M，et al. HLH-2004：Diagnostic and therapeutic guidelines for hemophagocytic lymphohistiocytosis[J]. Pediatr Blood Cancer，2007，48（2）：124-131.

[8] 舒汩汩，朱华锋，张涛，等. 28例噬血细胞性淋巴组织细胞增多症临床分析 [J]. 中国实验血液学杂志，2010，18（2）：463-465.

[9] Al-Samkari H，Berliner N. Hemophagocytic lymphoistiocytosis[J]. Auun Rev Pathol，2018，13：27-49.

[10] Marsh RA. Epstein-Barr virus and hemophagocytic lymphohistiocytosis[J]. Front Immunol，2018，8：1902.

[11] 马花. 噬血细胞综合征炎症因子表达水平变化及其意义研究 [D]. 河南：郑州大学，2016.

27 母细胞性浆细胞样树突细胞肿瘤

作者：王倩¹，单宁宁²（山东第一医科大学附属省立医院：1. 检验科；2. 血液科）

点评专家：沈亚娟（山东第一医科大学附属省立医院临床医学检验部）

【概述】

患者因"白细胞升高2年，全身发疹3个月余"入院。入院查体发现头面部、颈部、胸背部及四肢散在大小不等皮疹，呈暗红色，类圆形，界限清，质韧，可移动，无破溃，无瘙痒及压痛，互相不融合，触摸局部皮温较高，无脓肿及脓腔形成。骨髓常规示骨髓增生明显、活跃，异常细胞占13%，血片白细胞分布增高，异常细胞占3%，考虑恶性肿瘤侵犯骨髓。骨髓免疫分型分析一类异常细胞占有核细胞的19.1%，考虑母细胞性浆细胞样树突细胞肿瘤（blastic plasmacytoid dendritic cell neoplasm，BPDCN）。骨髓病理诊断结合病史符合BPDCN，淋巴结病理诊断BPDCN，皮肤表皮病理诊断BPDCN。BPDCN是罕见的恶性髓系造血系统肿瘤，此前BPDCN的标准疗法为高强度化疗＋骨髓移植，然而，很多BPDCN患者对强化治疗不能耐受，目前没有标准的治疗方案，但强调对能耐受者尽早积极治疗。

【案例经过】

患者男性，67岁，2年前查体发现白细胞升高，白细胞计数16.74×10⁹/L，无发热，无咳嗽、咳痰，未行特殊诊疗。2020年6月20日患者于某院行骨髓穿刺及活检，提示粒系增生明显，成熟细胞比值偏高；红系增生减低，*JAK2*基因V617F突变＋，考虑真性红细胞增多症，间断口服羟基脲1个月。3个月前患者无明显诱因双下肢出现散在皮疹，大小不等，呈暗红色，类圆形，界限清，质韧，可移动，无破溃，无瘙痒及压痛，互不融合，触摸局部皮温较高，无脓肿及脓腔形成，后逐渐蔓延至全身，为行进一步诊治收入笔者所在科室。查体发现头面部、颈部、胸背部及四肢散在大小不等皮疹，右侧颈后部及右侧腹股沟区可各触及大小约3cm肿大淋巴结，质韧，可活动，无压痛，局部无红肿及发热，余浅表淋巴结未触及肿大。心肺（－），腹平软，肝脾肋下可触及，双手远端指关节肿胀畸形，以右手中指及无名指为著，无压痛，双下肢无水肿。完善骨髓形态学、免疫分型、基因检测、染色体检测、骨髓病理、皮肤表皮病理以及淋巴结病理等检查后，诊断为BPDCN。

【案例分析】

1.临床案例分析

（1）结合病史及各项检查做出诊断：患者2年前因外周血白细胞增多在外院诊断为骨髓

增殖性肿瘤，间断口服羟基脲治疗，此次因皮疹入院，查体发现头面部、颈部、胸背部及四肢散在大小不等皮疹，右侧颈后部及右侧腹股沟区可各触及大小约3cm肿大淋巴结。入院后依据骨髓细胞学及病理结果，患者被确诊为BPDCN。

（2）BPDCN简介：BPDCN归属于AML。2016年WHO则将其改列入"伴骨髓增生异常相关改变急性髓系白血病"中独立的一类疾病（图27-1）。

WHO 2016 急性髓系白血病及前体肿瘤

1. 伴重现性遗传学异常急性骨髓系白血病	4. 急性髓系白血病，NOS
AML伴 t(8;21)(q22;q22.1);RUNX1-RUNX1T1	AML微分化型
AML伴inv(16)(p13.1q22)or t(16;16)(p13.1;q22);CBFB-MYH11	AML不伴成熟型
APL伴 PML-RARA	AML伴成熟型
AML伴t(9;11)(p21.3;q23.3);MLLT3-KMT2A	急性粒单细胞白血病
AML伴t(6;9)(p23;q34.1);DEK-NUP214	急性原始单细胞/单核细胞白血病
AML伴inv(3)(q21.3q26.2)or t(3;3)(q21.3;q26.2);GATA2,MECOM	纯红系白血病
AML(原始巨核细胞)伴t(1;22)(p13.3;q13.3);RBM15-MKL1	急性原始巨核细胞白血病
临时病种: AML伴BCR-ABL1	急性嗜碱粒细胞白血病
AML伴突变的NPM1	急性全髓增殖伴骨髓纤维化
AML伴CEBPA等位基因突变	5. 髓系肉瘤
临时病种: AML伴RUNX1突变	6. 唐氏综合征相关髓系增殖
2. 伴骨髓增生异常相关改变急性髓系白血病	暂时异常的髓系造血
3. 治疗相关髓系肿瘤	唐氏综合征相关髓系白血病
	7. 母细胞性浆细胞样树突细胞肿瘤

图27-1　AML分类

（3）BPDCN的治疗：Tagraxofusp-erzs（Elzonris）是一种CD123导向的细胞毒素，专门针对CD123靶点而设计，该药由人IL-3与截短的白喉毒素（DT）进行重组融合而成，可不可逆地抑制蛋白质合成并诱导靶细胞凋亡。在先前未经治疗的患者中，总有效率高达90%，有超过一半患者治疗2年后仍然存活。在接受过化疗的患者中，总有效率为67%。2018年12月，该药成为美国食品药品监督管理局（FDA）批准的第一个也是目前唯一一个治疗BPDCN的药物。目前国内尚无相应药物。大多基于ALL和NHL的化疗方案对BPDCN早期缓解疗效很好，但容易复发。Pagano等对41例BPDCN患者进行了回顾性研究，其中26例应用AML的化疗方案，15例应用ALL或NHL的化疗方案，患者总体完全缓解率为36%，部分缓解率为19%；但AML的化疗方案的完全缓解率低于ALL和NHL，复发率低，中位总生存期短。

对该患者给予VICP化疗方案（VDS 4mg d1、d8；IDA 20mg d1，10mg d2、d3；CTX 1.0g d1；Pred 60mg d1～d7，45mg d8～d14），并给予保肝、护心等对症支持治疗。化疗第4日患者全身皮疹及硬结明显消退。1个疗程后患者完全缓解（图27-2）。半年后患者死于BPDCN。

2. 检验案例分析

患者白细胞升高2年，在外院已经进行了骨髓检查和基因检查，提示粒系增生明显，成熟细胞比值偏高；红系增生减低，*JAK2*基因 V617F 突变+，考虑真性红细胞增多症。

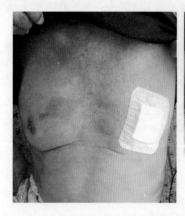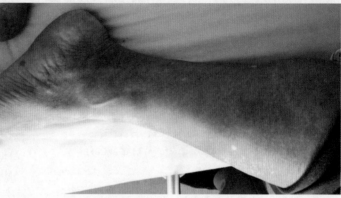

图27-2　治疗后皮疹好转

入院后完善各项检查，检查结果如下。

（1）血常规：血涂片中白细胞分布增多，原始幼稚样细胞占2%，红细胞轻度大小不一，血小板易见（表27-1，图27-3）。

表 27-1　患者血常规检验结果

检验项目	结果	提示	单位	参考范围
白细胞	13.46	↑	10^9/L	3.5～9.5
红细胞	5.33		10^{12}/L	4.3～5.8
血红蛋白	148		g/L	130～175
红细胞压积	45.80		%	40～50
平均红细胞体积	85.90		fL	82～100
平均红细胞血红蛋白含量	27.80		pg	27～34
平均红细胞血红蛋白浓度	323		g/L	316～354
血小板	276		10^9/L	125～350
淋巴细胞百分比	16.3	↓	%	20～50
单核细胞百分比	9.0		%	3～10
中性粒细胞百分比	74.0		%	40～75
嗜酸性粒细胞百分比	0.2	↓	%	0.4～8.0
嗜碱性粒细胞百分比	0.5		%	0～1
淋巴细胞绝对值	2.19		10^9/L	1.1～3.2
单核细胞绝对值	1.21	↑	10^9/L	0.1～0.6
中性粒细胞绝对值	9.96	↑	10^9/L	1.8～6.3
嗜酸细胞绝对值	0.03		10^9/L	0.02～0.52
嗜碱细胞绝对值	0.07	↑	10^9/L	0～0.06
红细胞分布宽度（CV）	18.60	↑	%	10.9～15.4
红细胞分布宽度（SD）	55.80	↑	fL	39～46

续表

检验项目	结果	提示	单位	参考范围
血小板分布宽度	13.20		fL	—
血小板平均体积	10.80		fL	7.6～13.2
大血小板比率	31.30		%	13～43
血小板比积	0.30		%	
有核红细胞百分数	0.00		%	
有核红细胞绝对值	0.00		10⁹/L	
网织红细胞血红蛋白含量	30.8	↓	pg	31.2～36.2
网织红细胞比率	1.73	↑	%	0.5～1.5

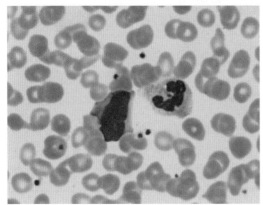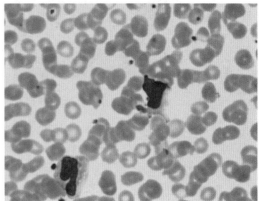

图27-3　血涂片形态

（2）骨髓形态学检测：骨髓增生明显活跃，异常细胞占13%，考虑恶性肿瘤侵犯骨髓。在骨髓涂片中看到一类细胞，胞体中等大小，呈梭形或椭圆形，胞核不规则，染色质较细，部分可见一个或多个小核仁，胞质丰富，无颗粒，胞质呈指状突起或拖尾状，部分瘤细胞靠近细胞膜可有小的空泡和伪足。其细胞形态与WHO图谱上的BPDCN细胞形态极为相似，所以，骨髓形态学分析考虑BPDCN（图27-4，图27-5）。

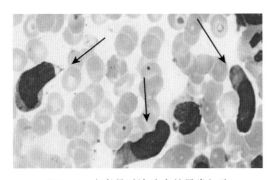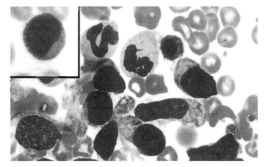

图27-4　患者骨髓涂片中的异常细胞　　　　图27-5　WHO图谱上BPDCN细胞形态

（3）在骨髓涂片中看到这类异常细胞后，首先考虑BPDCN，马上与临床医师沟通，并到病房查看患者身上的皮疹情况，然后与临床医师进行面对面讨论，说明诊断方向，并提出进一步的检查建议。患者皮疹呈暗红色，类圆形，界限清，质韧，可移动（图27-6）。

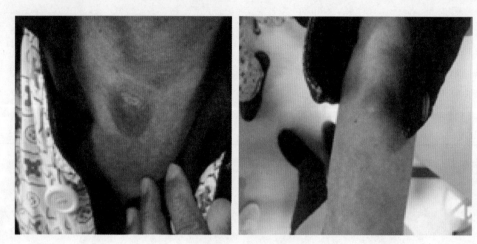

图27-6 患者皮疹

（4）骨髓免疫分型检测：一类细胞占有核细胞的19.1%，为异常细胞，表达CD7、HLA-DR、CD56、CD123、CD304，部分细胞表达$CD4^{dim}$、CD38，考虑BPDCN（图27-7）。

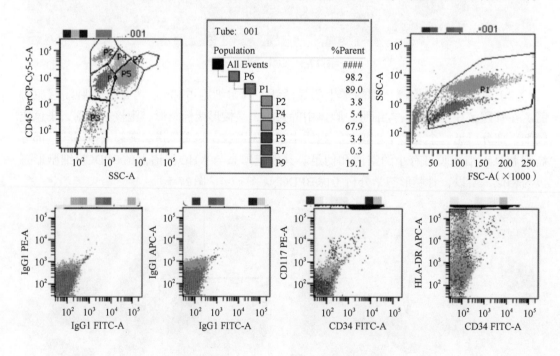

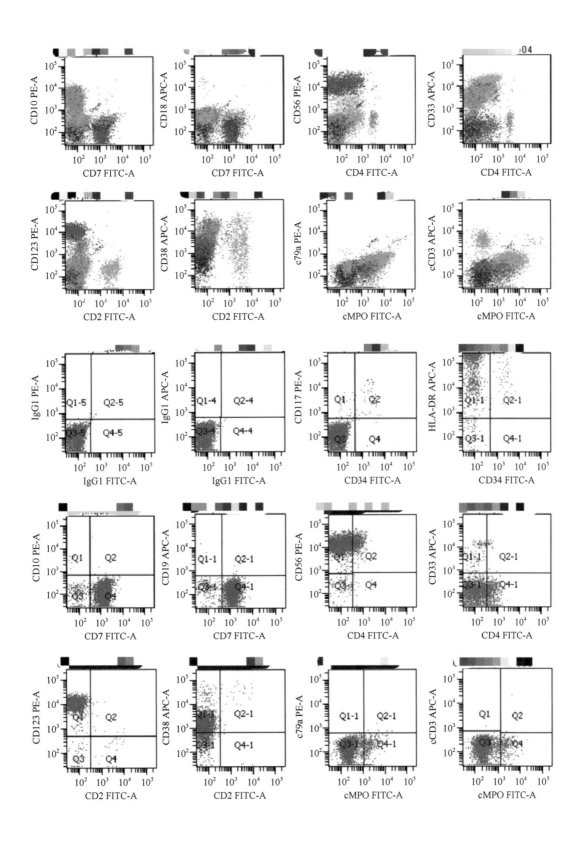

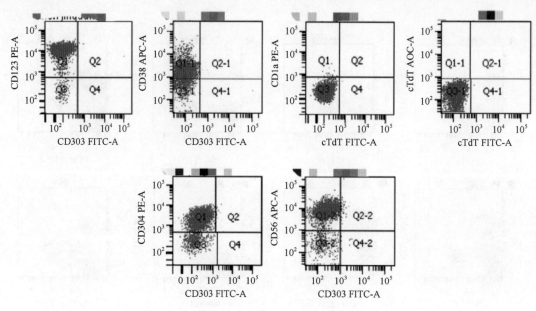

图27-7   流式免疫分型检测结果

（5）骨髓基因检测：*BCR/ABL1*混合型定性检测阴性；骨髓增殖性肿瘤相关基因*JAK2*（EXON14）V617F阳性；骨髓二代测序示*NF1*、*ASXL1*、*JAK2*、*ZRSR2*、*USP7*、*TET2*、*PHF6*、*KMT2D*、*CALR*基因突变（图27-8）。

1.与疾病密切相关的热点突变位点检测结果

（注：有疾病诊疗指南、专家共识或权威文献支持，具有明确的临床意义）

突变基因	转录本ID	突变位置	核苷酸改变	氨基酸改变	dbSNP	突变频率（%）
NF1	NM_001042492	Intron38	c.5609+1G>A	--	--	15.9
ASXL1	NM_015338	Exon12	c.1900_1922del	p.E635Rfs*15	--	71.5
JAK2	NM_004972	Exon14	c.1849G>T	p.V617F	rs77375493	26.9
ZRSR2	NM_005089	Exon11	c.967G>T	p.G323X	--	29.2
ZRSR2	NM_005089	Exon11	c.1434delT	p.K480Nfs*37	--	13.2

2.与疾病可能相关的突变位点检测结果

（注：有数据库或文献支持，或是高致病可能性，具有潜在的临床意义）

突变基因	转录本ID	突变位置	核苷酸改变	氨基酸改变	dbSNP	突变频率（%）
USP7	NM_003470	Exon13	c.1367_1368ins3 9	p.V455_H456ins 13	--	13.2
TET2	NM_001127208	Exon11	c.5581G>A	p.G1861R	--	51.5
TET2	NM_001127208	Exon11	c.5688G>T	p.R1896S	--	46.4
PHF6	NM_032458	Exon8	c.821G>A	p.R274Q	--	1.8

3.其他

（注：临床意义未明的突变）

突变基因	转录本ID	突变位置	核苷酸改变	氨基酸改变	dbSNP	突变频率（%）
KMT2D	NM_003482	Exon31	c.6643T>A	p.S2215T	rs200080744	51.5
CALR	NM_004343	Exon8	c.1003G>A	p.D335N	rs530463916	51

图 27-8　骨髓基因检测报告

（6）骨髓病理检测：骨髓增生极度活跃（90%），形态偏幼稚细胞增多，纤维组织灶性增生，网状纤维染色（MF-2级，灶性）。免疫组化示形态偏幼稚细胞：CD4^{dim}、CD56$^+$、CD123$^+$、CD34$^-$、CD117$^-$、MPO$^-$、Lysozyme$^-$、CD3$^-$、CD8$^-$、CD19$^-$。

病理诊断：①形态偏幼稚细胞增多，结合病史符合BPDCN。②巨核细胞较易见，可见胞体大的巨核细胞，建议结合分子生物学检查进一步区分反应性形态学改变及骨髓增殖性肿瘤（图27-9）。

诊断结果：1. 形态偏幼稚细胞增多，结合病史符合母细胞性浆细胞样树突细胞肿瘤，建议结合流式细胞学检查进一步确定；
2. 巨核细胞较易见，可见胞体大的巨核细胞，建议结合分子生物学检查进一步区分反应性形态学改变及骨髓增殖性肿瘤。

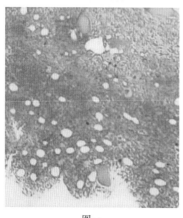
图一

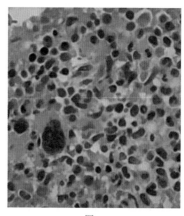
图二

大体描述：组织1块，1.7cm×0.2cm×0.2cm，①×1
镜下所见：骨髓活检：HE及PAS染色示骨髓增生极度活跃（90%），形态偏幼稚细胞增多，胞体中等至大，胞质中等量，胞核略不规则，染色质细致，粒红比例增大，粒系各阶段细胞可见，以中幼及以下阶段细胞为主，红系各阶段细胞可见，以中晚幼红细胞为主，巨核细胞较易见，散在或簇状分布，分叶核为主，可见胞体大的巨核细胞；少量淋巴细胞散在分布，纤维组织灶性增生。网状纤维染色（MF-2级，灶性）。
免疫组化示形态偏幼稚细胞：CD4弱+，CD56$^+$，CD123$^+$，CD34$^-$，CD117$^-$，MPO$^-$，Lysozyme$^-$，CD3$^-$，CD8$^-$，CD19$^-$。

图 27-9　骨髓病理检测报告

（7）淋巴结病理检测：（右腹股沟淋巴结）穿刺活检示异常细胞弥漫增生，胞体中等至大，胞质量少，胞核圆形或不规则，染色质细致。免疫组化示肿瘤细胞，CD4^{dim}、CD56$^+$、CD123$^+$、CD117$^-$、MPO$^-$、Lysozyme$^-$、CD3$^-$、CD303$^-$、TCL1$^+$。

病理诊断：母细胞性浆细胞样树突细胞肿瘤（BPDCN）（图27-10）。

诊断结果：（右侧腹股沟淋巴结）穿刺活检：母细胞性浆细胞样树突细胞肿瘤。

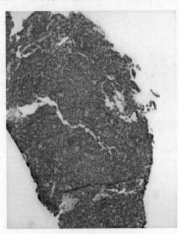
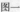

图一

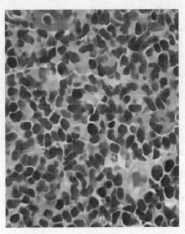

图二

大体描述：送检穿刺组织 3 条，大小均为 1.2cm×0.1cm×0.1cm，①×3。

镜下所见：（右侧腹股沟淋巴结）穿刺活检：异常细胞弥漫增生，胞体中等至大，胞质量少，胞核圆形或不规则，染色质细致。

免疫组化示肿瘤细胞：CD117⁻，MPO⁻，Lysozyme⁻，CD19⁻，CD3⁻，CD4少数+，CD56⁺，CD123⁺，CD303⁻，TCL1⁺。

图 27-10　淋巴结病理检测报告

（8）胸表皮病理检测：表皮下异常细胞弥漫增生，胞体中等至大，胞质丰富，胞核圆形或不规则，染色质偏细致。

诊断结果：母细胞性浆细胞样树突细胞肿瘤（图 27-11）。

诊断结果：（胸表皮）活检：母细胞性浆细胞样树突细胞肿瘤。

大体描述：切片×14，白片×20，204142

镜下所见：（胸表皮）活检：表皮下异常细胞弥漫增生，胞体中等至大，胞质丰富，胞核圆形或不规则，染色质偏细致。

原单位免疫组化示肿瘤细胞：CD43⁺，CD4 NS，CD56⁺，CD123⁺，CD117⁻，TdT⁻，MPO⁻，CD163⁻，CD20⁻，CD3⁻，CD30⁻，Ki67阳性率约50%。

原单位原位杂交：EBER−。

加做免疫组化示肿瘤细胞：CD4少+，CD123⁺，CD303⁻，TCL1⁺，CD34⁻，Lysozyme⁻，TdT⁻，CD10⁺，CD19⁻，CD79a⁻。

图 27-11　胸表皮病理检测报告

（9）染色体检测：检查结果：46，XY[20]，未见克隆性异常（图 27-12）。

【知识拓展】

BPDCN是一种罕见的高度侵袭性血液系统恶性肿瘤，患者中位生存期不足2年，其临床表现具有广泛的异质性和独特性[1]，2008年世界卫生组织（WHO）造血与淋巴组织肿瘤分类中，将其正式命名为 BPDCN。

检测项目：骨髓染色体核型分析

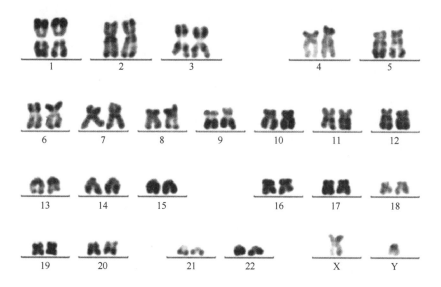

核型描述：46,XY[20]

结　　论：未见克隆性异常

结果解释：正常染色体核型常见于非血液系统肿瘤的患者、AA及增生性贫血等，血液肿瘤缓解期；也可见于部分 AL、MDS、MPN 及淋巴系统肿瘤等，请结合其他检查结果。

图 27-12　染色体检测报告

BPDCN是一种没有种族及民族差异的罕见的血液系统恶性肿瘤，其所占比例不到急性白血病的1%，以未成熟浆细胞样树突细胞（PDC）克隆性增生为特征[2]。大多数患者为老年人，诊断时平均年龄为57.5岁；一般女性患者比男性患者年龄要小，男性多于女性。BPDCN 的典型临床表现是皮肤病变和白血病表现，儿童与成人的临床表现无明显差异。90% 的患者以皮肤病变为首发症状，表现各异，最典型的皮肤病变表现为瘀斑样皮肤红斑或结节，表面可有糜烂、溃疡。4%的儿童患者初诊时没有皮肤病变，首发部位可为骨髓、外周血、淋巴结、肝脏或脾脏，有报道表明初诊时没有皮肤受累的儿童患者预后优于伴有皮肤病变者。70%的患者累及骨髓，并导致全血细胞减少，肝脾肿大和浅表淋巴结增大[3]。

骨髓形态学上常见形态单一的瘤细胞弥漫性浸润。瘤细胞中等大小，胞核不规则，染色质细腻，有一个或多个小核仁。胞质少，灰蓝色，无颗粒。瘤细胞靠近细胞膜可有小的空泡和伪足。POX 和 NAE（α- 醋酸萘酚酯酶）染色均为阴性，PAS（过碘酸希夫）染色为阳性，且呈现大块状、颗粒状或圆珠样阳性染色区。

病理改变上，BPDCN 典型形态为真皮层内见肿瘤细胞致密、弥漫分布，瘤细胞中等大小、均一，核形不规则，胞内可见细团块状染色质，不见核仁或核仁不明显，分裂象常见。病变可侵犯至皮下脂肪组织，但一般不侵及表皮，皮肤附属器可被破坏，一般无血管侵犯及坏死。病灶内一般无成熟的炎症细胞浸润。BPDCN 的皮损部位表皮层及浸润区域之间会有一条明显的无细胞浸润带（Grenz带），这也是 BPDCN 的主要诊断要点[3]。

肿瘤细胞免疫表型对BPDCN的诊断起重要作用，肿瘤细胞通常共表达CD4和CD56，同时表达浆细胞样树突细胞标志物CD303、CD123、TCL1、CD2AP，不表达淋巴系、NK系及髓系标志物。50%的病例表达CD68，在淋系和髓系相关抗原中，CD7和CH33相对常见，有些病例表达CD2、CD36和CD38，而CD3、CD5、CD13、CD16、CD19、CD20、CD79a、溶菌酶和MPO总是阴性，约30%的患者表达TdT。CD34和CD117为阴性。BPDCN在疾病的进展过程中，免疫表型变化多样，若表达CD117或MPO阳性，可能提示BPDCN向急性髓细胞白血病转化的可能[4]。

虽然约60%的BPDCN患者可存在遗传学异常，复杂核型常见，但目前还没有发现特异性改变，急性白血病相关基因均为阴性。9p21缺少与预后不良可能相关。

【案例总结】

本病例血涂片细胞形态可见少量肿瘤细胞，骨髓见较多的肿瘤细胞。从细胞形态学来看，该肿瘤细胞中等大小，核不规则，染色质细腻，有一个或多个小核仁。胞质少，灰蓝色，无颗粒，部分有伪足及长拖尾。此形态符合树突细胞典型形态，与WHO诊断标准图谱上的BPDCN细胞形态极为相似，因此形态学上需要考虑BPDCN。

由于绝大多数BPDCN病例的最初表象是皮疹，于是，检验医师与临床医师沟通后来到病房，检查患者身上的皮疹情况，并与临床医师进行面对面讨论沟通，向临床医师说明诊断方向，并提出进一步检查的方向建议。BPDCN诊断需要结合临床、病理形态及组化、骨髓细胞形态学及化学染色、流式细胞学等多种检查综合分析。由此可见，首先对检验医师自身来讲，要有扎实的理论基础和临床工作经验，在工作中主动学习临床医学和检验医学的专业知识，不断提升自己的知识储备和工作能力，这样在遇到罕见病例时，才能将检查结果结合患者的临床表现等进行综合分析。其次，工作中检验医师应积极与临床医师沟通交流，主动给临床医师提出进一步检查的建议，为进一步明确诊断提供帮助，协助临床做出正确的诊断。

【专家点评】

BPDCN是一种罕见的血液肿瘤，本病例是笔者所在医院诊断的首例BPDCN。本病例临床表现为同时侵犯了皮肤、骨髓、血液及淋巴结，骨髓涂片中可观察到BPDCN独特的细胞形态，是一例非常典型的BPDCN。笔者从最早送检到检验科的标本血常规检验结果说起，按时间顺序展示了血细胞分析仪检测结果及显微镜下血细胞形态，临床症状，骨髓细胞形态学、免疫分型、染色体和基因检测结果，以及骨髓、皮肤、淋巴结的病理结果，最终明确诊断。文中也介绍了患者的治疗方案、治疗效果及预后情况。通过本病例使读者全面了解了一个罕见且典型BPDCN病例的诊疗全过程。

本病例还展示了检验医师从接触到骨髓标本起，到最终明确诊断乃至后续的治疗过程中，都与临床医师进行了全面、深入的沟通，其间还到病房观察患者的全身皮疹情况。因此，本案例不仅体现了血液肿瘤MICM综合诊断联合精准检测的重要性，还充分说明了检验与临床经常、及时、有效沟通的必要性。

参 考 文 献

[1] Polyatskin IL，Artemyeva AS，Krivolapov YA. Revised WHO classification of tumors of hematopoietic and lymphoid tissues，2017（4th edition）：lymphoid tumors[J]. Arkh Patol，2019，81（3）：59-65.

[2] Garnache-Ottou F，Vidal C，Biichlé S，et al. How should we diagnose and treat blastic plasmacytoid dendritic cell neoplasm patients?[J]. Blood Adv，2019，3（24）：4238-4251.

[3] Venugopal S，Zhou S，El Jamal SM，et al. Blastic plasmacytoid dendritic cell neoplasm-current insights[J]. Clin Lymphoma Myeloma Leuk，2019，19（9）：545-554.

[4] Khoury JD. Blastic plasmacytoid dendritic cell neoplasm[J]. Curr Hematol Malig Rep，2018，13（6）：477-483.

28 以贫血为首发症状的多发性骨髓瘤

作者：黄芊[1]、李昕[2]（上海交通大学医学院附属仁济医院：1. 检验科；2. 血液科）

点评专家：沈薇（上海交通大学医学院附属仁济医院检验科）

【概述】

本案例患者以贫血为首发症状，因"头晕乏力、双下肢轻度水肿"就诊于笔者所在医院肾内科。患者实验室检查表现为贫血、肾功能受损、球蛋白异常增高，疑似慢性肾炎所致的贫血，而多发性骨髓瘤（multiple myeloma，MM）的临床症状（如骨痛等）在该患者身上表现不典型。异常增高的球蛋白引起了检验医师的重视，经过检验医师与临床医师的充分沟通，建议患者转诊至血液科并最终确诊为MM。

【案例经过】

患者男性，51岁，因"头晕、乏力1个月余"就诊。查体：体温正常，肝脾淋巴结未触及，无黄疸，双下肢轻度水肿。2022年6月18日检查结果如下：白细胞3.46×10^9/L，血红蛋白90g/L，血小板97×10^9/L。具体诊疗经过见案例分析。

【案例分析】

1. 临床案例分析

患者有贫血的临床症状，实验室检查进一步发现肾功能受损（尿素氮、肌酐、尿酸水平均升高），免疫固定电泳显示异常IgA κ型免疫球蛋白，骨髓细胞学检查示骨髓增生正常，总浆细胞43%，其中原浆细胞16%，幼浆细胞18.5%，偶见双核浆细胞，红细胞（RBC）呈缗钱状排列。骨髓病理显示骨髓增生极度活跃，造血组织90%，非造血组织10%，浆细胞弥漫性增生，部分呈浆母细胞形态，符合MM骨髓象。影像学检查示全身多发骨质密度不均匀减低、破坏，部分伴软组织影，考虑恶性病变（MM？）可能，综合以上临床症状、实验室检查及影像学检查，考虑患者诊断MM IgA κ型。

2. 检验案例分析

（1）该患者血常规结果显示血红蛋白86g/L，为中度贫血（图28-1）。MCV、MCH、MCHC均下降，表现为小细胞低色素性贫血。同时，贫血相关实验室检查（表28-1）提示，患者铁蛋白及血清铁降低，总铁结合力升高，可诊断为缺铁性贫血。那么该患者是否为单纯缺铁性贫血所导致的贫血呢？

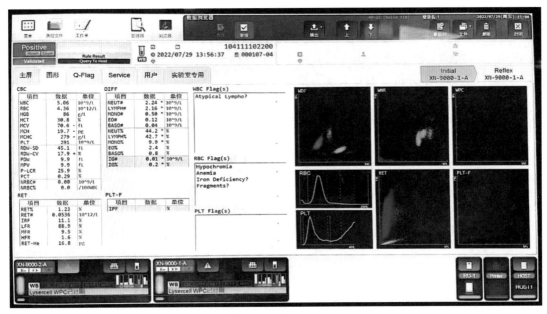

图 28-1 血常规结果

表 28-1 贫血相关实验室检查

	结果	参考范围或结果
铁蛋白（μg/L）	20 ↓	35～55
总铁结合力（μmol/L）	78.0 ↑	48.3～68.0
血清铁（mg/L）	0.60 ↓	1.10～1.60
维生素B$_{12}$（pmol/L）	213	103～516
叶酸（nmol/L）	34	11～54
网织红细胞（%）	0.8	0.5～1.5
粪便隐血	阴性	阴性

（2）该患者生化检查单中球蛋白明显增高引起了报告审核人员的注意（表28-2），查阅患者病历无既往结果。临床诊断仅显示"贫血待查"，是什么原因导致该患者球蛋白明显增高？

表 28-2 生化检查单异常结果

	结果	参考范围
球蛋白（g/L）	99 ↑	20～40
血钙（mmol/L）	2.64 ↑	2.25～2.55
肌酐（μmol/L）	154 ↑	41～81
尿素氮（mmol/L）	26.4 ↑	3.1～8.8
尿酸（mmol/L）	813 ↑	160～430

首先按照标本复查流程：标本形状良好，无血丝、凝块、溶血等异常；仪器状态良好，无报警信息；球蛋白质控显示在控。然后将该标本置于另一生化仪器上复测，结果显示98g/L，两次结果相差1%，结果偏倚符合实验室标本复查偏倚要求（球蛋白＜5%）。

综合以上报告单分析，患者表现为缺铁性贫血，肾功能损害（尿素氮、肌酐、尿酸升高），以及球蛋白升高。患者贫血的可能原因是否仅限于缺铁性贫血呢？患者为什么又会出现球蛋白的升高呢？作为检验医师还能做些什么呢？

1）患者贫血的可能原因

贫血常见的原因包括：①营养性贫血，如缺铁性贫血和巨幼细胞性贫血，营养性贫血占贫血病因的90%以上；②溶血性贫血；③肾性贫血；④消化道肿瘤或者出血；⑤其他恶性肿瘤，如MM等。

该患者维生素B_{12}及叶酸正常，可排除巨细胞性贫血；网织红细胞及胆红素等检查正常，可排除溶血性贫血；粪便隐血阴性，可排除消化道出血。目前该患者有可能致贫血的原因：①单纯缺铁性贫血；②肾性贫血；③其他原因导致的贫血，如肿瘤。

2）患者球蛋白升高的可能原因

球蛋白升高的常见原因包括：肝脏疾病、感染性疾病、MM或淋巴瘤、自身免疫性疾病。该患者肝酶指标均正常，无黄疸，可排除肝脏疾病；白细胞及中性粒细胞均正常，也可排除感染性疾病，病史中未提及患者有皮肤红斑、关节痛等症状，可排除自身免疫性疾病。因此，可能的原因指向了MM和淋巴瘤等肿瘤病变。

为证实患者球蛋白升高是否为MM所致，加做血清蛋白电泳，结果：γ区出现M带，血免疫固定电泳可见IgA及κ区带，见图28-2和图28-3。外周血涂片可见红细胞缗钱状排列，见图28-4。

（3）检验科的建议性报告。从检验的角度经过分析和思考以后，告知肾内科主诊医师：患者的贫血可能由MM所致，建议患者追加骨髓穿刺、活检，流式细胞分析，血液免疫球蛋白全套、游离轻链，尿液游离轻链、本周蛋白等检查，以明确病因。之后，与患者本人联系，告知患者球蛋白升高事宜，需至血液科进一步检查以明确诊断。

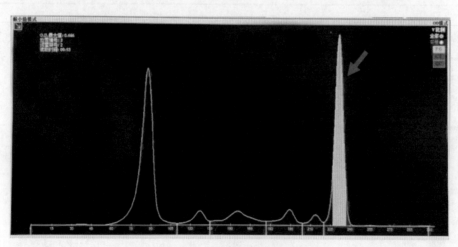

图28-2　血清蛋白电泳

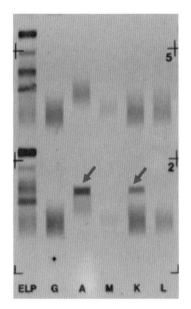

图 28-3　免疫固定电泳

上图为正常对照，下图为该患者样本

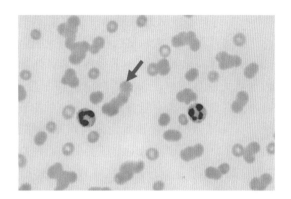

图 28-4　外周血涂片

（4）后续。一周后，患者再次来院，检查结果如下。

骨髓细胞学检查：骨髓增生正常，总浆细胞43%，其中原浆细胞16%，幼浆细胞18.5%，偶见双核浆细胞，红细胞呈缗钱状排列。

骨髓病理：骨髓增生极度活跃，造血组织90%，非造血组织10%，浆细胞弥漫性增生，部分呈浆母细胞形态，符合MM骨髓象。

FISH：fish1：1g21 96%。

PET-CT：全身多发骨质密度不均匀减低、破坏，部分伴软组织影，考虑恶性病变可能（MM？），建议血液免疫电泳、尿本周蛋白及骨髓穿刺病理明确。

血清免疫球蛋白+轻链：IgG 5.63g/L，IgA 76mg/L↑，IgM＜0.19mg/L，血轻链κ5.85mg/dL，血轻链λ0.68mg/dL。

尿本周蛋白：阴性。

患者最终诊断：①MM IgAκ型；②缺铁性贫血。

目前，患者已收治入笔者所在医院血液科病房，行硼替佐米、地塞米松及环磷酰胺（PCD）方案化疗，辅以护胃、镇痛等，化疗后患者骨髓瘤达到完全缓解。

【知识拓展】

多发性骨髓瘤（MM）是一种以骨髓中异常克隆浆细胞为特征的血液系统恶性肿瘤，异常克隆浆细胞的生长可引起破坏性骨病变、急性肾损伤、贫血和高钙血症[1]。

肾损害是MM常见并发症，也是患者死亡的常见原因之一，过多的游离轻链超过肾小管代谢能力，可形成管型破坏肾小管，进而使肾小球滤过率下降。与分泌κ轻链者相比，分泌λ轻链的患者更容易发展至肾衰竭，有研究指出，λ轻链蛋白基因可变区R突变比例高，从而导致轻链蛋白结构及理化活性改变，有可能某些亚型轻链蛋白更容易发生肾小管损害。

既往研究显示MM初诊误诊率高，误诊疾病中18.58%被误诊为"慢性肾小球肾炎"，经查阅文献[2]，除肾损害的水肿、蛋白尿、肾衰竭等一般表现外，还有一些特征可供鉴别，概括为"4个不平行，3高1痛1低"。

4个不平行：①血肌酐水平和贫血程度不平行：骨髓瘤细胞大量单克隆增殖，侵占骨髓腔使红系生成受抑，从而贫血程度与肾功能损害程度不平行，往往贫血重、肾衰竭程度轻。②血肌酐水平和肾脏大小不平行：MM伴肾功能损害时，慢性主要为淀粉样变和轻链沉积，肾脏无明显缩小。③尿蛋白定量和尿蛋白定性不平行：MM肾损害时蛋白尿中主要为轻链蛋白，定性方法不能有效检测出，故出现定性比定量程度轻。尿蛋白定量和定性明显不平行。④尿蛋白定量和血白蛋白水平不平行：MM肾损害蛋白尿中含大量轻链蛋白，白蛋白丢失不严重，故可出现大量蛋白尿而血白蛋白下降不明显。

3高：高钙血症、高球蛋白血症和红细胞沉降率快。

1痛：骨痛。

1低：高血压发生率低，高血压在MM伴肾损害的患者中发生率远较其他肾衰竭中的发生率要低。

【案例总结】

贫血在临床上原因多样，经常与其他临床症状合并出现，通常需要进一步实验室检查方能明确病因。本例患者骨痛症状不明显，且首发症状为贫血，故而在社区医院就诊时并未引起重视，所幸笔者所在医院临床医师与检验医师携手合作识破真相，最终患者结局良好。因此，在临床上出现贫血伴肾功能不全，既往无明确慢性肾病史的情况下，一定要想到MM的可能，尽早做骨髓穿刺明确诊断。

【专家点评】

多发性骨髓瘤（MM）是一种克隆浆细胞异常增殖的恶性疾病，在很多国家是血液系统第2位常见恶性肿瘤，多发于老年人，目前仍无法治愈[3]。MM常见的症状包括骨髓瘤相关器官功能损伤的表现，即"CRAB"症状[血钙增高（calcium elevation），肾损害（renal insufficiency），贫血（anemia），骨病（bone disease）]，以及继发淀粉样变性等相关表现。本例患者在确诊前的实验室检查中发现存在肾功能不全，如血清尿酸、肌酐、尿素氮升高等，且合并贫血，稍有不慎，就有可能在检验结果提示肾功能异常时被误诊为慢性肾功能不全导致的肾性贫血，使得把疾病的一个并发症当作主要疾病治疗，导致更长时间的误诊而延误病情。本案例中，检验医师将检查结果结合患者的临床表现等进行综合分析，主动给临床医师提出进一步检查建议，避免了患者及临床医师走弯路，为临床进一步明确诊断提供了帮助。

参 考 文 献

[1] 中国医师协会血液科医师分会，中华医学会血液学分会，中国医师协会多发性骨髓瘤专业委员会.中国多发性骨髓瘤诊治指南（2022年修订）[J]. 中华内科杂志，2022，61（5）：480-487.

[2] Cowan AJ，Green DJ，Kwok M，et al. Diagnosis and management of multiple myeloma：a review[J]. JAMA，2022，327（5）：464-477.

[3] Li S，Gong T，Kou C，et al. Clinical outcomes associated with chronic kidney disease in elderly medicare patients with multiple myeloma[J]. Clin Lymphoma Myeloma Leuk，2021，21（6）：401-412.e24.

29 以嗜酸性粒细胞增多为表现的急性淋巴细胞白血病

作者：杨霖[1]，索涛丽[2]（山西省儿童医院：1. 临床医学检验中心；2. 血液科）

点评专家：李建兰（山西医科大学第二医院内科实验室）

【概述】

本案例患者既往进食虾后会出现腹部不适，本次进食虾后间断呕吐7天，腹痛3天，在外院治疗效果差，为求进一步诊治入笔者所在医院进行治疗。入院后完善相关检查，发现患者白细胞、嗜酸性粒细胞明显升高，在检验医师与临床医师共同努力下，确诊其为急性淋巴细胞白血病并进行相应治疗。治疗3个月后行异基因造血干细胞移植，目前病情稳定。

【案例经过】

患者男性，11岁，因"间断呕吐7天，腹痛3天"于2021年11月22日来笔者所在医院治疗，血常规结果显示白细胞及嗜酸性粒细胞明显升高，血液涂片镜检未见异常细胞。进一步完善血液系统相关检查，骨髓细胞形态学、骨髓流式细胞免疫荧光分析、白血病基因突变筛查，最终确诊为急性淋巴细胞白血病。

【案例分析】

1. 临床案例分析

嗜酸性粒细胞增多临床多见于过敏性疾病、寄生虫感染、结缔组织病、血液肿瘤等[1]。血液肿瘤伴嗜酸性粒细胞增多，可为非克隆性增殖（多由于肿瘤细胞引起IL-3、IL-4或IL-5增高，从而刺激嗜酸性粒细胞增殖），也可起源于血液肿瘤克隆，后者可伴 *PDGFRA*、*PDGFRB*、*FGFR1* 重排 或 *PCM1-JAK2*、*ETV6-JAK2* 或 *CR-JAK2* 融合基因，或伴 *ETV6-ABL1*、*ETV6-FLT3* 或其他激酶融合基因。

该患儿以消化道症状起病，既往有虾过敏史，入院查体有皮疹，结合外周血嗜酸性粒细胞增多，且为成熟嗜酸性粒细胞，故入院考虑过敏性原因所致嗜酸性粒细胞性胃肠炎。但骨髓原幼样细胞占50%，免疫分型示异常原始细胞占28.7%，为B细胞来源，无嗜酸性粒细胞表型，故诊断急性淋巴细胞白血病伴嗜酸性粒细胞增多。此类白血病临床少见，多为个例报道。嗜酸性粒细胞增多可出现于急性淋巴细胞白血病发病前、治疗中及治疗后，可表现恶性特征，发病机制不清楚。临床除白血病表现外，可出现嗜酸性粒细胞增多引起脏器受损表现，如皮疹、胃肠道表现、肺部浸润表现、深动脉血栓等。细胞遗传学常有5号、14号染色体长臂异常。

该患儿诊断后按CCLC-2018急性淋巴细胞白血病方案给予治疗，诱导治疗结束后嗜酸性粒细胞恢复正常。诱导治疗后骨髓微小残留＞10%，评估为高危，治疗3个月后行异基因造血干细胞移植，目前病情稳定。

2. 检验案例分析

该患儿进食虾后间断呕吐7天，腹痛3天入院，有陈旧性淡红色皮疹。

入院后完善相关检查。血常规：白细胞计数42.52×10⁹/L↑，中性粒细胞百分比37.3%↓，中性粒细胞绝对值15.90×10⁹/L↑，淋巴细胞白分比10.0%↓，红细胞计数4.38×10¹²/L，红细胞压积36.4%↓，血红蛋白浓度129g/L，血小板计数224×10⁹/L。外周血细胞形态：成熟嗜酸性粒细胞增多（图29-1）。C反应蛋白13.74mg/L↑；红细胞沉降率58mm/h↑，粪便常规检测阴性，凝血血栓功能未见明显异常。血生化：乳酸脱氢酶415U/L↑，余未见明显异常。总IgE测定：总IgE 59.6kIU/L。吸入及食入变应原筛查（特异性IgE检测）：均阴性。感染标志物检测：乙型肝炎表面抗体阳性（+），余阴性。甲状腺功能：游离三碘甲腺原氨酸4.05pmol/L，游离甲状腺素18.81pmol/L，三碘甲腺原氨酸1.31nmol/L，甲状腺素139.5nmol/L，促甲状腺激素1.375mIU/L。支原体抗体1：160。EB病毒抗体：EB病毒早期抗原IgM抗体检测阳性（+），EB病毒衣壳抗原IgM抗体检测阳性（+），EB病毒衣壳抗原IgG抗体检测阴性（-），EB病毒核心抗原IgG抗体检测阳性（+），衣壳抗原IgG抗体高亲和力阴性（-），衣壳抗原IgG抗体低亲和力阴性（-）。

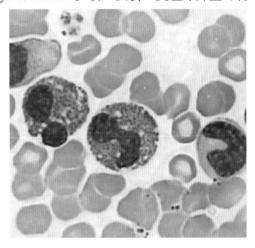

图29-1　外周血涂片，瑞氏-吉姆萨染色（×1000）

从血常规结果分析：白细胞及嗜酸性粒细胞明显升高，血小板、血红蛋白未见异常，且外周血白细胞形态正常，结合病史考虑过敏、寄生虫或其他感染性疾病的可能性较大。

通过过敏原相关检测：吸入及食入变应原筛查（特异性IgE检测）均阴性，总IgE测定结果也不偏高。粪便常规的检测均阴性，以及腹部彩超的检查结果，考虑为过敏，寄生虫感染的可能性不大。

结合外院的抗生素治疗，白细胞无明显降低，提示为排除血液系统疾病的可能，进行血液系统的相关检查。

骨髓穿刺检查：结果如表29-1。

表29-1　骨髓细胞学图文报告

细胞名称		血片（%）	髓片		
			平均值	标准差	
原幼细胞			0.08	±0.01	50.00%
粒细胞系统	原始粒细胞		0.64	±0.33	
	早幼粒细胞		1.57	±0.60	
	中性	中幼	6.49	±2.04	6.80%
		晚幼	7.90	±1.97	3.60%
		杆状核	23.72	±3.50	3.20%
		分叶核	9.4	±2.92	4.40%
	嗜酸	中幼	0.38	±0.23	0.80%
		晚幼	0.49	±0.32	2.00%
		杆状核	1.25	±0.61	4.00%
		分叶核	0.86	±0.61	4.80%
	嗜碱	中幼	0.0	±0.05	
		晚幼	0.06	±0.07	
		杆状核	0.06	±0.09	
		分叶核	0.03	±0.05	
红细胞系统	原始红细胞		0.57	±0.30	
	早幼红细胞		0.92	±0.41	
	中幼红细胞		7.41	±1.91	2.40%
	晚幼红细胞		10.75	±2.36	4.00%
	早巨幼红细胞				
	中巨幼红细胞				
	晚巨幼红细胞				
粒系∶红系			3.00	±1.00	4.63∶1
淋巴细胞	原始淋巴细胞		0.05	±0.09	
	幼稚淋巴细胞		0.47	±0.84	
	成熟淋巴细胞		22.78	±7.04	12.00%
	异型淋巴细胞				
单核细胞	原始单核细胞		0.01	±0.04	
	幼稚单核细胞		0.14	±0.19	
	成熟单核细胞		3.00	±0.88	0.40%
浆细胞	原始浆细胞		0.004	±0.02	
	幼稚浆细胞		0.104	±0.16	
	成熟浆细胞		0.71	±0.42	1.60%

形态分析：

骨髓片：

1. 取材、涂片、染色良。增生极度活跃，G∶E=4.63∶1。

2. 粒系占29.6%，成熟受阻，中幼以下阶段部分粒细胞胞质内颗粒粗大。

3. 红系占6.4%，比例偏低。成熟红细胞大小不等。

4. 淋巴细胞占12%，以成熟淋巴细胞为主。

5. 原幼样细胞占50%，该类细胞大小不等，胞体圆或椭圆形，胞质量少或中等、染蓝色、部分可见细小紫红色颗粒、核呈圆或椭圆形，部分可见切迹，核染色质细致、可见核仁。

6. 全片（3.8cm×2.3cm）大小髓膜上计数巨核300个以上，分类25个，其中幼稚型1个、颗粒型15个、产板型9个，血小板散在、可见小簇。

7. 未见寄生虫。

骨髓POX染色：76%阴性，24%阳性。

续表

其他细胞	网状细胞		0.16	±0.21		
	组织嗜碱细胞		0.03	±0.09		
	分类不明细胞		0.05	±0.09		
	组织嗜酸细胞		0.03	±0.09		
巨核细胞	原始巨核细胞		0~3			诊断意见：
	幼稚巨核细胞		0~10			本次骨髓表现如上（原幼样细胞占50%），诊断
	颗粒巨核细胞		10~30			请结合临床考虑。
	产板巨核细胞		40~70			建议：做免疫分型、染色体检查进一步确诊。
	裸核巨核细胞		0~30			
	巨核总数					
计数（个）				250		

骨髓免疫分型：淋巴细胞L群约占有核细胞的3.5%，单核细胞M群约占有核细胞的2.1%，粒细胞G群约占有核细胞的22.8%，嗜酸性粒细胞E群约占有核细胞的35.4%，有核红细胞H群约占有核细胞的3.5%，原始细胞B群约占有核细胞的28.7%。原始细胞B群：表达HLA-DR、CD19、CD10、CD34、CD38、CD58、cyTdT、cyCD79a，不表达CD16、CD13、CD33、CD117、CD71、CD14、CD7、CD5、CD2、CD20、CD11b、CD15、CD64、CD56、CD11c、CD123、CD9、cyCD22、cyMP0、cyCD3，考虑B淋系来源的原始细胞。

高分辨染色体核型分析：46，XY，分析1个中期分裂象，未分析与肿瘤有关的染色体数目或结构上的异常。FISH（荧光原位杂交技术）检测：均阴性。白血病43种融合基因筛查：EV11基因阳性。PCM1/JAK2、ETV6/JAK2、ETV6/FLT3、ETV6/ABL1、BCR/JAK2融合基因定性检测：阴性。FISH检测：PDGFRB 5q32—q33、PDGFRA 4q12、FGFR18p11检测位点未见异常信号。IKZF1 PLUS 13种相关基因拷贝数变异（CNV）检测：未检测到大片段缺失/重复。急淋FISH检测：EPOR、ABL2、ABL1、CSF1R、CRLF2、PDGFRB、JAK2、iAMP21（ETV6/AML1）、MEF2D、ZNF384基因相关位点均阴性。

腹部彩超：腹腔肠管积气，腹腔淋巴结可见，膀胱内等回声（沉积物），肝胆胰脾双肾未见明显异常。

胸部CT：左肺上叶段炎性改变，胸腺密度增高。腹部CT：脾大。颅脑、腹部、盆腔CT：脾大、盆腔内肠管积液，肠壁增厚，考虑与原发病相关；颅脑CT平扫未见明显异常。四肢长骨片：四肢长骨骨质密度欠均匀，周围软组织影未见明显肿胀。

MRI：颈4至胸11脊髓中央T$_2$WI信号略偏高；全脊柱椎体T$_1$WI及T$_2$WI信号减低，符合血液系统疾病改变；肝脏、脾脏体积增大；颅骨、斜坡及椎体骨质T$_1$WI信号减低，符合血液系统疾病骨改变。

最后诊断为急性淋巴细胞白血病（B细胞型）。

本案例骨髓细胞学检查中，原幼样细胞占50%，部分可见细小紫红色颗粒，之后通过完善免疫分型，原始细胞B群约占有核细胞的28.7%。依据原始细胞B群表达HLA-DR、CD19、CD10、CD34、CD38、CD58、cyTdT、cyCD79a，不表达CD16、CD13、CD33、

CD117、CD71、CD14、CD7、CD5、CD2、CD20、CD11b、CD15、CD64、CD56、CD11c、CD123、CD9、cyCD22、cyMP0、cyCD3，考虑B淋系来源的原始细胞。又因骨髓细胞中，部分原幼样细胞可见细小紫红颗粒，考虑其为颗粒性急性淋巴细胞白血病，虽然该病极其少见。

颗粒性急性淋巴细胞白血病是临床上较少见的急性淋巴细胞白血病的一个亚型[2]，由Stein于1983年首先提出，颗粒性急性淋巴细胞白血病（G-ALL），其形态上多属于ALL-L2，少数为L1，发生率占ALL的1.5%～7.6%，形态学特征为原幼淋巴细胞的胞质中含有一个或多个嗜天青颗粒或包涵体[3]，因此形态学上易与部分急性髓细胞白血病（AML）、大颗粒淋巴细胞白血病（LGLL）、急性嗜碱性粒细胞白血病相混淆[4, 5]。由于不同ALL类型治疗方案差异较大，效果也不同，而且G-ALL患者往往预后不佳，因此正确的诊断及分型对指导治疗和患者预后至关重要[5]。

【知识拓展】

高嗜酸性粒细胞增多（HE）是指两次（>1个月）单独检查嗜酸性粒细胞增多（>1.5×10^9/L）和（或）骨髓嗜酸性粒细胞>20%和（或）由病理学确定的广泛的组织浸润，和（或）组织中嗜酸性粒细胞颗粒和蛋白质的显著沉积[1]。

HE有广泛的临床表现，从没有临床症状到危及生命的心肌内膜纤维化和中枢神经系统（CNS）受累。

高嗜酸性粒细胞的病因从良性非克隆（反应性）增殖到肿瘤克隆（原发性）增殖。在原发性肿瘤HE（HE_N）中，嗜酸性粒细胞被认为是来自肿瘤干细胞的克隆细胞，而在反应性HE（HE_R）中，嗜酸性粒细胞被认为是由嗜酸性（非克隆）细胞触发的嗜酸性粒细胞生成细胞因子（如IL-5）分泌增多而引起。在极少数情况下，HE_R是由肿瘤引起的，如淋巴瘤、胃肠道肿瘤或肺癌。在大多数HE_R患者中，HE_R可能是由嗜酸性细胞因子诱导的，如IL-5[6]。

HE的分类主要有遗传（家族）性的HE（HE_{FA}）、不明原因的HE（HE_{US}）、反应性的HE（HE_R）、原发性（克隆性/肿瘤性）HE（HE_N）[7]。

当HE导致患者的器官损伤时，最终诊断为"高嗜酸性粒细胞综合征"（HES），HES及相关疾病的分类主要有原发性（肿瘤性）HES（HES_N）、反应性HES（HES_R）、HES的淋巴样变异（HES-L）、发作性血管性水肿和嗜酸性粒细胞增多（格莱奇综合征）、嗜酸性肉芽肿伴多血管炎（EGPA）/查格-施特劳斯综合征、嗜酸性粒细胞增多-肌痛综合征（EMS）、Omenn综合征、高IgE综合征[8]。

本病患者嗜酸性粒细胞增多，最终确诊为急性淋巴细胞白血病（B细胞型），肿瘤干细胞的克隆性基因（*PDGFRA*、*PDGFRB*、*FGFR1*重排或*PCM1-JAK2*、*ETV6-JAK2*或*CR-JAK2*融合基因，或伴*ETV6-ABL1*、*ETV6-FLT3*或其他激酶融合基因）未找到。考虑由肿瘤细胞引起IL-3、IL-4或IL-5增高，从而刺激嗜酸性粒细胞非克隆性增多。嗜酸性粒细胞增多已被证明在成人T细胞淋巴瘤/白血病和霍奇金淋巴瘤等疾病中是一个较差的预后指标，可能与嗜酸性粒细胞毒性引起的并发症相关。

【案例总结】

该患儿以消化道症状起病,既往有虾过敏史,入院查体有皮疹,结合外周血嗜酸性粒细胞增多且为成熟嗜酸性粒细胞,故入院考虑过敏性原因所致嗜酸性粒细胞性胃肠炎。但患儿白细胞持续增多,在应用抗生素后未降低,为排除血液系统疾病做骨髓检查,骨髓细胞学、免疫分型提示急性淋巴细胞白血病(B细胞型)。此类白血病临床少见,多为个例报道。基因检测未找到肿瘤干细胞的克隆性基因,故考虑是少见的肿瘤引起的反应性高嗜酸性粒细胞增多症。

该患者病情不复杂,病程也不算长,但最终诊断让检验医师和临床医师都很惊诧。

在临床医师与检验医师的努力下,早诊断、早治疗,为患者的预后奠定了良好的基础。急性淋巴细胞白血病临床表现多样,经常与其他临床症状合并出现,并非所有患者都会出现典型症状,检验医师从检验角度经过分析和思考,给出建议性报告,积极与临床医师沟通,协助临床医师及时做到早发现、早治疗。

【专家点评】

本文详细报告了1例罕见的ALL伴嗜酸性粒细胞增多病例诊断经过,过程曲折。从日常临检工作中发现病例的特殊性开始,到病例的最终诊断,查阅资料学习相关理论知识,认真仔细地层层剖析,逐渐揭示病例的真实面目。

本文文献材料收集翔实,综合运用了所学知识解决问题,数据合理,结论正确,有创新见解。

参 考 文 献

[1] 葛均波,徐永健,王辰.内科学[M].9版.北京:人民卫生出版社,2018.

[2] 王立维,高广智,张继红.颗粒性急性淋巴细胞白血病实验室检查与分析[J].实用检验医师杂志,2011,3(1):31-33.

[3] 田欣,李筱梅,赵敏,等.颗粒性急性淋巴细胞白血病误诊为急性嗜碱性粒细胞白血病一例[J].中华检验医学杂志,2011,34(5):467-468.

[4] 肖继刚,田欣,蔡文宇,等.颗粒性急性淋巴细胞白血病的实验室检查及诊断分析二例[J].中华临床实验室管理电子杂志,2015,3(4):253-256.

[5] 李晞伟,禹崇飞,陈祖聪,等.颗粒性急性淋巴细胞白血病1例报道并文献复习[J].检验医学,2021,36(12):1292-1294.

[6] Jin JJ, Butterfield JH, Weiler CR, et al. Hematologic malignancies identified in patients with hypereosinophilia and hypereosinophilic syndromes[J]. J Allergy Clin Immunol Pract, 2015, 3(6):920-925.

[7] Kelemen K, Saft L, Craig FE, et al. Eosinophilia/hypereosinophilia in the setting of reactive and idiopathic causes, well-defined myeloid or lymphoid leukemias, or germline disorders[J]. Am J Clin Pathol, 2021, 155:179-210.

[8] Valent P, Degenfeld-Schonburg L, Sadovnik I, et al. Eosinophils and eosinophil-associated disorders: immunological, clinical, and molecular complexity[J]. Semin Immunopathol, 2021, 43:423-438.

30　假性纤维蛋白原减少

作者：张智辉[1]，陈丹[2]（浙江大学医学院附属第四医院：1.检验科；2.血液科）

点评专家：叶向军（浙江大学医学院附属第四医院检验科）

【概述】

患者因宫腔粘连进行手术治疗，发现纤维蛋白原（FIB）低，予以血浆输注等对症治疗。后复查发现FIB仍偏低，遂来笔者所在医院就诊。经临床医师与实验室检验医师沟通，需要排除"异常纤维蛋白原"的可能，咨询是否可提供免疫法检测FIB抗原。实验室无法提供免疫法FIB抗原检测，但可用替代性方法——PT衍生法检测获得类似效果。检测结果显示：PT衍生法FIB结果为2.54g/L，Clauss法结果为0.51g/L。PT衍生法结果/Clauss法结果为4.98（＞1.43），结合患者PT和APTT正常、TT延长，提示遗传性异常FIB血症。找到患者FIB（Clauss法）低的原因，可避免该患者过度医疗造成的医疗资源的浪费。

【案例经过】

患者于2018年5月29日行外周血染色体核型分析提示46，XX，inv（20）（p13q13.1），曾有1次胎儿畸形及2次胎停育病史。2021年9月10日因"自然流产"至某医院就诊，查凝血功能发现PT 13.1s，APTT 34.5s，TT 31.30s↑，FIB 0.67g/L↓，D-二聚体0.77mg/L↑。当时无自发性出血表现，后多次查凝血功能均提示FIB低下。2022年2月因宫腔粘连在某医院手术治疗，查FIB仍偏低，自诉予输血浆对症治疗，输血后未复查凝血功能。2022年7月1日至某医院复查凝血功能发现PT 14.6s↑，APTT 40.6s，TT 36.8s↑，FIB 0.74g/L↓↓，查抗核抗体、T淋巴细胞亚群、免疫球蛋白无特殊。自诉平时有乏力，伴头晕，偶有牙龈出血，无皮肤、黏膜出血，月经量无明显增多，无腹痛、腹胀，无血尿，为进一步治疗来笔者所在医院就诊，拟"凝血功能异常"收住入院。入院后检查凝血功能常规，显示PT 12.7s，国际标准化比值1.07，APTT 32.1s，TT 31.4s（轻度延长），FIB（Clauss法）0.51g/L，PT衍生法结果为FIB 2.54g/L，最终以PT衍生法报告结果。

最终诊断为凝血功能异常。

【案例分析】

1.临床案例分析

患者因自诉平时乏力，伴头晕，偶有牙龈出血，无皮肤、黏膜出血，月经量无明显增多，无腹痛、腹胀，无血尿，为进一步治疗，来笔者所在医院就诊，拟"凝血功能异常"

收住入院。

使用PT衍生法/Clauss法初步诊断为遗传性异常纤维蛋白原血症，建议基因测序检查，诊断基本明确，凝血常规检查除TT外基本正常，临床上也没有明显出血倾向，无需输注血浆等成分，为患者节约了医疗支出，并在之后检查中提供依据，方便后续诊疗，患者对诊疗结果满意。

2. 检验案例分析

患者抗核抗体、磷脂综合征抗体及血管炎抗体等多项自身抗体检测显示阴性。凝血功能检测与外院相似，检测结果PT和APTT正常、TT延长，PT衍生法FIB结果为2.54g/L，Clauss法结果为0.51g/L。PT衍生法结果/Clauss法结果为4.98。提示遗传性异常FIB血症。

Clauss法是美国国家临床实验室标准委员会推荐的常规检测方法，临床上通常用此报告FIB，PT衍生法因溯源性和标准化问题仅作为参考，一般不作为报告，甚至不被注意。本病例诊疗中事先得到临床咨询，故注意观察两者差异。检测结果比值明显超过1.43，强烈提示存在异常FIB。

据有关文献研究报道PT衍生法/Clauss法的结果＞1.43时，对遗传性异常纤维蛋白原血症诊断的特异性和敏感性为100%。在正常对照和先天性纤维蛋白原异常症患者中此法与酶联免疫吸附分析（ELISA）具有良好的相关性。故这一方法可替代抗原法检测异常FIB[1]。

【知识拓展】

异常FIB血症是一种罕见疾病，患者多为杂合子。已在编码FIB肽链（FGA、FGB或FGG）的所有3个基因中鉴定出超过600种与异常FIB血症相关的突变。患者的FIB水平正常，FIB分子突变异常。通常，突变影响FIB向纤维蛋白单体的转化（蛋白水解步骤）、纤维蛋白单体向聚合物的转化（自发聚合步骤）或纤维蛋白聚合物的交联。一些突变影响凝血酶结合或纤维蛋白肽裂解，并与纤维蛋白A肽或B肽的异常释放有关（图30-1）。由于所涉及突变的异质性，临床特征差异很大。约50%的异常FIB血症患者没有出血症状或其他临床表现，并且是由无关原因进行实验室检查并发现意外结果时偶然发现的。约25%的个体有出血并发症，25%有血栓形成[2]。除了FIB Oslow和FIB Oklahoma已知异常先天性FIB血症患者TT和毒蛇凝血酶时间均延长[3]。

由于TT检测采用标准化的凝血酶检测血浆中抗凝物质。常见的抗凝物质有普通肝素、Ⅱ因子拮抗剂（达比加群）、磷脂抗体等，可导致TT延长。本例患者没有相关疾病史及用药史，狼疮样抗凝物及抗磷脂抗体检测均阴性，并不支持该项诊断。目前推测异常FIB无法与TT试剂中标准化的凝血酶有效结合，导致凝血酶检测活性降低。而PT衍生法是检测PT同时测定凝固终点和起始点光散射强度的差值来推算Fg浓度。通常不能在Clauss法检测中与标准化的凝血酶反应的异常FIB，在PT衍生法检测中可与患者本身存在的凝血酶反应，故Clauss法结果更能反映真实纤维蛋白原含量（结果较高）。这是两种方法结果差异可作为提示异常FIB的方法学基础。

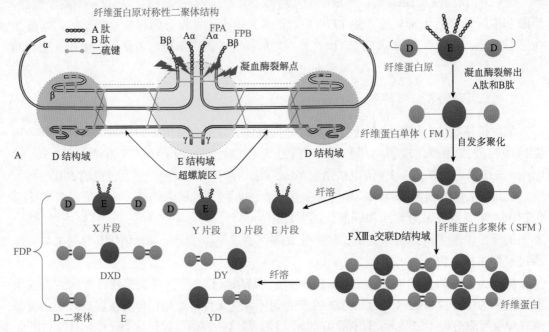

图30-1 纤维蛋白原结构及纤维蛋白形成示意图

【案例总结】

本病例患者主要表现为TT异常，低FIB血症，用PT衍生法检测结果与Clauss法检测结果的差异性，证明了异常FIB血症的存在，及时终止患者不必要的血浆输注，避免医疗资源的浪费。

PT衍生法/Clauss法比值（截断值＞1.43）可以作为异常FIB血症的筛查指标。此方法在具有凝血功能检测的实验室中易于开展，没有额外的试剂成本，以便发现一些潜在的患者，及时提示临床做出准确合理的患者评估。

【专家点评】

该案例为在多次诊疗后未发现的异常FIB血症，检验医师与临床医师沟通引起注意而得到最终诊断。若没有及时咨询，可能也不会引起重视而去分析两种检测方法之间的差别，最终可能同之前医院的报告一样，而不能给临床提供更多信息。异常FIB血症实际纤维蛋白原含量要明显高于Clauss法得到的检测结果，更接近于PT衍生法，使用PT衍生法报告最终结果是合适的。此类检验中宜备注Clauss法结果，使临床得到更全面的信息。该案例虽不罕见，考虑到容易漏诊，尤其是首诊未发现，后期极可能因"符合历史结果"而大意，虽多次检测也难以发现。

参 考 文 献

[1] Xiang L，Luo M，Yan J，et al. Combined use of Clauss and prothrombin time-derived methods for deter-mining fibrinogen concentrations：screening for congenital dysfibrinogenemia[J]. J Clin Lab Anal，2018，32（4）：1-7.

[2] McKenzie SB，Landis-Piwowar K，Williams JL. Clinical laboratory hematology[M]. 4th ed. Hoboken：Pearson，2020.

[3] Murano G，Bick RL. Basic concepts of hemostasis[M]. Florida：CRC Press，2019.

31 裂片红细胞诊断血栓性血小板减少性紫癜

作者：刘茜[1]，高静[2]（空军军医大学第二附属医院：1. 检验科；2. 血液科）

点评专家：刘利（空军军医大学第二附属医院血液科）

【概述】

血栓性血小板减少性紫癜（thrombotic thrombocytopenic purpura，TTP）是一种因血小板减少、发热、昏迷等临床表现就诊的罕见病，此病具有起病急、病情进展迅速、临床表现多样且复杂、病死率高的特点。其发病率低，成年人TTP发病率为3/100万[1]，容易发生漏诊、误诊导致治疗延误、危及生命的情况[2,3]。临床上ADAMTS13检测是确诊TTP的手段，但由于开展此项目机构少，检测费用高，报告时限长，因此在实际工作中应用受限，不利于TTP患者的及时诊断与治疗[4]。从本病例可以看出：在临床高度怀疑TTP时，外周血查找裂片红细胞可作为经济高效的筛选手段。

【案例经过】

患者女性，24岁，因"多发龋齿3年，四肢紫癜1周"于2022年6月10日入院。

现病史：患者自3年前无明显诱因出现多发龋齿并伴口干。1周前出现四肢紫癜，牙龈出血，就诊于当地医院。血常规提示血红蛋白（HGB）68g/L，血小板10×10⁹/L。为进一步诊治就诊于笔者所在医院急诊科。

急诊化验提示HGB 63g/L，血小板4×10⁹/L。肝功能：球蛋白43g/L。抗核抗体（ANA）1∶1280阳性，抗SSA/Ro-52抗体+++、抗SSA/Ro-60抗体+++、抗SSB/La抗体++，铁蛋白1166μg/L，红细胞沉降率108mm/h，抗人球蛋白试验阴性。

请风湿科会诊后，结合患者"多发龋齿，四肢紫癜"症状及各项实验室检查，考虑"结缔组织病，干燥综合征，血小板减少症"，建议予甲强龙40mg/d、丙种球蛋白20g冲击治疗。后为进一步诊治收入风湿科。入院后完善相关检查。

一般情况：体温36℃，脉搏78次/分，呼吸20次/分，血压120/80mmHg。精神欠佳，意识清楚，对答切题，皮肤、黏膜色泽无殊，未见明显水肿。双上肢可见瘀斑，四肢紫癜，无黄染，全身浅表淋巴结无肿大及压痛。其余查体未见明显异常。

血常规：白细胞计数14.5×10⁹/L，红细胞计数2.37×10¹²/L，HGB 73g/L，血小板计数11×10⁹/L；镜检可见裂片红细胞，嗜多色性红细胞。尿液分析+沉渣：尿蛋白1+，尿潜血2+；铁蛋白1234μg/L；生化结果：总胆红素40.9μmol/L，直接胆红素11.5μmol/L，间接胆红素29.4μmol/L，尿素11.6mmol/L，乳酸脱氢酶1282U/L，叶酸、维生素B₁₂、凝血功能、感染八项未见明显异常。

入院后外周血涂片提示可见裂红细胞、嗜多色性红细胞比例增高，引起检验者高度重视，通过及时与临床沟通，结合入院后患者出现的神经精神症状，外送ADAMTS13检测后最终诊断为血栓性血小板减少性紫癜。

【案例分析】

1.临床案例分析

患者为年轻女性，病程中有多发龋齿、口干，化验提示ANA阳性、抗SSA抗体阳性、抗SSB抗体阳性，球蛋白升高，血常规提示贫血、血小板减低，考虑结缔组织病，干燥综合征可能性大。按此诊断予以甲强龙、丙种球蛋白冲击治疗，效果不佳。

患者入院后陆续出现鼻、牙龈、皮肤黏膜出血等症状，另黄疸原因不明确。患者随后出现间断嗜睡、左上肢痛、周身乏力，牙痛等症状，并有发热，结合检验科外周血涂片报告可见裂红细胞比例升高，约占8%，Coombs试验阴性，血小板抗体阴性等，高度提示TTP。外送ADAMTS13检测结果显示：ADAMTS13活性为0.83%，ADAMTS13活性抑制性抗体阳性。结合溶血性贫血、血小板低、尿蛋白阳性等，最终诊断血栓性血小板减少性紫癜。治疗方案为血浆置换、甲强龙、环孢素治疗。经过9次血浆置换及相关治疗，患者病情好转出院，见表31-1。

表31-1 经治疗后各项指标的变化情况

检验项目	参考范围或结果	入院时	出院时
血小板计数	$(125\sim350)\times10^9/L$	4	172
血红蛋白	$115\sim150g/L$	63	88
总胆红素	$0\sim21\mu mol/L$	47.52	7.3
直接胆红素	$0\sim6.8\mu mol/L$	8.34	3.1
间接胆红素	$0\sim14\mu mol/L$	39.18	4.2
乳酸脱氢酶	$120\sim250U/L$	1282	160
尿蛋白	阴性	1+	阴性
尿潜血	阴性	2+	阴性
裂红细胞比例		8%	<1%

由表31-1可以看出：经过对症治疗后，患者各项检验指标均有好转，说明治疗有效。

此病例引起的反思：急诊患者病变广泛，许多疾病都可导致血小板减少[5]。临床上患者很少表现出全部的五联临床特征，或如此病例，症状被其他疾病症状掩盖。今后如遇血小板减少患者，需行血涂片、ADAMTS13检测及抗体检查。如高度怀疑TTP，在诊断未完全明确之前可提前进行血浆置换治疗；若无重要出血表现，输注血小板当慎之又慎。

2. 检验案例分析

患者中度贫血伴血小板显著减少，血涂片中异常增多的裂片红细胞引起检验者的高度重视。患者血涂片中存在大量裂片红细胞（图31-1，黑色箭头标注），可见细胞大小不一，外形不规则，出现各种异形改变，如毛刺状、盔形、三角形等。血小板数量低，涂片中基本不可见。

患者刚入院血常规检查可见血小板数量减少，由于裂红细胞的影响，血小板直方图尾部上翘，见图31-2。

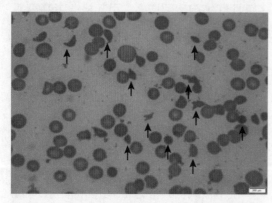

图31-1　入院时外周血涂片（瑞氏-吉姆萨染色，×1000）

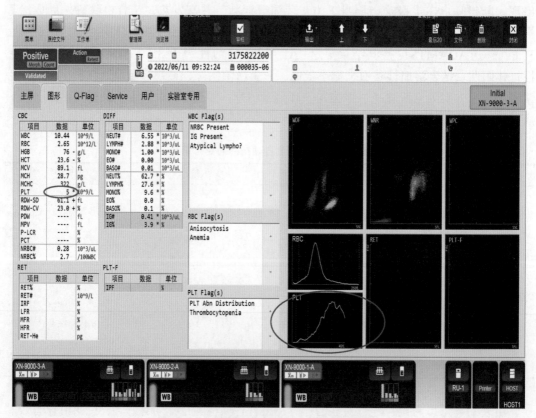

图31-2　入院时血常规结果及仪器图形信息

结合患者其他检验结果：尿蛋白1+，尿潜血2+。生化结果：总胆红素40.9μmol/L，直接胆红素11.5μmol/L，间接胆红素29.4μmol/L，尿素11.6mmol/L，乳酸脱氢酶1282U/L，高度提示TTP可能并及时联系了临床医师。明确TTP诊断后经过对症治疗，各项指标明显恢复。

治疗后血涂片中红细胞形态大致正常，轻度大小不一。血小板（黑色箭头）数量比治疗前显著升高。见图31-3。

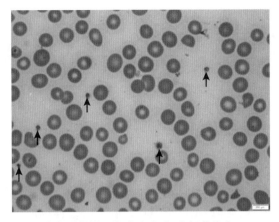

图31-3　治疗后外周血涂片（瑞氏-吉姆萨染色，×1000）

经过治疗后，患者出院前的血常规结果可见血小板计数已在正常范围内，且血小板直方图形态恢复正常，见图31-4。

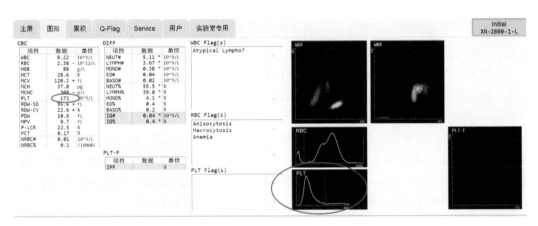

图31-4　治疗后血常规结果及仪器图形信息

此病例有值得反思的地方：此患者急诊入院诊断为"结缔组织病，血小板减少症"，且首次检查是由急诊检验人员完成，笔者所在科室医师在初次镜检时只关注了血小板数量的改变而未过多关注红细胞形态的变化，TTP的诊断险些被患者的自身免疫病所掩盖。利用好外周血涂片，加强对低值血小板的复检率，复检血小板数量的同时，应关注红细胞形态的变化，观察有无裂红细胞的出现及出现的比例，并报告给临床。

【知识拓展】

血栓性血小板减少性紫癜（TTP）为一种少见、严重的血栓性微血管病，其主要临床特征包括微血管病性溶血性贫血（MAHA）、血小板减少、神经精神症状、发热和肾脏受累等。TTP的发病机制主要涉及血管性血友病因子（vWF）裂解酶（ADAMTS13）活性缺乏，也与血管内皮细胞vWF异常释放、补体异常活化、血小板异常活化等相关。血浆中ADAMTS13活性缺乏导致内皮细胞异常释放的超大分子vWF（UL-vWF）不能及时降解，

UL-vWF可自发结合血小板，导致微血管内血栓形成、微血管病性溶血，进而引起相应器官缺血、缺氧及功能障碍，引起临床综合征。

（1）分类：根据ADAMTS13缺乏机制不同，TTP分为遗传性TTP（cTTP）和免疫性TTP（iTTP）。cTTP系*ADAMTS13*基因突变导致血浆ADAMTS13活性缺乏，常在感染、炎症或妊娠等促发因素下发病。iTTP系因患者体内产生抗ADAMTS13自身抗体，抑制ADAMTS13活性或与ADAMTS13结合形成抗原抗体复合物而加速ADAMTS13在体内清除。iTTP多无明确原因，也可能继发于感染、药物、肿瘤、自身免疫性疾病、造血干细胞移植等。

（2）临床表现：微血管病性溶血性贫血、血小板减少、神经精神异常、发热及肾脏损害是该疾病的主要临床表现，即典型的五联征，临床上往往以前三项表现较常见，称为三联征，也有部分患者仅表现为前两项临床特征，称为二联征。

（3）临床诊断：根据2022年1月发表于《中华血液学杂志》的《血栓性血小板减少性紫癜诊断与治疗中国指南（2022年版）》，TTP的诊断标准如下。具备TTP的临床表现：常有MAHA和血小板减少，并非所有患者均具备所谓"三联征"或"五联征"，临床上需仔细分析病情，寻找病因。典型的血细胞变化和血生化改变：贫血、血小板计数显著降低，尤其是外周血涂片中红细胞碎片＞1%；血清游离血红蛋白增高，血清乳酸脱氢酶明显升高。血浆ADAMTS13活性显著降低（＜10%），iTTP者常检出ADAMTS13抑制物或IgG抗体。排除溶血尿毒综合征（HUS）、弥散性血管内凝血（DIC）、HELLP综合征、Evans综合征、子痫、灾难性抗磷脂抗体综合征等疾病。

（4）治疗原则：本病多急性发病，如不能及时治疗死亡率高。临床上在中度或高度怀疑本病时即应尽快开始相关治疗。iTTP首选血浆置换治疗，并酌情联合使用糖皮质激素等。cTTP以替代治疗为主，分为按需治疗和预防治疗。对高度疑似和确诊病例输注血小板应十分谨慎，血浆置换后如出现危及生命的严重出血时才考虑使用[6]。

【案例总结】

本文从1例复检发现裂片红细胞到追踪诊断为TTP的典型病例入手，强调了裂片红细胞对TTP的诊断价值。2020年《血细胞分析报告规范化指南》中指出裂片红细胞为"1+（少量/稀有）"时就应报告临床。对确诊TTP或高度可疑TTP病例，指南还建议连续监测定量报告裂片红细胞比例[7]。本病例患者TTP的发生可能是继发于其自身结缔组织病。结缔组织病的活动期可以表现为贫血、发热、血小板减少、神经精神症状和肾功能损伤等症状。TTP早期很少有典型的五联征表现，所以，同时存在结缔组织病时，极易漏诊[8]。成年人TTP发病率为3/100万，且该病起病急骤，病情凶险，死亡率高[9]。临床上容易发生漏诊、误诊导致治疗延误、危及生命。如能早期诊断并且尽早给予血浆置换治疗，可显著改善患者的预后。本病例最开始TTP的症状不明显且被自身的结缔组织病所掩盖，所幸在临床医师与检验医师的携手合作下，最终结局良好。同时，怀疑为TTP时，应加强临床医师与检验医师的沟通，结合外周血涂片红细胞形态及其他实验室检查，综合患者各项症状，做出诊断。

【专家点评】

患者为年轻女性，因"多发龋齿，四肢紫癜"入院，化验提示血小板减少，中度贫血，且自身抗体阳性，抗SSA/Ro-52抗体+++、抗SSA/Ro-60抗体+++、抗SSB/La抗体++，考虑为"结缔组织病，干燥综合征，血小板减少"。根据该诊断拟定治疗方案，治疗效果不佳，经临床医师与检验医师沟通，进行外周血红细胞形态检查，发现裂片红细胞，结合患者临床表现明确了TTP诊断，及时给予了患者有效治疗，解除了患者生命危机，并为今后检验医师和临床医师建立急诊血小板减少患者流程管理打下了基础，对于特殊疾病的诊断，临床与检验的有效沟通至关重要。

参 考 文 献

[1] Saha M，McDaniel JK，Zheng XL. Thrombotic thrombocytopenic purpura：pathogenesis，diagnosis and potential novel therapeutics[J]. J Thromb Haemost，2017，5（10）：1889-1900.

[2] Doig CJ，Girard L，Jenkins D，et al. Thrombotic thrombocytopenic purpura masquerading as a stroke in a young man[J]. CMAJ，2019，191（47）：25.

[3] Staley EM，Cao W，Pham HP，et al. Clinical factors and biomarkers predict outcome in patients with immune-mediated thrombotic thrombocytopenic purpure[J]. Haematologica，2019，104（1）：166-175.

[4] 侯丹凤，何雪，刁莹莹. Sysmex XN-3000对裂红细胞检测的结果评价 [J]. 中国实验血液学杂志，2022，30（3）：851-855.

[5] 中国成人血小板减少症急诊管理共识专家组. 中国成人血小板减少症急诊管理专家共识[J]. 中华急诊医学杂志，2022，31（2）：161-168.

[6] 中华医学会血液学分会血栓与止血学组，血栓性血小板减少性紫癜诊断与治疗中国指南（2022年版）[J]. 中华血液学杂志，2022，43（1）：7-12.

[7] 中华医学会检验医学分会血液与体液学组. 血细胞分析报告规范化指南[J]. 中华检验医学杂志，2020，43（6）：619-627.

[8] 叶重阳，张荣荣，梅清，等. 结缔组织疾病合并血栓性血小板减少性紫癜5例临床研究[J]. 辽宁医学杂志，2020，34（1）：18-21.

[9] George JN，Al-Nouri ZL. Diagnostic and therapeutic challenges in the thrombotic thrombocytopenic purpura and hemolytic uremic syndromes[J]. Hematology Am Soc Hematol Educ Program，2012：604-609.

32　浆细胞病导致C3肾小球病

作者：安崇文[1]，喻小娟[2]（北京大学第一医院：1. 检验科；2. 肾脏内科）

点评专家：闫存玲（北京大学第一医院检验科）

【概述】

浆细胞病（即单克隆丙种球蛋白症）是指浆细胞或产生免疫球蛋白的淋巴样浆细胞和B淋巴细胞异常增生并伴有单克隆免疫球蛋白或其多肽链亚单位异常增多的一组血液系统疾病，包括多发性骨髓瘤、原发性轻链型淀粉样变、华氏巨球蛋白血症、轻链或（和）重链沉积病等[1]。

C3肾小球病是较罕见的肾小球疾病之一，分为致密物沉积病和C3肾小球肾炎，肾脏组织病理的特点是免疫荧光以补体C3沉积为主，发病机制为获得性或遗传缺陷导致补体旁路途径调节异常[2]。

上述这两类疾病分别属于血液系统疾病和肾脏疾病，看似毫不相关，但实际上浆细胞病导致的单克隆免疫球蛋白血症有时也会引发C3肾小球病。

【案例经过】

患者男性，76岁，主因"双下肢水肿，伴乏力"就诊于笔者所在医院肾内科门诊。

通过问诊，该患者尿量无明显减少（约1000mL），尿中泡沫增多，尿颜色无改变。血压145/76mmHg，轻度贫血貌，浅表淋巴结未触及明显肿大，双肺呼吸音清，未闻及明显干湿啰音及胸膜摩擦音，心率76次/分，心律齐，各瓣膜听诊区未闻及杂音及心包摩擦音。腹软，无压痛、反跳痛及肌紧张，双下肢对称性凹陷性水肿；既往高血压病史2年，最高达190/100mmHg，现服用硝苯地平控释片30mg（bid），血压控制在150/85mmHg左右。无外伤及手术史，否认糖尿病病史，否认药物、食物过敏史，否认家族遗传病史及类似疾病史。

患者首次门诊检查结果：血常规白细胞计数7.34×10^9/L，红细胞计数2.99×10^{12}/L，血红蛋白浓度89g/L，红细胞压积26.8%，血小板（PLT）386×10^9/L，网织红细胞百分比（RET%）：2.95%和网织红细胞计数（RET#）：88.21×10^9/L，C反应蛋白（CRP）8mg/L。患者血常规结果见表32-1。

表32-1　患者血常规结果

检验项目	结果	提示	参考范围	单位
白细胞计数	7.34		3.5～9.5	10^9/L
红细胞计数	2.99	↓	4.30～5.80	10^{12}/L
血红蛋白浓度	89	↓	130～175	g/L

续表

检验项目	结果	提示	参考范围	单位
红细胞压积	26.8	↓	40.0～50.0	%
平均红细胞体积	89.9		82～100	fL
平均红细胞血红蛋白含量	29.8		27.0～34.0	pg
平均红细胞血红蛋白浓度	331.6		316～354	g/L
红细胞体积分布宽度	14.2		<14.9	%
血小板计数	386	↑	125～350	10^9/L
平均血小板体积	5.89	↓	7.7～13.0	fL
血小板比容	0.23		0.18～0.22	%
血小板体积分布宽度	15.9		<17.2	%
中性粒细胞百分比	65.6		40.0～75.0	%
淋巴细胞百分比	18.2	↓	20.0～50.0	%
单核细胞百分比	8.6		3.0～10.0	%
嗜酸性粒细胞百分比	7.1		0.4～8.0	%
嗜碱性粒细胞百分比	0.5		0.0～1.0	%
中性粒细胞计数	4.80		1.8～6.3	10^9/L
淋巴细胞计数	1.30		1.1～3.2	10^9/L
单核细胞计数	0.60		0.1～0.6	10^9/L
嗜酸性粒细胞计数	0.50		0.02～0.52	10^9/L
嗜碱性粒细胞计数	0.00		0.0～0.06	10^9/L
网织红细胞百分比	2.95	↑	1.0～2.5	%
网织红细胞计数	88.21	↑	24～84	10^9/L
快速C反应蛋白	8		0～8	mg/L

尿常规结果：尿蛋白4+，隐血2+，尿白细胞+。显微镜镜检：红细胞120～150/HP，白细胞60～80/HP，颗粒管型20～30/LP，红细胞形态变异信息为混合，见表32-2。

表32-2 患者尿常规结果

检验项目	结果	提示	参考结果或范围	单位
尿干化学分析				
颜色	黄色			
透明度	微混			
蛋白质	++++	↑	阴性	
隐血或红细胞	++	↑	阴性	
白细胞	+	↑	阴性	
亚硝酸盐	阴性		阴性	
比重	1.020		1.003～1.035	
酸碱度	6.0		4.5～8.0	

续表

检验项目	结果	提示	参考结果或范围	单位
尿糖	阴性		阴性	
酮体	阴性		阴性	
胆红素	阴性		阴性	
尿胆原	阴性		阴性或弱阳性	
尿有形成分全自动分析仪				
红细胞计数	193.4	↑	0～10	/μL
红细胞（HPF）	34.8	↑	0～5.76	/HP
白细胞计数	744.1	↑	0～10	/μL
白细胞（HPF）	133.9	↑	0～3.78	/HP
上皮细胞计数	60.2	↑	0～6	/μL
上皮细胞（HPF）	10.8	↑	0～1.08	/HP
管型计数	14.33	↑	0～2	/μL
管型（LPF）	41.41	↑	0～5.78	/LP
红细胞形态变异信息	混合			
定量尿沉渣手工镜检				
红细胞	120～150		0～3	/HP
白细胞	60～80		0～5	/HP
颗粒管型	20～30			/LP

24小时尿蛋白定量为5.92g/24h。

尿微量白蛋白3360.00mg/L，尿转铁蛋白254.00mg/L，尿 α_1- 微球蛋白17.10mg/L，尿免疫球蛋白137.00mg/L，尿NAG 12.50 U/L，ACR 3062.10mg/g，见表32-3。

表32-3　患者尿蛋白结果

检验项目	结果	提示	参考范围	单位
尿肌酐（UCREA）	9.70			mmol/L
尿微量白蛋白（MA）	3360.00	↑	0～19	mg/L
尿转铁蛋白（TRU）	254.00	↑	0～2	mg/L
尿 α_1- 微球蛋白（A1M）	17.10	↑	0.00～12.00	mg/L
尿免疫球蛋白（IGU）	137.00	↑	＜8.00	mg/L
NAG（NAG）	12.50	↑	0.3～12	U/L
MA：UCREA 比值（ACR）	3062.10	↑	＜30	mg/g
TRU：UCREA 比值	231.48			mg/g
NAG/UCREA 比值	11.39			U/g
A1M/UCREA 比值	15.58			mg/g

肝功能指标正常，总蛋白（TP）46.6g/L、白蛋白（ALB）19.7g/L，肌酐157.89μmol/L，

估算肾小球滤过率（eGFR）36.1mL/（min·1.73m²），尿素10.63mmol/L，钙1.93mmol/L、钠133.67mmol/L，总胆固醇5.23mmol/L，见表32-4。

表32-4 患者生化检验结果

检验项目	结果	提示	参考范围	单位
谷丙转氨酶	41		9～50	IU/L
谷草转氨酶	33		15～40	IU/L
总蛋白	46.6	↓	65～85	g/L
白蛋白	19.7	↓	40～55	g/L
碱性磷酸酶	81		45～125	IU/L
γ-谷氨酰转移酶	39		10～60	IU/L
总胆红素	4.8		1.7～20	μmol/L
直接胆红素	2.14		0～6	μmol/L
胆碱酯酶	4466		4300～13200	IU/L
前白蛋白	238.5		200～400	mg/L
总胆汁酸	3.46		0～10	μmol/L
肌酐	157.89	↑	44～133	μmol/L
估算肾小球滤过率	36.099			
尿酸	318		150～420	μmol/L
尿素	10.63	↑	1.8～7.1	mmol/L
葡萄糖	4.31		3.61～6.11	mmol/L
钙	1.93	↓	2.11～2.52	mmol/L
磷	1.50		0.85～1.51	mmol/L
镁	0.87		0.75～1.02	mmol/L
钾	4.80		3.5～5.3	mmol/L
钠	133.67	↓	137～147	mmol/L
氯	107.6		99～110	mmol/L
二氧化碳	22.62		22～30	mmol/L
阴离子间隙	8.25			mmol/L
白球比	0.73	↓	1.2～2.4	
甘油三酯	1.29		0.56～1.7	mmol/L
总胆固醇	5.23	↑	3.4～5.2	mmol/L
高密度脂蛋白胆固醇	1.26		0.9～1.4	mmol/L
低密度脂蛋白胆固醇	3.08		健康人群：2.1～3.1 心脑血管病危险人群：<2.6	mmol/L

血清免疫球蛋白定量IgG、IgA、IgM浓度正常，补体C3为0.356g/L，C4为0.162g/L。抗链球菌溶血素O＜25.00IU/mL、类风湿因子＜20.00IU/mL，见表32-5。

表 32-5　患者免疫特种蛋白检验结果

检验项目	结果	提示	参考范围	单位	实验方法
免疫球蛋白G	9.89		7.23～16.85	g/L	速率散射比浊
免疫球蛋白A	2.38		0.69～3.82	g/L	速率散射比浊
免疫球蛋白M	0.78		0.63～2.77	g/L	速率散射比浊
补体C3	0.356	↓	0.6～1.5	g/L	速率散射比浊
补体C4	0.162		0.102～0.36	g/L	速率散射比浊
抗链球菌溶血素O	＜25.00		＜200	IU/mL	速率散射比浊
类风湿因子	＜20.00		＜30	IU/mL	速率散射比浊
C反应蛋白	5.41		＜8	mg/L	速率散射比浊

患者入院后完善相关检查，结果如下：冷球蛋白定性、IgE、补体C1q、ANA抗体、抗dsDNA抗体、抗肾小球基底膜抗体、抗磷脂酶A2受体抗体以及ANCA相关性抗体均未见异常，乙肝、丙肝、HIV等感染性指标均阴性；血清蛋白电泳和血清免疫固定电泳检测，M蛋白11.42%（7.0g/L），血免疫固定电泳可见单克隆免疫球蛋白IgGλ型，见图32-1。

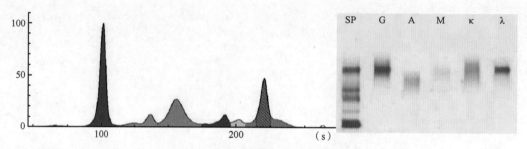

图 32-1　血清蛋白电泳和血清免疫固定电泳图

骨髓细胞学：骨髓增生明显活跃，篮状细胞增多，M/E=1.33/1，粒系占48.5%，各阶段粒系细胞比例大致正常，部分中幼粒胞体大。红系占26.0%，有核红细胞形态大致正常，成熟红细胞大小不等。淋巴细胞12.5%，单核细胞6.0%，浆细胞2.5%（成熟型）。可见巨核细胞33个，血小板多见，浏览全片，偶见噬血细胞。外周血白细胞形态正常。

骨髓活检病理诊断：（骨髓）穿刺凝血、皮质骨及骨髓组织，骨髓增生稍活跃，三系可见，各阶段粒细胞均可见；散在小型造红岛，部分造红岛扩大；巨核细胞2～4个/HPF。各系细胞未见明显形态异常。间质内少许浆细胞浸润（CD138$^+$，κ个别+，λ+，约占10%），未见淀粉样物沉积（刚果红染色阴性）。

骨髓流式细胞学：本次检测骨髓中CD38$^+$细胞占2.2%，表达CD138、CD56、CD117，不表达CD19、CD20、CD5；CD38$^+$细胞检出cλ轻链限制性表达。结论：标本检出克隆性浆细胞占2.2%，诊断浆细胞病明确。需要肾脏病理进一步明确有无浆细胞病相关肾损害。

肾脏病理结果：

免疫荧光：5G，IgG–，IgA–，IgM–，C3+++，C1q±，FRA–，ALB–，IgG1–，IgG2–，IgG3–，IgG4–，κ–，λ–，HBsAg–，HBcAg–。系膜区、节段毛细血管壁团块状、颗粒样沉积。

石蜡荧光：κ–，λ–。免疫组化：IgG1–，IgG2–，IgG3–，IgG4–。

光镜所见：肾穿刺组织可见12个肾小球。肾小球系膜细胞和基质重度弥漫增生，结节分叶状改变，广泛系膜插入，局灶节段内皮细胞增生，基底膜弥漫增厚伴双轨征，内皮下、系膜区嗜复红蛋白沉积，其中2个小细胞纤维性新月体形成。肾小管上皮空泡及颗粒变性，灶状萎缩。肾间质灶状淋巴和单核细胞浸润伴纤维化，小动脉管壁增厚。符合膜增生性肾小球肾炎，C3肾小球病可能性大，不除外单克隆免疫球蛋白血症肾损害，待电镜进一步检查。

电镜观察：肾小球系膜细胞和基质中至重度增生、广泛插入，上皮下、基底膜内、内皮下及系膜区电子致密物沉积，基底膜内疏松层节段增宽，上皮足突广泛融合。肾小管上皮空泡变性，部分萎缩；肾间质淋巴单核细胞浸润伴胶原纤维增生。电镜诊断：符合C3肾小球病。

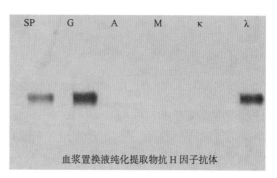

血浆置换液纯化提取物抗H因子抗体

图32-2　抗H因子抗体免疫固定电泳图

H因子抗体阳性、C3肾炎因子阳性、H因子浓度310.5μg/mL。抗H因子抗体为单克隆免疫球蛋白IgG λ型，结果见图32-2。

【案例分析】

1.临床案例分析

结合患者首次门诊检查结果及患者的临床表现[患者双下肢水肿、低白蛋白血症ALB 19.7g/L（＜30 g/L）、大量蛋白尿（＞3.5g/d）、总胆固醇偏高]，初步诊断为肾病综合征无疑。患者中度贫血（正常细胞正色素性贫血）、低补体C3血症，为了进一步诊治，将患者收入肾内科病房。

患者目前肾病综合征明确，为排查继发因素导致的肾脏损伤，入院后完善了相关检查，其中为了排查副蛋白相关引起的肾脏损害，做M蛋白筛查试验，血免疫固定电泳可见单克隆免疫球蛋白IgG λ型，诊断单克隆免疫球蛋白血症明确。那单克隆免疫球蛋白血症是否为导致患者肾脏损伤的原因呢？为进一步鉴别，需要骨髓穿刺活检及肾活检协助诊断。

患者骨髓穿刺活检结果不支持患者为浆细胞肿瘤，且扁骨平片未见明显溶骨性改变；肾脏病理无单克隆免疫球蛋白沉积，那患者的M蛋白血症是意义未明的单克隆免疫球蛋白血症（MGUS）吗？

肾脏病理提示C3肾小球病，该病主要以补体旁路过度激活，补体C3以肾小球沉积为主要特征，临床表现无特异性，C3肾炎因子（C3NeF）、抗H因子抗体是其中最重要的两个致病因子。化验结果提示患者血中存在上述两个致病因子。患者C3肾小球病诊断明确，结合患者同时有浆细胞病、抗H因子抗体阳性及C3NeF阳性，考虑到既往文献报道浆细胞病产生的副蛋白可以通过发挥H因子抗体功能致病[3]，该患者也很可能是具有肾脏意义的单克隆免疫球蛋白血症，可通过进一步确定H因子抗体克隆性协助诊断。

向检验科相关人员求助，通过免疫固定电泳技术协助诊断，结果为抗H因子抗体为单克隆免疫球蛋白IgG λ型。

至此，患者的病因基本明确，患者为浆细胞病引起了MGRS（IgG λ），该单克隆IgG λ具备了抗补体H因子抗体的功能，抑制了H因子活性，导致补体旁路途径异常活化，从而引起C3肾小球病，最终MGRS诊断明确。至此，患者的诊断基本清晰，最终诊断：①具有肾脏意义的单克隆免疫球蛋白血症；②肾病综合征；③C3肾小球病；④肾性贫血；⑤高血压病。

2. 检验案例分析

患者首次门诊实验室检查结果，血常规中白细胞计数正常，红细胞计数、血红蛋白浓度、红细胞压积三项均减低，HGB 89g/L↓↓，达到了中度贫血的水平，MCV、MCH、MCHC、RDW均正常，为正常细胞正色素性贫血。

尿液检查提示大量蛋白尿、红细胞尿、颗粒管型尿，红细胞形态变异信息为混合，提示可能存在肾小球肾炎。24h尿蛋白定量为5.92g/24h↑↑↑，达到了一个大量蛋白尿的水平。肾损伤标志物检查结果，主要以肾小球性蛋白为主，出现了大分子蛋白（尿免疫球蛋白明显升高），表现为非选择性蛋白尿，ACR 3062.10mg/g，为A3期（严重升高）。

患者肝功能指标正常，TP、ALB明显降低，为低白蛋白血症（当ALB＜28g/L，会出现组织水肿）；血肌酐157.89μmol/L↑轻度升高，血尿素10.63mmol/L↑升高，eGFR 36.1mL/（min·1.73m^2）↓↓，为G3b期，提示肾小球滤过功能中至重度下降；钙1.93mmol/L↓、钠133.67mmol/L↓，可能与肾脏疾病引起了电解质代谢紊乱有关，总胆固醇5.23mmol/L↑。补体C3↓↓。C3浓度降低可常见于多种肾脏疾病。

患者血清蛋白电泳和免疫固定电泳检出单克隆免疫球蛋白（M蛋白），为IgG λ型，诊断M蛋白血症明确。患者的M蛋白是B淋巴细胞来源还是浆细胞来源？是多发性骨髓瘤？原发轻链淀粉样变？还是单克隆免疫球蛋白沉积病等一些M蛋白相关疾病导致的？是否导致肾脏损伤？需要组织活检病理协助诊断。

根据肾脏活检病理结果，临床要求追加C3肾病相关补体蛋白检测，患者H因子抗体阳性、C3肾炎因子阳性、H因子浓度正常。

根据临床需求协助诊断MGRS，需要对血浆置换液中的抗H因子抗体提取物做性质判断，即克隆属性。经过协商，考虑抗H因子抗体本身亦属于免疫球蛋白，是可以通过免疫固定电泳检测来鉴定其单克隆或多克隆属性的。最后，对患者血浆置换液提取物的抗H因子抗体进行免疫固定电泳检测，结果示抗H因子抗体为单克隆免疫球蛋白IgG λ型。

【知识拓展】

具有肾脏意义的单克隆免疫球蛋白血症（MGRS）是2012年由国际肾脏与单克隆免疫球蛋白病研究组（IKMG）提出的概念[4]，之后又重新进行了更新，是一组能产生肾毒性的单克隆免疫球蛋白的B淋巴细胞和浆细胞增殖性疾病（如SMM、SWM及单克隆B细胞增多症——一种和MGUS等同的CLL系的克隆性疾病、低级别的CLL和低级别的B细胞来源的非霍奇金淋巴瘤，如边缘区淋巴瘤、套细胞淋巴瘤、黏膜相关淋巴组织淋巴瘤等），当上述疾病出现单克隆免疫球蛋白相关肾脏损害时，均归于MGRS。诊断主要靠肾脏组织病理，目前认为主要是M蛋白的直接沉积或M蛋白的间接效应导致肾脏损害。

C3肾小球病：是2010年正式提出的疾病概念[5]，诊断依靠肾脏组织病理结果，其特征为肾脏组织免疫荧光下可见明显C3沉积，极少或无其他免疫球蛋白的沉积，主要包括致密物沉积病和C3肾小球肾炎，遗传和自身抗体参与的补体旁路调节异常是C3肾小球病的主要发病机制[6]。其中一部分C3肾小球病是与单克隆免疫球蛋白相关的[3]。

单克隆免疫球蛋白可以间接导致肾脏损伤，主要是单克隆免疫球蛋白可以干扰补体调节功能。其一：部分单克隆免疫球蛋白可能发挥抗C3转化酶抗体功能，稳定补体旁路途径C3转化酶，进而激活补体旁路途径，导致旁路途径的补体成分（主要是C3）沉积于肾小球，诱发C3肾小球病。其二：浆细胞病也可能产生抗补体调节蛋白的M蛋白，从而导致补体旁路途径异常活化。

【案例总结】

本案例中患者经过一步步的排查，从最初诊断为肾病综合征，到发现单克隆免疫球蛋白血症、浆细胞病、C3肾小球病，再到最终确诊为MGRS。其中，检验指标起到了非常重要的作用，尤其是免疫固定电泳检测，虽然不能像组织活检病理可以明确诊断，但对于发现单克隆免疫球蛋白血症、浆细胞疾病等发挥着很重要的作用，特别是对M蛋白的筛查、鉴定和分型来说最为重要。本案例中通过对血浆提取物（抗H因子抗体纯化物）进行免疫固定电泳检测，判断出H因子抗体为单克隆性质，与血中的M蛋白相同，由此判断出C3肾小球病与单克隆免疫球蛋白间接相关，最终协助诊断为MGRS。

单克隆免疫球蛋白除了直接沉积引起肾脏损害外，还可通过间接干扰补体旁路系统引起肾脏损害。临床中如果怀疑副蛋白相关引起的肾脏损害，首先要进行血清蛋白电泳，血、尿免疫固定电泳检测，筛查是否存在单克隆免疫球蛋白血症。

【专家点评】

本文介绍了一例罕见的单克隆免疫球蛋白相关C3肾小球病案例，从开始的筛查、鉴别诊断、排除诊断、明确诊断等过程来看，实验室检测指标及检测手段非常重要，对于检验人员除了要提高自身检测技术，给临床出具准确的检验报告，帮助临床解决问题，还要主动学习相关临床医学知识，不断提升自己的知识储备和工作能力，遇到疑难检测结果要积极沟通交流。通过沟通交流，学习对疾病的诊断、治疗等相关知识，提升对疑难结果分析能力。

参 考 文 献

[1] Landgren O，Kyle RA，Pfeiffer RM，et al. Monoclonal gammopathy of undetermined significance（MGUS）consistently precedes multiple myeloma：a prospective study[J]. Blood，2009，113（22）：5412-5417.

[2] 丁云飞，于峰. 补体检测在C3肾小球病诊治中的价值[J]. 中华检验医学杂志，2020，43（9）：860-864.

[3] 张丽华，程震，徐峰，等. 单克隆免疫球蛋白病相关C3肾炎的临床病理分析[J]. 肾脏病与透析肾移植杂志，2015（6）：507-511.

[4] 张晓凤，程小红，毛加荣，等. 有肾脏意义的单克隆免疫球蛋白沉积病新进展[J]. 中国中西医结合肾病杂志，2020，21（6）：547-549.

[5] Fakhouri F，Frémeaux-Bacchi V，Noël LH，et al. C3 glomerulopathy：a new classification[J]. Nat Rev Nephrol，2010，6（8）：494-499.

[6] Smith RJH，Appel GB，Blom AM，et al. C3 glomerulopathy - understanding a rare complement-driven renal disease[J]. Nat Rev Nephrol，2019，15（3）：129-143.

33　血小板图指导双联抗血小板治疗

作者：乔永峰[1]，舒新乐[2]（汉中市中心医院：1.检验科；2.老年病科）
点评专家：王晓琴（西安交通大学第一附属医院检验科）

【概述】

血小板的激活与聚集在动脉粥样硬化血栓形成的发生发展过程中具有重要作用，因此，阿司匹林加用一种血小板P2Y12受体抑制剂的双联抗血小板治疗（DAPT）是预防冠心病患者心脏及全身缺血事件的基石[1]。在实施DAPT过程中，伴缺血或出血高风险因素的患者，建议根据血小板功能检测结果指导DAPT治疗策略，充分评估缺血或出血风险，使患者获益最大化。美国Haemontics公司2005年研发的血小板图是经FDA批准的血小板功能检测技术，能为临床选择及应用抗血小板药物提供重要的参考价值[2]。本文报道了1例血小板图检测结果指导伴缺血高风险因素的急性冠状动脉综合征患者进行DAPT升阶治疗的过程。

【案例经过】

患者男性，74岁，半个月前无明显诱因出现胸骨后刺痛，每次持续10分钟左右可自行缓解，3天前无明显诱因再次出现上述症状，伴呼吸困难，不能平卧，大汗，无放射痛及一过性意识不清，遂就诊于当地县医院，考虑急性非ST段抬高型心肌梗死，给予抗血小板聚集、抗凝、稳定斑块、扩冠等治疗后上述症状仍有反复发作。为求进一步诊治，2022年6月6日患者因"间断胸痛半个月，加重伴呼吸困难3天"入住笔者所在医院冠心病监护病房。体格检查：神志清，精神差，急性痛苦病容，平车推入病房，半卧位，口唇暗紫。心前区无异常隆起，心尖搏动位于左侧第五肋间锁骨中线外1cm处，未触及震颤及异常波动，心界向左侧扩大，心率106次/分，心音低，律齐，各瓣膜听诊区未闻及病理性杂音。相关检查：心电图窦性心律，肢导低电压，完全性右束支传导阻滞；$V_3 \sim V_4$导联可见病理性Q波并ST段抬高0.1～0.2mV。NT-proBNP 5778.80pg/mL，CK-MB 12.25ng/mL，Myo 42.57ng/mL，cTnI 1.42ng/mL。空腹血糖8.63mmo1/L。糖化血红蛋白8.2%。初步诊断：①冠状动脉粥样硬化性心脏病、急性非ST抬高型心肌梗死、心功能Ⅰ级（Killip级）；②高血压，3级，很高危组；③2型糖尿病。

患者行冠状动脉血管造影，结果显示冠脉血管多支病变。心脏外科会诊后，建议转上级医院或于笔者所在医院上请专家行冠脉介入治疗（PCI）。患者于笔者所在医院上请专家行冠脉介入治疗，专家查看患者及相关辅助检查后，考虑冠脉病变血管弥漫且血管细小，行PCI术效果较差，建议行积极药物保守治疗。患者于6月12日转入老年病科，继续给予抗血小板聚集、稳定斑块、扩张冠脉、改善心肌重构及改善心功能治疗。因患者冠脉病变血管弥漫伴多项高缺血风险因素，建议完善血小板图检查评估抗血小板药物治疗的有效性。

依据血小板图检测结果，指导临床对患者目前的DAPT方案进行升阶治疗，更换氯吡格雷为替格瑞洛，于1个月后复查血小板图检测评估疗效，结果显示调整后的DAPT方案有效，尽可能避免了患者临床缺血相关事件的再次发生。

【案例分析】

1. 临床案例分析

患者因"间断胸痛半个月，加重伴呼吸困难3天"入院，初步诊断：①冠状动脉粥样硬化性心脏病、急性非ST抬高型心肌梗死、心功能Ⅰ级（Killip级）；②高血压，3级，很高危组；③2型糖尿病。冠脉造影术结果：右冠1段狭窄50%，2段狭窄50%，3段狭窄30%，房室结支（AV）狭窄80%，右冠状动脉后降支（PD）狭窄50%，前向血流TIMI3级；左冠主干狭窄50%，前降支弥漫性病变，6段狭窄99%，7段狭窄90%，8段狭窄90%，9段狭窄99%，前向血流TIMI3级；回旋支11段狭窄80%，12段狭窄95%，14段狭窄70%，15段狭窄90%，前向血流TIMI3级。该患者属于冠心病急性发作，冠脉病变血管弥漫且血管细小，依据《冠心病双联抗血小板治疗中国专家共识》[1]，该患者伴急性冠状动脉综合征（ACS）、多支弥漫病变合并糖尿病等多项高缺血风险因素，未来缺血事件发生风险高；而且患者所服用药物氯吡格雷的抗血小板疗效个体差异较大，若为氯吡格雷抵抗患者，服用常规剂量无法达到预期的血小板抑制效果，增加缺血事件发生风险；因此，该患者需要进行血小板功能指导双联抗血小板治疗，选择个体化治疗策略。根据血小板图检测结果指导DAPT升阶治疗，调整方案如下：①阿司匹林肠溶片每次100mg，每晚服用1次，调整为每次100mg，2次/日。②氯比格雷片每次75mg，每日晨服用1次，调整为替格瑞洛片每次90mg，2次/日。1个月后复查血小板图检测，提示药物起效，抗血小板作用正常，无需调整抗血小板药物。

2. 检验案例分析

该患者冠心病急性发作，双联抗血小板治疗是治疗关键之一。为了评估抗血小板治疗药物疗效，行血小板图检查。①血栓弹力图普通检测结果为R：3.4min，K：1.4min，Angle：69.2deg，MA：66.5mm，EPL：0.0，LY30：0.0，CI：2.8，提示凝血因子功能亢进，纤维蛋白原及血小板功能均正常，无纤溶亢进，见图33-1。②血小板图-诱导剂AA激活血小板检测见图33-2。AA抑制率为38.4%，提示阿司匹林抗血小板作用不足，见图33-3。③血小板图-诱导剂ADP激活血小板检测见图33-4，MA（ADP）值为60.2mm，提示有血栓风险。ADP抑制率为10.4%，提示抗血小板作用不足，见图33-5。

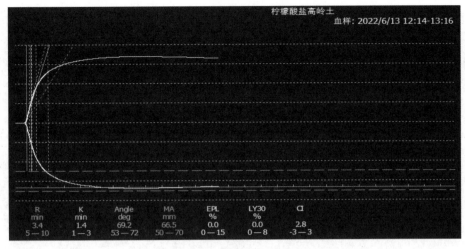

图 33-1　血栓弹力图-普通检测

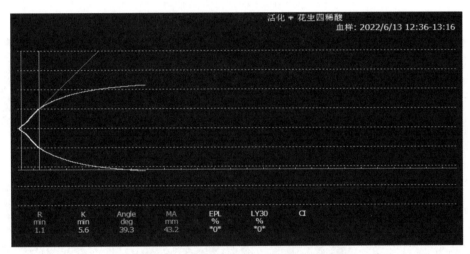

图 33-2　血小板图-诱导剂 AA 激活血小板检测

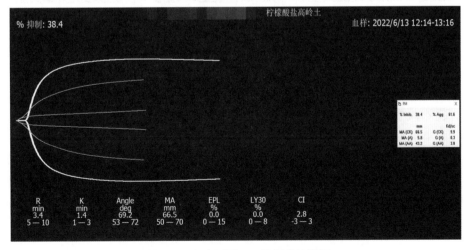

图 33-3　血小板图-AA 抑制率计算图

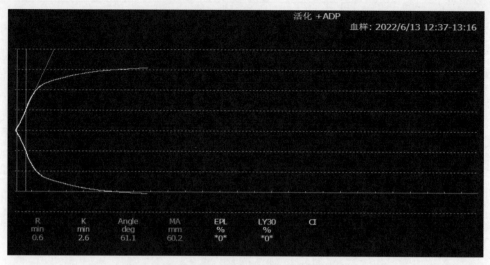

图 33-4 血小板图 - 诱导剂 ADP 激活血小板检测

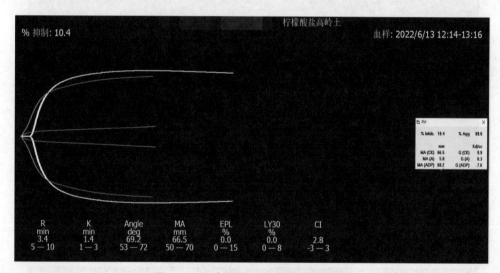

图 33-5 血小板图 -ADP 抑制率计算图

依据血小板图检测结果，建议临床上行 DAPT 升阶治疗，更换氯吡格雷为替格瑞洛，并于 1 周左右复查血小板图评估调整后方案。患者于 1 个月后入院复查血小板图。①普通检测结果：R：2.4min，K：1.7min，Angle：68.7deg，MA：61.3mm，EPL：0.0，LY30：0.0，CI：2.7，提示凝血因子功能亢进，纤维蛋白原及血小板功能均正常，无纤溶亢进，见图 33-6。②血小板图 - 诱导剂 AA 激活血小板检测见图 33-7。AA 抑制率为 57.9%，提示阿司匹林抗血小板作用正常，见图 33-8。③血小板图 - 诱导剂 ADP 激活血小板，MA（ADP）值为 34.5mm，提示无需调整血小板药物，见图 33-9。ADP 抑制率为 45.8%，提示抗血小板作用正常，见图 33-10。将检测结果反馈给临床，患者目前抗血小板治疗方案合适，建议 3～6 个月后复查。

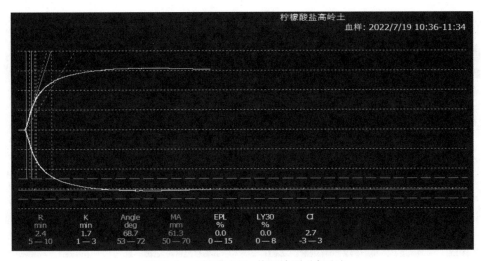

图 33-6 血栓弹力图-普通检测（复查）

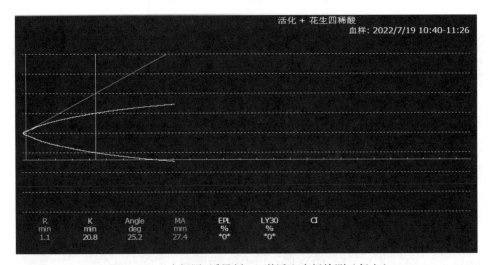

图 33-7 血小板图-诱导剂 AA 激活血小板检测（复查）

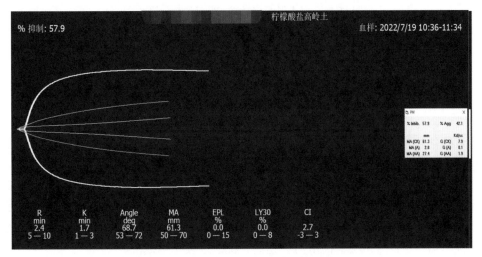

图 33-8 血小板图-AA 抑制率计算图（复查）

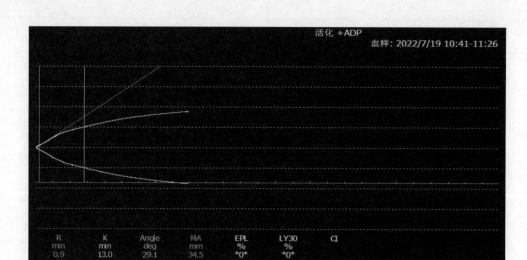

图33-9   血小板图-诱导剂ADP激活血小板检测（复查）

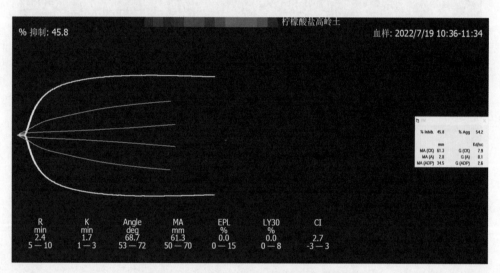

图33-10   血小板图-ADP抑制率计算图（复查）

【知识拓展】

1. 血小板图检测怎么指导临床抗血小板治疗？

笔者所在实验室使用的血小板图检测仪器是TEG® 5000。通过诱导剂AA激活血小板检测计算AA抑制率，抑制率≤50%，提示药物不敏感，阿司匹林抗血小板作用不足；抑制率＞50%，提示药物起效，阿司匹林抗血小板作用正常。通过诱导剂ADP激活血小板检测得出MA（ADP），数值在31.0～47.0mm，无需调整血小板药物；＜31.0mm，有出血风险；＞41.0mm，有血栓风险。同时计算ADP抑制率，抑制率≤30%，提示药物不敏感，抗血小板作用不足；＞30%，提示药物起效，抗血小板作用正常。

2. 什么情况下需要血小板图检测指导抗血小板治疗？

大量临床研究证实，在急性冠状动脉综合征和（或）接受经皮冠状动脉介入治疗或冠状动脉旁路移植术的人群中应用双联抗血小板治疗，可显著减少缺血事件，如心血管病死亡、心肌梗死、缺血性卒中、支架内血栓等。

《冠心病双联抗血小板治疗中国专家共识》指出[1]，具备高缺血风险因素（如ACS、多支弥漫病变合并糖尿病、≥3个支架置入、分叉病变置入2个支架、支架总长度＞60mm、慢性完全闭塞病变PCI、既往足够抗血小板治疗下出现支架内血栓）的患者可以进行血小板功能检测指导DAPT升阶治疗。高出血风险患者[如既往大出血和（或）既往出血性卒中、贫血、双通路抗栓治疗过程中出现临床有意义的出血]可以进行血小板功能检测指导DAPT降阶治疗。

【案例总结】

双联抗血小板治疗是治疗冠心病的关键。本案例老年患者冠心病急性发作，且冠脉病变血管弥漫，伴多项高缺血风险因素，根据血小板图检测结果指导DAPT治疗，尽可能减少缺血相关事件的再次发生，提高临床净获益，进而改善冠心病患者二级预防效果。本案例充分说明血小板图能够对临床双联抗血小板治疗提供重要指导，权衡缺血和出血风险，以利于正确选择治疗策略，使患者获益最大化，得到了临床医师和患者双方的高度认可。

【专家点评】

本案例详尽描述应用血小板图检测评估血小板功能，指导伴缺血高风险因素的急性冠状动脉综合征患者进行DAPT升阶治疗，从而助力临床采取个体化治疗策略，使患者获益最大化，诠释"精准检验、助力临床"的价值。通过真实案例的分析、知识拓展与应用评价，对血小板图在临床诊疗中的价值进行了细致的分析，分析有理有据、解释科学并有很好的临床应用价值。

参 考 文 献

[1] 中华医学会心血管病学分会动脉粥样硬化与冠心病学组，中华医学会心血管病学分会介入心脏病学组，中国医师协会心血管内科医师分会血栓防治专业委员会，等.冠心病双联抗血小板治疗中国专家共识[J].中华心血管病杂志，2021，49（5）：23.
[2] 李健，丛玉隆，李祖兰，等.应用血小板图和快速血栓弹力图评价体外凝血功能[J].中华检验医学杂志，2010，33（5）：4.

34 淋巴瘤相关噬血细胞综合征

作者：路其凤[1]，曲惠廷[2]（山东第一医科大学附属省立医院：1. 临床医学检验部；
  2. 血液内科）

点评专家：沈亚娟（山东第一医科大学附属省立医院临床医学检验部）

【概述】

淋巴瘤的诊断应结合患者的临床表现、体格检查、实验室检查、影像学检查和病理学检查结果等。淋巴瘤相关的噬血细胞综合征死亡率极高，治疗难度极大。对此类疾病需要及时诊断，尽早开始以依托泊苷为主的化疗，才能挽救患者生命。

【案例经过】

患者女性，47岁，因"发热20余天"于当地医院治疗效果不佳入住笔者所在医院留观科病区，因病情复杂，为明确诊断，从入院第一天开始依次请胃肠外科、心内科、血液内科、重症医学科、肝胆外科、肾内科、消化内科会诊，由于患者病情危重，于入院第4天转入重症医学科。依患者入院后的第二次血常规形态学考虑淋巴细胞增殖性疾病（淋巴瘤？）待排，紧急电话通知临床并请血液内科会诊，完善了骨髓常规、流式细胞学、细胞遗传学、分子生物学、骨髓病理学等相关检测。最终诊断：①淋巴瘤相关噬血细胞综合征；②弥漫大B细胞淋巴瘤（伴CD5表达）侵犯骨髓。由于该患者的异常细胞数量少且只分布在血涂片的两侧，该患者入院后的第一次血常规检测时的细胞形态学漏检，可见如何避免特殊血片的漏检，正确的形态学报告及与临床及时有效的沟通，可以大大缩短疾病的诊断时间，在疾病的诊断中起到关键的引导作用。

【案例分析】

1. 临床案例分析

47岁女性患者两系减少、以发热待查入院。入院后完善常见病原体等检测，初步排除了感染因素导致的发热。而非感染因素导致的发热，最常见的是肿瘤、药物、炎症、血栓等因素，因此临床上发热原因待查的患者经常比较棘手。患者存在两系减少，临床上高度怀疑血液系统恶性肿瘤的情况，但是由于首诊科室并非血液内科，可能给疾病的诊断造成了一定的困难。

检验科在血常规参数异常的情况下，果断进行了血涂片镜检，并且发现了可疑的异常淋巴细胞，电话告知临床及时启动血液专科会诊及骨髓检查。骨髓形态学检查发现了噬血现象，为及时转向噬血细胞综合征的诊断进一步完善检查提供了宝贵线索。经过完善可溶性CD25等实验室检查以及B超、CT等辅助检查，发现符合发热、两系减少、脾大、可溶性CD25升高、噬血现象等HLH 2004诊断标准中的5条，噬血细胞综合征的诊断成立。

同时，为了进一步探寻噬血细胞综合征的原因，临床上结合骨髓流式细胞学检查中发现的单克隆B淋巴细胞的免疫表型，进一步完善骨髓活检的免疫组织化学染色，得到了弥漫大B细胞淋巴瘤的病理学证据，并且完善了CMV、EBV、结缔组织病、血栓等相关的检查，证实患者的噬血细胞综合征由淋巴瘤引起。至此，在检验科的全力配合下，临床上明确了诊断。

治疗上，患者就诊延误，病情进展特别迅速，入院后很快出现了生命体征的不稳定，在重症医学科专业的监护下，始终难以纠正弥散性血管内凝血（DIC），且由于患者家属对化疗有顾虑，没有第一时间启动依托泊苷为基础的化疗，最终患者不幸离世。

淋巴瘤相关的噬血细胞综合征死亡率极高，治疗难度极大。治疗上，应该迅速启动依托泊苷为基础的化疗，在噬血细胞综合征的炎症因子风暴被初步控制后，迅速启动对原发病淋巴瘤的治疗。该患者生命体征不稳定、病情进展迅速，且在非血液专业科室治疗，患者家属对化疗有顾虑，多种因素下，患者不幸离世。

2. 检验案例分析

患者血常规显示（图34-1）两系（HGB、PLT）减低，WDF散点图显示：存在有核红细胞（绿圈），原始细胞区域（蓝圈）有少量异常散点。同时仪器报警信息提示：存在有核红细胞及异常淋巴细胞（红框）。因触发实验室的血常规自动推片规则，故自动推片镜检。Cellavision DI60仅检出中性杆状核粒细胞、有核红细胞及大量带空泡的中性粒细胞（图34-2）。因WDF散点图高度提示存在血液肿瘤细胞，所以在显微镜下全片镜检，但仅在血涂片两侧见到（图34-3）一类少量异常细胞：胞体较大、部分可见伪足，核浆比大，胞核圆形或不规则，胞核及胞质可见空泡，浆量少、嗜碱性强。

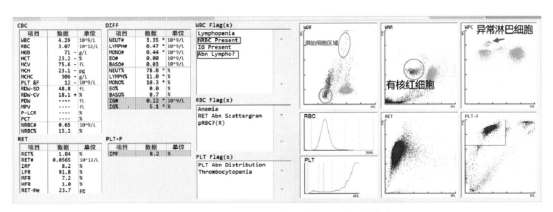

图34-1 患者血常规数值、散点图、报警信息

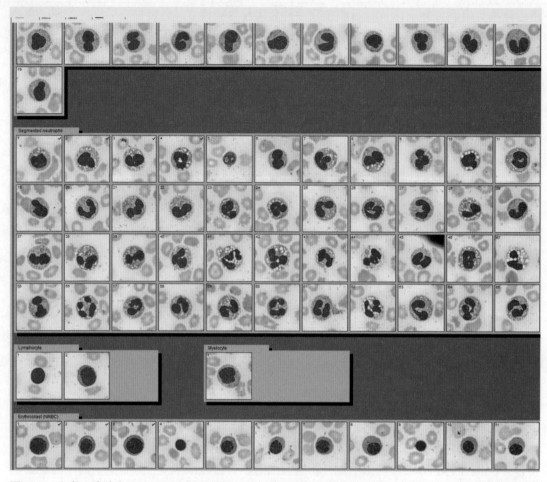

图34-2 患者血涂片在Cellavision DI60上概况：仅检出中性杆状核粒细胞、有核红细胞及大量带空泡的中性粒细胞

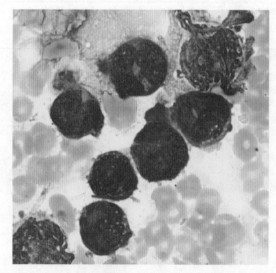

图34-3 患者血涂片两侧见到一类少量异常细胞：胞体较大、部分可见伪足，核质比大，胞核圆形或不规则，胞核及胞质可见空泡，胞质量少、嗜碱性强（瑞氏-吉姆萨染色，×1000）

考虑到该患者异常细胞仅分布在血涂片两侧，位置较特殊且在Cellavision DI60上未检到，所以考虑患者入院的第一次血常规可能也有该类异常细胞，故找出该患者入院第一次血常规的血涂片，同时加推当日标本2张血涂片，看该类细胞是不是偶然性出现在血涂片中，发现患者入院第一次血涂片（图34-4）及当日加推血涂片（图34-5、图34-6）两侧均查见该类细胞。通过临床基础检验科内部与科主任的讨论考虑为淋巴瘤细胞，最后发出一份诊断/排除诊断/建议性报

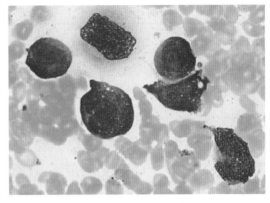

图34-4 患者入院第一次血常规加推血涂片（瑞氏-吉姆萨染色，×1000）

告，考虑淋巴细胞增殖性疾病（淋巴瘤？）待排，建议血液内科会诊，进一步检查。患者血常规报告如表34-1所示，同时与临床医师联系告知患者淋巴瘤可能性大，建议血液内科会诊，并询问患者的基本情况，得知患者不明原因发热20余天，现状况不佳，临床医师表示会尽快请血液内科会诊。

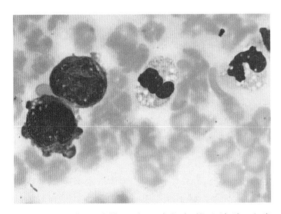

图34-5 患者入院第二次血常规加推血涂片1（瑞氏-吉姆萨染色，×1000）

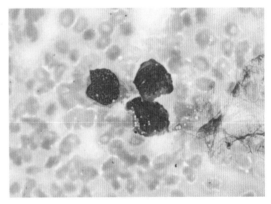

图34-6 患者入院第二次血常规加推血涂片2（瑞氏-吉姆萨染色，×1000）

表34-1 患者血常规报告

检验项目	结果	提示	参考范围	单位
白细胞（WBC）	4.29		3.5～9.5	10^9/L
红细胞（RBC）	3.07	↓	3.8～5.1	10^{12}/L
血红蛋白（HGB）	71	↓	115～150	g/L
红细胞压积（HCT）	23.20	↓	35～45	%
平均红细胞体积（MCV）	75.60	↓	82～100	fL
平均红细胞血红蛋白含量（MCH）	23.10	↓	27～34	pg
平均红细胞血红蛋白浓度（MCHC）	306	↓	316～354	g/L
血小板（PLT）	12	↓	125～350	10^9/L

续表

检验项目	结果	提示	参考范围	单位
淋巴细胞百分比（LYMPH%）	11.0	↓	20～50	%
单核细胞百分比（MONO%）	10.3	↑	3～10	%
中性粒细胞百分比（NEUT%）	78.0	↑	40～75	%
嗜酸性粒细胞百分比（EO%）	0.0	↓	0.4～8.0	%
嗜碱性粒细胞百分比（BASO%）	0.7		0～1	%
淋巴细胞绝对值（LYMPH#）	0.47	↓	1.1～3.2	10^9/L
单核细胞绝对值（MONO#）	0.44		0.1～0.6	10^9/L
中性粒细胞绝对值（NEUT#）	3.35		1.8～6.3	10^9/L
嗜酸细胞绝对值（EO#）	0.00	↓	0.02～0.52	10^9/L
嗜碱细胞绝对值（BASO#）	0.03		0～0.06	10^9/L
红细胞分布宽度（CV）（RDW-CV）	18.10	↑	10.9～15.4	%
红细胞分布宽度（SD）（RDW-SD）	48.80	↑	39～46	fL
血小板分布宽度（PDW）	—		—	fL
血小板平均体积（MPV）	—		7.6～13.2	fL
大血小板比率（P-LCR）	—		13～43	%
血小板比积（PCT）	—		—	%
有核红细胞计数（NRBC）	15.20			/100WBC
有核红细胞绝对值（NRBC#）	0.65			10^9/L
网织红细胞血红蛋白含量（RET-He）	23.7	↓	30.2～35.6	pg
网织红细胞比率（RET%）	1.84	↑	0.5～1.5	%
网织红细胞绝对值（RET#）	56.5		17.0～63.8	10^9/L
未成熟网织红细胞比率（IRF）	8.20		—	%
低荧光网红比率（LFR）	91.80		—	%
中荧光网红比率（MFR）	7.20		—	%
高荧光网红比率（HFR）	1.00		—	%
细胞形态	详见备注			
镜下形态/标本复查	已复片/已复查			

血细胞形态学备注：

涂片两侧可见一类异常细胞：胞体较大、部分可见伪足，核质比大，核圆形或不规则，胞核及胞质可见空泡，胞质量少、嗜碱性强。中性粒细胞可见空泡，NRBC为15.20/100WBC。裂红细胞偶见。血小板少见。考虑淋巴细胞增殖性疾病（淋巴瘤？）待排，建议血液内科会诊，进一步检查。

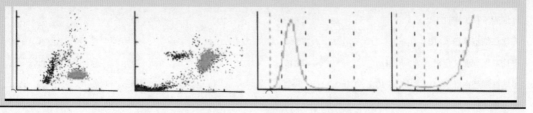

　　请血液内科会诊，后患者进行了骨髓穿刺，行骨髓常规（图34-7）、流式细胞学（图34-8）、骨髓病理学等相关检测，骨髓活检提示：HE及PAS染色示骨髓增生活跃（60%～70%），异常淋巴细胞增生（30%～40%），灶性或散在分布，胞体中等至大，胞质丰富，核椭圆形或不规则，染色质粗，可见核仁，粒系各阶段细胞可见。以中幼及以下阶段细胞为主，红系各阶段细胞可见，以中晚幼红细胞为准，巨核细胞数量及形态大致正常，少量浆细胞散在分布，网状纤维染色（MF-1级）。免疫组化示肿瘤细胞呈：CD20（+），CD19（+），CD3（-），CD5（+），CyclinD1（-），CD10（-），CD4（-），CD8（-），CD56（-），CD138（-），Ki67阳性率约60%。特殊染色：刚果红阴性。FISH：*MYC*、*BCL6*和*BCL2*基因重排均阴性。骨髓病理学综合性最终诊断：弥漫大B细胞淋巴瘤（伴CD5表达）侵犯骨髓。

【知识拓展】

　　临床上出现血小板减低的疾病主要有血液性疾病、风湿免疫病、放化疗损伤、药物相关性血小板减少及工作中常遇到的疾病如噬血细胞综合征[1, 2]、弥散性血管内凝血[1, 2]、血栓性血小板减少性紫癜（TTP）[1]、严重肝病[1]、原发性抗磷脂综合征（APS）[1]、流行性出血热[3]、新型布尼亚病[4, 5]。由于该患者血常规WDF散点图、仪器报警信息高度提示异常细胞的存在，并且在外周血涂片中发现了少量可疑淋巴瘤细胞，后经血液内科会诊进行了骨髓穿刺行骨髓常规、流式细胞学、细胞遗传学、分子生物学、骨髓病理学等相关检测，综合判断最终诊断：淋巴瘤相关噬血综合征、弥漫大B细胞淋巴瘤（伴CD5表达）侵犯骨髓。

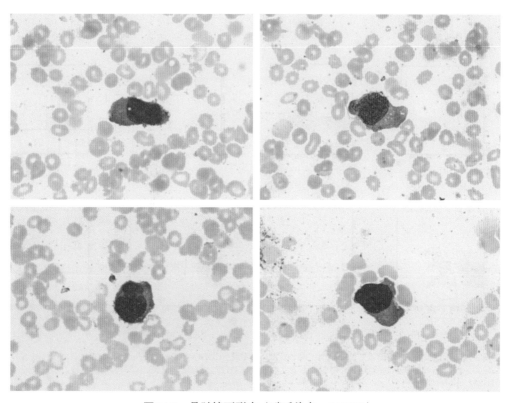

图34-7　骨髓镜下形态（瑞氏染色，×1000）

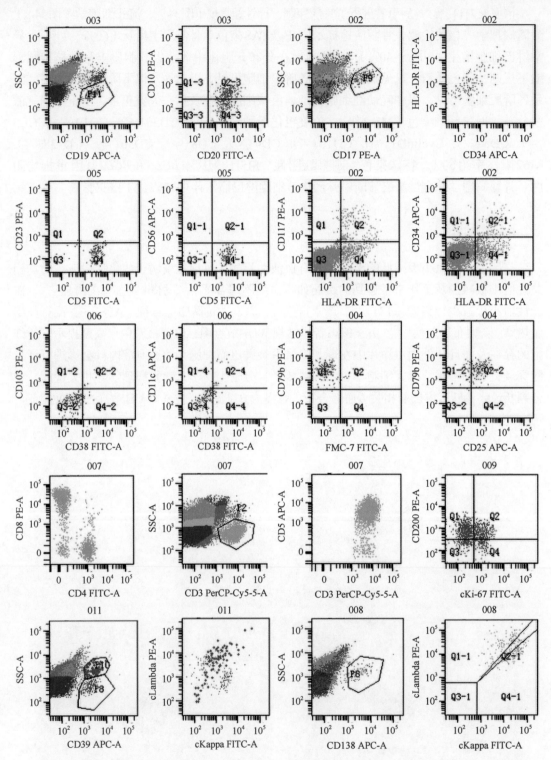

骨髓：P8（紫色）群细胞占有核细胞的1.0%，SSC偏大，主要表达CD19、CD20、CD10dim、CD5、CD79b、HLA-DR、CD200、CD25、cLambda，部分表达cKi67，不表达CD34、CD117、CD38、CD23、CD103、CD11c、CD56、FMC7、CD138、cKappa。

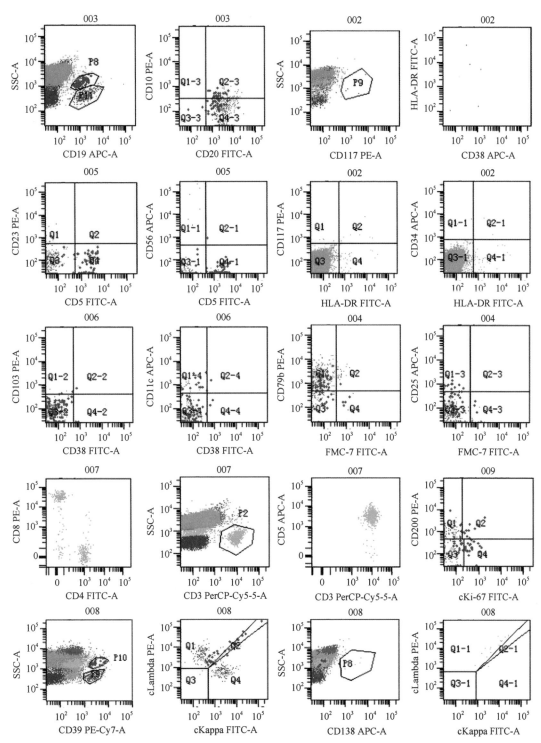

外周血：P8群细胞占有核细胞的0.06%，SSC偏大，主要表达CD19、CD20、CD5、CD79b、cLambda，部分表达CD10、cKi67、CD200、CD25，不表达CD34、CD117、CD38、CD23、CD103、CD11c、CD56、FMC7、CD138、cKappa。

图34-8　流式细胞学结果

淋巴瘤的诊断应结合患者的临床表现、体格检查、实验室检查、影像学检查和病理学检查结果等[2, 6]，患者有发热、乏力的临床症状，有纵隔等处的无痛性淋巴结肿大。实验室检查结果示LDH、β2-MG升高。血细胞形态学提示有疑似淋巴瘤细胞。病理学提示淋巴细胞来源的恶性肿瘤，免疫组化示肿瘤细胞呈CD20（+），CD19（+），CD3（-），CD5（+），CyclinD1（-），CD10（-），CD4（-），CD8（-），CD56（-），CD138（-），Ki67阳性率约60%。提示弥漫大B细胞淋巴瘤或高级别B细胞淋巴瘤。经过FISH检测，MYC、BCL2、BCL6均阴性，确诊为弥漫大B细胞淋巴瘤（伴CD5表达）侵犯骨髓。

高级别B细胞淋巴瘤[6, 7]是指存在MYC基因重排，同时伴有BCL2或BCL6等基因重排的B细胞淋巴瘤。2016年新版WHO淋巴瘤修订分类将这些淋巴瘤定义为"高级别B细胞淋巴瘤伴有BCL2或（和）BCL6与MYC基因重排"。主要发生于弥漫大B细胞淋巴瘤[2, 6, 7]（diffuselarge B-cell1 lymphoma，DLBCL）和"B细胞淋巴瘤，无法分类，特性介于DLBCL和伯基特淋巴瘤（B-cell lymphoma，unclassifiable，with features intermediate between DLBCL and Burkitt lymphoma BCLU）"，是一种具有高度侵袭性、核型复杂及具有一系列病理形态学特征的少见肿瘤。同时定义含MYC易位和BCL2或BCL6易位者为双打击淋巴瘤，三个基因均易位者为三打击淋巴瘤。

DLBCL是NHL中最常见的类型，由于亚型多、病变部位和范围差异很大，因此临床表现呈现高度异质性。少数患者可因骨髓受侵犯而致贫血、白细胞增多或减少、血小板减少等；可有β2-MG、LDH及ESR升高。病理形态学表现为弥漫性肿瘤大B细胞增生，通常表现为CD19（+）、CD20（+）、PAX5（+）、CD22（+）、CD79a（+）、CD3（-）及CD45（+）、CD5（+）、CD10（+）、免蛋球蛋白（Ig），有浆细胞分化者可不表达CD20和PAX5，仅表达CD79a。

噬血细胞综合征是由不同的致病因素诱发的淋巴组织细胞过度增生、活化并噬血的一组炎性因子风暴引起的综合征，可分为家族性噬血细胞综合征和继发性噬血细胞综合征。家族性噬血细胞综合征多见于儿童，多伴有家族噬血细胞综合征相关的12种基因改变。继发性噬血细胞综合征可见于恶性肿瘤、风湿免疫病、EB病毒感染等。该患者骨髓中可见噬血现象，有发热、两系减少、脾大、可溶性CD25升高等，满足HLH 2004诊断标准中的5条。所以，该患者为淋巴瘤继发引起的噬血细胞综合征。

【案例总结】

（1）血细胞形态学在血液病的诊断中起到了"侦察兵"的作用，由于该患者的异常细胞仅分布在血涂片两侧、阅片机Cellavision DI60未扫到、看片时只顾看细胞分布均匀的部位从而造成了第一次看片时的漏诊，所以日常工作中当数值、仪器报警信息、散点图提示异常细胞存在时，血涂片镜检不仅需要看细胞形态分布均匀的部位，还应兼顾头部、尾部及边缘的部位。对于该患者的情况，通观全片，注意头部、尾部及两侧边缘尤为重要。

（2）该患者病情复杂、危重，经历了多科会诊的历程，好在检验医师与临床医师及时沟通，为患者的诊断指明了方向，缩短了诊断时间，最终诊断明确。

（3）淋巴瘤的诊断是一个综合性诊断，尤其是弥漫大B细胞淋巴瘤的诊断，仅靠检验的任何一个项目都不能明确诊断，需要结合临床表现、体格检查、实验室检查、影像学检查和病理学检查结果等进行综合判断。

（4）淋巴瘤相关噬血细胞综合征是临床急危重症，死亡率极高。需要及时诊断，尽早开始依托泊苷为主的化疗，才能挽救患者生命。

【专家点评】

恶性肿瘤相关噬血细胞综合征是临床急危重症，死亡率几乎100%，其中淋巴瘤是最常见病因。本案例介绍了1例"发热20多天，经多学科会诊尚未明确诊断"的急诊留观患者，从第1次血常规形态学检查异常细胞被漏诊，一步步介绍了如何在显微镜下仔细查找少数异常细胞、经科内讨论发出血常规诊断/排除诊断/建议性报告，然后与临床充分沟通引导诊断方向，最终明确诊断的全过程。

这个病例有以下启示：第一，血常规分析要从综合分析数值、散点图及直方图、报警信息做起，当判断有异常细胞可能时，应在显微镜下全片仔细查找。第二，找到异常细胞时，形态学报告应给临床提示方向，当异常细胞数量少且性质判断有难度时，应进行科内讨论。第三，必须结合患者的临床信息和（或）其他实验室检查结果，及时有效地与临床沟通，方能发挥对疾病诊断的引导作用。

参 考 文 献

[1] 中国医师协会血液科医师分会，中华医学会儿科学分会血液学组，噬血细胞综合征中国专家联盟.中国噬血细胞综合征诊断与治疗指南（2022年版）[J].中华医学杂志，2022，102（20）：1492-1499.
[2] 沈悌，赵永强.血液病诊断及疗效标准[M].4版.北京：科学出版社，2018.
[3] 陈晓.血常规和尿常规检查用于流行性出血热早期诊断的临床研究[J].检验医学与临床，2016，13（z2）：282-283.
[4] 刘庆辉，刘建贞.新型布尼亚病毒感染17例临床观察[J].中华内科杂志，2011，50（9）：785-786.
[5] 王建跃，邬辉，仝振东，等.发热伴血小板减少综合征流行病学研究进展[J].中华流行病学杂志，2016，37（2）：294-298.
[6] 石远凯，马军，王庆华，等.淋巴瘤诊疗指南（2022年版）[EB/OL].[2022-08-22].https://wenku.so.com/d/49072571441135a5bbf9b23d185844a2.
[7] 克晓燕，高子芬.淋巴瘤诊疗手册[M].2版.北京：人民卫生出版社，2017.

35 血常规参数异常变化

作者：杨俊[1]，林淡钰[2][中山大学附属第八医院（深圳福田）：1.检验医学部；2.神经内科]

点评专家：凌利芬［中山大学附属第八医院（深圳福田）检验医学部］

【概述】

随着临床病情变化，患者的检验结果也会发生相应的改变。当检验医师遇到检验结果与历史结果记录相差较大时会怎样思考与处理呢？

【案例经过】

患者女性，55岁，主诉"反复头晕2个月余"。于2021年3月20日以"后循环缺血"收入笔者所在医院神经内科，入院时神清。入院时检验结果未见明显异常：白细胞（WBC）$5.24×10^9$/L、红细胞（RBC）$4.32×10^{12}$/L、血红蛋白（HGB）132g/L、平均红细胞体积（MCV）93.3fL、血小板（PLT）$227×10^9$/L、血浆凝血酶原时间（PT）12.7s、活化部分凝血活酶时间（APTT）39.1s、纤维蛋白原（FIB-C）2.79g/L。入院期间精神可，食欲睡眠可，二便正常。入院后第四天中午（3月23日）急查血常规、凝血和生化项目，其中血常规与凝血结果发生明显变化：WBC $3.51×10^9$/L、RBC $1.89×10^{12}$/L、HGB 60g/L、MCV 133.3fL、PLT $117×10^9$/L，PT 18.8s，APTT 64.0s，FIB-C 1.33g/L。人工检查血常规与凝血标本均无肉眼可见凝块，血常规标本较稀，凝血标本离心后红细胞层较血浆层偏低。发现两次结果变化较大后，检验工作人员致电临床医师进行沟通，临床医师要求重新抽血复查，结果与入院时相近，到底是哪里出了问题？到底是患者病情变化大，或者是抽错血导致，抑或是检验检测系统不稳定？

【案例分析】

1.临床案例分析

患者为中老年女性，反复头晕2个月余，偶伴胸闷、心慌。2021年3月20日入院时查体：T 36.5℃，P 94次/分，R 18次/分，BP 126/87mmHg，双侧腱反射存在对称，双侧巴氏征阳性。闭目难立征：睁眼−，闭眼+。2021年1月28日曾行颅脑横断（CT）平扫：头颅CT平扫未见异常。初步诊断为"后循环缺血可能"。鉴别诊断为"梅尼埃病"，但无眩晕感，无波动性听力下降，暂时排除。

2021年3月23日在等待行经颅磁刺激（TMS）治疗时突发心悸、大汗，双手冰凉、麻木，后出现晕厥，持续约数秒后缓解。急查血常规、生化肝功及凝血四项并予补液治疗及心电监护。中午接急诊检验电话报告：患者血常规HBG 60g/L，MCV 133.3fL，PLT 117×10⁹/L；急诊凝血报告PT 18.8s，APTT 64.0s，FIB-C 1.33g/L，D-二聚体0.22μg/mL；急诊生化免疫报告GLU 6.3mmol/L，LDH 336.5U/L，cTnI＜0.012ng/mL，NT-proBNP 26.9pg/mL。检验科提示复核后结果一致。患者入院后一直用常规抗血小板药物氯吡格雷治疗，需排除其副作用急性消化道出血[1]。行急诊全腹部CT平扫：提示上腹部脏器未见异常，入院后患者无黑便、血便，暂时排除急性消化道出血。入院时患者血常规及贫血三项（叶酸、血清铁蛋白、维生素B₁₂）均正常，与现在的血常规结果提示"大细胞性贫血"不符[2]。凝血结果提示凝血因子消耗，但D-二聚体正常，不符合高凝状态的凝血因子消耗[3]。患者经补液扩容、低流量吸氧抢救后心悸、大汗症状缓解，无头晕、乏力，面颊红润，口唇、眼睑无苍白，生命体征平稳。综合考虑急查结果与临床不符，遂再重抽血复查血常规与凝血七项。

2021年3月23日下午重抽血后检验科的结果回报：血常规与凝血项目结果均正常，与临床较相符。经与检验科沟通，3月23日中午的异常结果不排除抽血因素影响。患者入院后查动态心电图及动态血压，可暂时排除恶性心律失常或其他心源性晕厥。3月25日颅脑磁共振平扫结果提示：颅内多发缺血灶，"后循环缺血"诊断明确，3月23日突发的一过性晕厥应为"后循环缺血"急性发作，患者入院后予抗血小板聚集、稳定斑块、对症止晕、疏通血管等对症治疗，治疗后患者症状较前明显改善。

2. 检验案例分析

三次血常规结果与凝血结果分别见表35-1和表35-2。

表35-1 三次血常规结果比较

项目	3月20日	3月23日	3月23日复查
WBC	5.24×10⁹/L	3.51×10⁹/L	10.64×10⁹/L
RBC	4.32×10¹²/L	1.89×10¹²/L	4.26×10¹²/L
HGB	132g/L	60g/L	131g/L
MCV	93.3fL	133.3fL	93.3fL
HCT	0.40	0.25	0.39
PLT	227×10⁹/L	117×10⁹/L	251×10⁹/L

表35-2 三次凝血结果比较

项目	3月20日	3月23日	3月23日复查
PT	12.7 s	18.8 s	12.7s
PT-INR	0.97	1.6	0.97
APTT	39.1 s	64.0 s	35.1s
TT	17.6 s	17.5 s	17.9s
FIB	2.79 g/L	1.33 g/L	2.75g/L

分析检验参数的特性，MCV在人体中是比较稳定的检验项目，在没有输血的情况下，同一患者MCV前后几天变化不会太大。3月23日中午血常规与凝血结果与前后两次相差如此之大，关键是红细胞平均体积（MCV）前后变化很大（33.3fL vs. 93.3fL）。难道会抽错血吗？与当天值班护士沟通，当天中午只有该患者急查血标本，且科室同期无入住严重贫血患者，暂时可以排除抽错其他病床患者血液的问题。难道是检验科检测系统不稳定导致？查看当天质控在控，系统良好，以及同期检测血常规和凝血项目均无歧义结果，把各标本重新复查，同期采集的标本复查结果均与该标本首次检测结果一致，可以排除检测系统问题。正常人MCV是82～100fL，该标本MCV增大为133.3fL，突然产生一个猜想：难道是葡萄糖输液同侧紧急抽血引起的血液标本被稀释、红细胞胀大导致？3月23日的凝血标本PT、APTT均明显延长，FIB也明显降低而凝血酶时间TT无明显变化（FIB降低在一定范围内，TT可以无明显变化），结果也符合标本被稀释的情况。那如果同侧抽血被稀释，同时送检的生化结果为什么与历史结果差别不大呢?3月23日中午一起送检标本还进行生化检测，结果见表35-3。

表35-3　生化检测结果

检验项目	3月23日	3月20日	参考范围
谷草转氨酶（U/L）	25.00	25.32	14～36
葡萄糖（mmol/L）	6.30	5.99	4.1～5.9
钾（mmol/L）	3.76	4.09	3.5～5.1
钠（mmol/L）	139.6	159.27	137～145
氯（mmol/L）	105.7	105.27	98～107
钙（mmol/L）	2.04	2.25	2.1～2.55
二氧化碳总量（mmol/L）	25.39	26.83	22～30
尿素（mmol/L）	4.04	4.17	2.5～6.1
肌酐（μmol/L）	53.60	50.02	46～92
肌酸激酶（U/L）	49.80		30～135
乳酸脱氢酶（U/L）	336.50		120～246

如果是输葡萄糖稀释引起，那么生化葡萄糖结果会存在假性增高现象。但葡萄糖只是较前一次稍增高，浮动可接受，且其他项目变化均不大，并不像有稀释现象，肉眼观察标本压积也无明显降低。

同一时间抽血送检的血常规、凝血结果均符合标本被稀释的情况，而生化项目结果为何变化不明显？

带着一连串的疑问，查看医嘱，及时和临床医师沟通得知：2021年3月23日中午患者有一过性晕厥，后紧急补液治疗后症状缓解。临床医嘱可见10%葡萄糖注射液申请，同时在同一时间段申请血常规、凝血及生化急查医嘱。在医嘱后几分钟抽血送检。为防止EDTA-2K抗凝剂携带污染螯合血清钙离子，以及造成假性血清钾离子升高，枸橼酸抗凝剂影响血清钙，笔者所在医院采血根据《全国临床检验操作规程》第3版的采血顺序

"血培养管—无抗凝剂管（生化管）—凝血管—有抗凝剂管（血常规管）"[4]，分析可能是在患者晕厥中，临床紧急建立外周静脉血管通路—"Y"型的静脉血管通路，严格执行先采集血液标本再推注10%的葡萄糖注射液，"Y"型静脉血管通路有两个头，在紧急抢救中不排除未完全抽完血液时不经意同步推注了10%的葡萄糖注射液，第一管生化血未混有葡萄糖注射液，生化结果无明显变化，第二和第三管凝血和血常规标本混有葡萄糖注射液，导致了血常规和凝血结果变化大。假设标本真的被稀释，根据生理学原理5%的葡萄糖溶液会引起红细胞胀大，那10%的葡萄糖溶液也会引起红细胞胀大吗，为了进一步证实分析思路，做了相关实验进行验证。

实验1：将血常规标本与10%葡萄糖溶液1∶1混合，分别在即刻、10min、20min、30min、60min 5个时间点上机检测，血常规结果见表35-4。

表35-4　血常规标本稀释后结果比较

项目	稀释前	即刻	10min	20min	30min	60min
WDC（10^9/L）	5.45	2.69	2.72	2.73	2.68	2.69
RBC（10^{12}/L）	3.82	1.89	1.8	1.86	1.85	1.83
HGB（g/L）	117.0	58	58	58	58	58
MCV（fL）	93.2	95.8	107.1	116.7	122.7	142.1
HCT	0.36	0.18	0.20	0.22	0.23	0.26
PLT（10^9/L）	211.0	103	97	105	100	95

实验2：将凝血标本与10%葡萄糖溶液1∶1混合，静置10min后离心，稀释前后结果比较见表35-5。

表35-5　凝血稀释后结果比较

项目	稀释前	稀释后
PT（s）	12.7	23.2
PT-INR	0.97	2.12
APTT（s）	41	120.6
TT（s）	16.6	15.7
FIB（s）	3.4	1.12

从检测原理推测稀释比，血常规检测的是全血，故标本的1∶1稀释相当于将血细胞1∶1稀释，而凝血检测的是血浆，标本的1∶1稀释相当于将血浆标本约1∶2稀释。从实验结果来看，血常规用10%的葡萄糖稀释后，红细胞会胀大，且MCV随着时间延长而逐渐增大，从采集标本时间到检验时间，足以导致MCV增大。其余项目按1∶1稀释比降低。凝血用10%葡萄糖稀释后，PT、APTT明显延长，FIB明显降低且按稀释比例约1∶2相应降低，而TT无明显变化。由此推理，此患者血常规3月20日RBC $4.32×10^{12}$/L，3月23日RBC $1.89×10^{12}$/L，分析标本稀释情况（全血∶注射液=1∶1.28）；凝血标本3月20日FIB 2.79g/L，3月23日中午急查FIB 1.33g/L，分析标本稀释情况（血浆∶注射液=1∶1.1），

以此患者压积0.4推算，分析凝血标本稀释（全血：注射液=1∶0.79）。血常规的稀释倍数大于凝血标本，符合血常规标本在凝血标本后面采集，混入更多比例的10%的葡萄糖注射液。最终考虑为在紧急建立外周静脉血管通路抢救注射葡萄糖液，抽血中不经意混合葡萄糖液导致了有歧义的检验结果。

结合临床与检验结果分析，可能因抢救处置紧急，在刚抽血的时候就将输液管或推注针连接到Y型留置针对侧推液，并且采血管的顺序按生化管—凝血管—血常规管，所以第一管生化检测结果未受影响，而后面两管均被稀释，并且血常规管的稀释倍数大于凝血管，本例患者血常规参数"过山车"之谜团得以揭开。

【知识拓展】

输液时选择等渗溶液，红细胞为什么会胀大？主要涉及以下生理学知识。

（1）等渗溶液：溶液渗透压与血浆渗透压相等的溶液称为等渗溶液，如0.9% NaCl、5%葡萄糖。

（2）等张溶液：能够使红细胞悬浮于其中并保持其形态和大小正常的溶液，实际上是由不能自由通过细胞膜的溶质所形成的溶液，如0.9% NaCl。

所以，0.9% NaCl为等渗等张溶液，但葡萄糖因是由细胞膜转运蛋白顺浓度梯度协助扩散到细胞内，为等渗非等张溶液，经实验验证5%葡萄糖和10%均能使红细胞胀大[5,6]。

【案例总结】

在检验过程中遇到有歧义的结果时，要及时与临床医师沟通，了解患者的实际情况，当临床医师明确表示检验结果与临床情况不符合时，要从检验前、中、后全过程进行分析，并及时反馈给临床医师。检验质量全程控制是保证临床检验结果准确性的重要基础。检验前影响因素复杂且隐蔽，也是目前影响检验结果准确性的主要因素，作为检验工作者需时刻保持警惕，善于总结分析全程质量监控过程，临床实验室应建立检验前质量保证体系且有效执行，由实验室与临床科室一起参与，特别是分析前质量方面，检验人员全面跟进了解整个流程，定期对过程中有关环节的技术和管理问题进行分析和总结，还应对涉及标本采集及运送的人员进行系统的培训和考核，加强分析前质量控制保障。

【专家点评】

该案例中检验分析前的问题导致了有歧义的检验结果，由于临床操作人员在紧急抢救患者过程中不经意抽血混入注射的液体，稀释了采集的血液标本，特别是以等渗溶液导致红细胞胀大并导致MCV异常增大为分析突破点，彰显了检验工作人员认真细心的工作态度，以及扎实的医学检验知识。检验工作人员协助临床医师，从生理学溯源分析，面对临床医师的质疑进行全面分析，同时到临床上考察流程细节，做相关的体外实验进行验证，最终破解了血常规参数"过山车"之谜。检验医师善于与临床医师沟通，主动解决存在的问题，此案例的分享给临床和检验日常工作提供了借鉴和学习的宝贵经验。

参 考 文 献

[1] 孙承伟，闫俊强，王丽. 阿司匹林与氯吡格雷对心脑血管疾病患者上消化道出血风险的影响分析. 中西医结合心血管病杂志[J]，2017，5（33）：63-65.

[2] 刘净锐，李杰，杨洁，等. 大细胞性贫血251例临床特征分析. 临床内科杂志[J]，2019，38（1）：56-58.

[3] 于晶晶. 血浆D二聚体与纤维蛋白原检测对弥散性血管内凝血的诊断价值. 中国医学工程[J]，2020，28（7）：70-72.

[4] 尚红，王毓三，申子瑜. 全国临床检验操作规程[M]. 北京：人民卫生出版社，2006.

[5] 朱妙章. 大学生理学[M]. 北京：高等教育出版社，2004.

[6] 江城，谢俊，陈海峰. 葡萄糖转运蛋白的转运机制研究. 基因组学与应用生物学[J]，2015，34（7）：1372-1377.

36　汉坦病毒致流行性出血热

作者：朱倩[1]，何悦成[2]（常州市武进人民医院：1.检验科；2.重症监护室）

点评专家：恽志华（常州市武进人民医院检验科）

【概述】

流行性出血热又称肾综合征出血热，是由流行性出血热病毒（汉坦病毒）引起的，以鼠类为主要传染源的自然疫源性疾病，表现为感染性病毒血症和全身毛细血管损害。本病以发热、出血、充血、低血压、休克，以及肾脏损害为主要表现，进展迅速，病情危重，临床表现复杂多样，时常被误诊、误治且缺乏早期的敏感特异的诊断预测指标，进而影响治疗效果与预后[1]。

【案例经过】

患者男性，23岁，因"腹痛、呕吐3天"来院，3天前受凉后鼻塞，稍有咳嗽，伴发热38℃，病初腹胀、腹痛，以上腹部为主，伴恶心、呕吐黄色胃内容物，排黄色稀便2～3次/天，量不多，至卫生院检查血常规，结果示正常，予"抗感染、镇痛"等治疗，但症状无明显好转，未进一步治疗转送至笔者所在医院急诊科。至急诊时患者皮肤花斑，脉搏弱。腹丰满，触之软，上腹部有压痛，无反跳痛，肝脾肋下未触及，未触及腹部包块，移动性浊音（−），肠鸣音弱。

【案例分析】

1.临床案例分析

脓毒血症、感染性休克在临床中较为多见，对于此类患者，在积极抗休克，保证器官灌注的同时，抗感染亦非常重要。早期明确病原菌，可以提高救治成功率，避免抗生素滥用。

就该患者而言，入院时明确表现为低血压，循环难以维持，同时查C反应蛋白（CRP）、降钙素原（PCT）及肝素结合蛋白（HBP）均可见明显升高，感染性休克明确。除血常规可见中性粒细胞明显升高外，单核细胞亦有明显升高，血小板明显下降，双上肢皮肤紫癜，因此需与传染性单核细胞增多症及血栓性血小板减少性紫癜（TTP）相鉴别。同时急诊血常规镜检见异型淋巴细胞，结合患者发热、腹痛、呕吐、腹泻、颜面部及前胸壁皮肤潮红，急性肾损害等特征性表现，遂立即行外周血基因检测，因此能早期发现汉坦病毒而给予积极治疗并获得成功。

临床的诊断与鉴别诊断是多科室协助的结果，实验室早期发现异常结果，结合患者病史、体格检查可以提供有效的诊疗思路。

　　根据以上检验结果和临床症状结合进行分析，最终诊断为流行性出血热（重症）。

　　2. 检验案例分析

　　患者至笔者所在医院急诊科及时进行血常规、生化、凝血及尿液分析等项目检测。

　　急诊血常规结果：中性粒淋巴细胞和单核细胞散点图异常，镜检发现异常淋巴细胞
（图36-1，图36-2）。

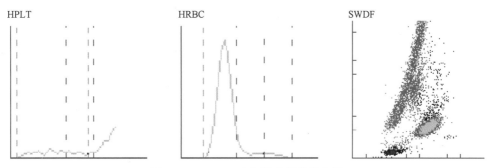

图 36-1　XN9000血细胞分析仪散点图

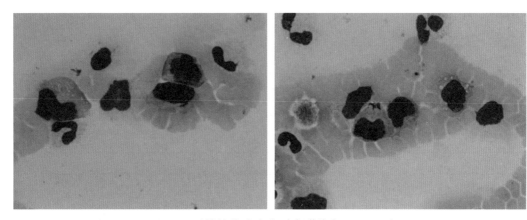

图 36-2　油镜镜检（瑞氏 - 吉姆萨染色，×1000）

　　白细胞总数升高，血小板减少。建议行外周血形态分析，并将结果及时通知临床医师
（表36-1）。

表 36-1　患者血常规结果

项目	结果	提示	参考范围	单位
白细胞总数	20.89	↑	3.50～9.50	10^9/L
红细胞计数	6.30	↑	4.30～5.80	10^{12}/L
血红蛋白	189.0	↑	130.0～175.0	g/L
血小板计数	29	↓	125～350	10^9/L
中性粒细胞比率	56.9		40.0～75.0	%

续表

项目	结果	提示	参考范围	单位
淋巴细胞比率	38.6		20.0～50.0	%
单核细胞比率	4.3		3.0～10.0	%
嗜酸性粒细胞比率	0.2	↓	0.4～8.0	%
嗜碱性粒细胞比率	0.1		0～1.0	%
中性粒细胞计数	11.89	↑	1.80～6.30	10^9/L
淋巴细胞计数	8.06	↑	1.10～3.20	10^9/L
单核细胞数	0.90	↑	0.10～0.60	10^9/L
嗜酸性粒细胞计数	0.03		0.02～0.52	10^9/L
嗜碱性粒细胞计数	0.02		0～0.06	10^9/L
红细胞压积	54.70	↑	40.00～50.00	%
平均红细胞体积	86.8		82.0～100.0	fL
平均血红蛋白量	29.9		27.0～34.0	Pg
平均血红蛋白浓度	345.0		316.0～354.0	g/L
RBC分布宽度_SD	42.7		37.0～54.0	fL
RBC分布宽度_CV	13.4		10.0～15.7	%
血小板压积	0.045	↓	0.110～0.280	
平均血小板体积	15.5	↑	6.0～14.0	fL
血小板分布宽度	17.9		15.5～18.1	%

急诊凝血功能结果：凝血纤溶系统异常，患者出血情况严重（表36-2）。

表36-2　患者凝血功能结果

项目	结果	提示	参考范围	单位	方法
凝血酶原时间	14.4	↑	11.0～13.7	s	凝固法
凝血酶原时间比值	1.25	↑	0.82～1.15		
国际标准化比值	1.26	↑	0.82～1.15		
活化部分凝血活酶时间	58.60	↑	23.30～32.50	s	凝固法
纤维蛋白原	1.700	↓	2.200～4.500	g/L	Clauss法
凝血酶时间	87.70	↑	14.00～21.00	s	凝固法
D-二聚体	5.88	↑	0～0.55	ng/L	免疫学法

急诊生化结果：肝、肾电解质，心肌标志物结果异常（表36-3）。

表36-3　患者急诊电解质、肾功能、心肌酶及心肌标志物结果

项目	结果	提示	参考范围	单位	方法
谷丙转氨酶	194		0～50	U/L	干化学法
谷草转氨酶	459		17～59	U/L	干化学法

续表

项目	结果	提示	参考范围	单位	方法
乳酸脱氢酶	1596		120～246	U/L	干化学法
肌酸激酶	1211		55～170	U/L	干化学法
肌酸激酶同工酶	56		0～16	U/L	干化学法
钾	3.66		3.50～5.10	mmol/L	干化学法
钠	132.5		137.0～145.0	mmol/L	干化学法
氯	97.3		98.0～107.0	mmol/L	干化学法
钙	1.91		2.10～2.55	mmol/L	干化学法
磷	1.76		0.81～1.45	mmol/L	干化学法
镁	0.89		0.70～1.00	mmol/L	干化学法
二氧化碳总量	13		20～30	mmol/L	干化学法
尿素氮	11.60		3.20～7.10	mmol/L	干化学法
尿酸	570.70		208.00～506.00	μmol/L	干化学法
肌酐	226		58～110	μmol/L	干化学法
肌钙蛋白I	0.072		0～0.034	ng/mL	化学发光法
N末端利钠肽前体	393		0～125	pg/mL	化学发光法

急诊尿常规结果：尿蛋白、隐血异常，提示肾功能异常（表36-4）。

表36-4　患者急诊尿干生化及尿沉渣分析结果

项目	结果	提示	参考范围或结果	单位
颜色	黄色		浅黄色	
透明度	透明		透明	
酸碱度	6.0		4.5～8.0	
尿比重	1.018		1.003～1.030	
胆红素	阴性		阴性	
尿胆原	正常		正常	
葡萄糖	阴性		阴性	
尿蛋白	3+		阴性	
隐血	3+		阴性	
酮体	阴性		阴性	
尿白细胞酯酶	阴性		阴性	
亚硝酸盐	阴性		阴性	
尿白蛋白	+		阴性	
尿肌酐	200.00			mg/dL
尿蛋白肌酐比值	≥0.50		阴性	
尿白蛋白肌酐比值	≥150		阴性	
白细胞	5		0～9	/μL

续表

项目	结果	提示	参考范围或结果	单位
红细胞	114		0～20	/μL
红细胞信息	均一性红细胞?		阴性	
上皮细胞	26.80		0～5.70	/μL
肾小管上皮细胞	16.90		0～4.08	/μL
非典型细胞	0			/μL
管型	1.14		0～2.40	/μL
透明管型	0.43		0～1.00	/μL
病理管型	0.71		0～1.00	/μL
尿结晶	0		0～10.00	/μL
黏液丝	0.28		0～7.14	/μL
电导率	9.9		3.0～39.0	mS/cm
渗透压	339		600～1000	mOsm/kg
酵母样菌	0.40		0～1.00	/μL
细菌	18.90		0～11.40	/μL
细菌信息	阴性		阴性	
尿路感染信息	阴性		阴性	

患者在急诊进行常规项目检测发现：血常规检查显示异常淋巴细胞，血小板减少；生化检查显示尿素氮、尿酸及肌酐增高，钠、氯及钙均降低，心肌酶谱各项指标均升高；凝血功能检查显示凝血酶原、部分凝血活酶及凝血酶时间延长，纤维蛋白原降低，D-二聚体含量明显升高；尿常规检查发现尿蛋白、隐血都为"3+"。入院后外周形态检测发现异型淋巴细胞占10%（图36-3）。

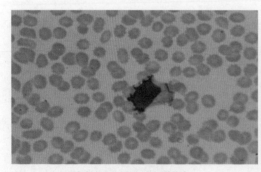

染色方法：瑞氏-吉姆萨染色

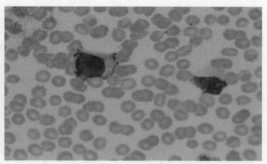

染色方法：瑞氏-吉姆萨染色

结果分析报告：

白细胞总数增高，中幼粒占2%，杆状核比例增多，分叶核可见类P-H畸形，淋巴细胞比例减低，可见异常淋巴细胞占10%，成熟红细胞形态大致正常，可见棘形红细胞。血小板大小不一，散在少见（抗凝血）。建议行汉坦病毒等相关检查。

图36-3 患者外周血形态报告单

结合患者的所有检验报告及考虑到患者年龄，检验人员提示怀疑存在流行性出血热，建议进行汉坦病毒病原检测以排除传染性单核细胞增多症。

病原菌外送标本检查：确诊汉坦病毒感染，明确病因（表36-5）。

表36-5 患者病原菌报告

	病原鉴定
病原微生物检出	细菌：未检出
	真菌：未检出
	DNA病毒：未检出
	RNA病毒：正汉坦病毒
	其他：未检出
疑似背景检出	具体见报告

【知识拓展】

流行性出血热潜伏期一般为2～3周。典型临床经过分为五期：发热期、低血压休克期、少尿期、多尿期及恢复期。发热期主要表现为感染性病毒血症和全身毛细血管损害引起的症状。流行性出血热起病急，有发热（38～40℃）、三痛（头痛、腰痛、眼眶痛），以及恶心、呕吐、胸闷、腹痛、腹泻、全身关节痛等症状，皮肤黏膜三红（脸、颈和上胸部发红），眼结膜充血，重者似酒醉貌。口腔黏膜、胸背、腋下出现大小不等的出血点或瘀斑，或呈条索状、抓痕样的出血点。多数研究发现绝大部分肾综合征出血热患者可追溯到鼠接触史，有直接被鼠咬伤的病例，绝大部分患者诉有老鼠密闭空间接触史[2]。由于健康卫生条件的改善，鼠疫基本已经不再出现，流行性出血热也渐渐消失在人们的视野中，但是还是要了解并且警惕这种疾病，发现相关临床检验异常及时联系临床医师，为临床诊断提供更多的有利信息。

【案例总结】

随着形态学越来越受到检验人员的重视，检验人员对于细胞形态的鉴别越来越熟练。可是认识细胞固然重要，这些细胞背后隐藏的疾病，更需要检验人员去发现、去研究、去提示临床医师。一种异常形态的细胞往往提示不同的疾病，检验人员也要根据其他报告及临床症状做不同的分析。

【专家点评】

流行性出血热主要表现为血常规涂片出现大量异型淋巴细胞，尿常规出现蛋白尿、红细胞等，生化报告出现尿素、肌酐升高。其主要临床特征为发热、渗出、出血、低血压休克及肾脏损害，进展迅速，病情危重易导致死亡，临床表现复杂多样，时常被误诊、误治且缺乏早期的敏感特异的诊断指标，进而影响治疗效果与预后，但在疾病早期通过血常规涂片即可见大量异型淋巴细胞，为临床早期诊断提供了很大帮助。

参 考 文 献

[1] 徐锦芳，文渊，余文友.不同时期肾综合征出血热急性肾损伤检测中血尿胱抑素C的临床价值探讨[J]. 中国医学创新，2015，12（18）：66-68.

[2] 谢碧霞，连豫苞.肾综合征出血热81例临床观察[J].中外医学研究，2021，3（9）：154-156.

第二部分

骨　　髓

37 B系"家族"掩护下的T淋巴瘤

作者：吴遐[1]，张磊[2][中国科学技术大学附属第一医院（安徽省立医院）：1.检验科；
　　　2.血液内科]

点评专家：丁邦胜[中国科学技术大学附属第一医院（安徽省立医院）检验科]

【概述】

本案例为疑似淋巴瘤，为明确诊断就诊于笔者所在医院。患者颈部淋巴结肿大，外周血白细胞数明显增高，分类为成熟淋巴样细胞及浆细胞明显增高，骨髓中也可见大量浆细胞及成熟淋巴样细胞。通过采集外周血、骨髓及淋巴结标本，最后给予明确诊断：血管免疫母T细胞淋巴瘤伴继发性浆细胞增高。对于肿瘤细胞比例较少，背景细胞中某一类细胞异常增高的淋巴瘤，要加强检验医师与临床医师、检验医师之间的沟通，避免由于诊断方法本身盲点及专业壁垒导致的误诊、漏诊。

【案例经过】

患者女性，54岁，于2020年12月无明显诱因出现左侧颈部肿大，伴疼痛，夜间盗汗，当地医院B超提示颈部淋巴结异常肿大，遂来笔者所在医院就诊。血常规：白细胞计数 $17.76 \times 10^9/L$，红细胞计数 $3.23 \times 10^{12}/L$，血红蛋白量97.0g/L，血小板计数 $50 \times 10^9/L$，淋巴结活检（外院病理片会诊，左侧颈部）提示淋巴瘤，收入血液科住院。既往史：19年前因胆囊结石行"胆囊切除术"。体格检查：贫血貌，全身皮肤、黏膜未见瘀点瘀斑，双侧颈部、腋下及腹股沟多发黄豆至蚕豆大小肿大淋巴结，质韧，活动度欠佳，无明显压痛。肝脾肋下未触及。

入院后复查血常规：白细胞计数 $66.16 \times 10^9/L$，红细胞计数 $1.99 \times 10^{12}/L$，血红蛋白量61.0g/L，血小板计数 $95 \times 10^9/L$，单核细胞百分比37.1%，白细胞数进行性升高。肝胆胰脾腹腔及腹膜后B超示：①肝脏形态饱满，脾大；②胆道未见明显扩张；③腹腔所见部位未见明显积液；④脾肾之间低回声结节（淋巴结？胰腺来源待排）。PET-CT：脾大伴FDG代谢（葡萄糖摄取）增高，肝脏、鼻咽部等FDG代谢增高，双侧腮腺区、颈部、锁骨上、腋窝、肺门、右侧胸骨旁、心膈脚、双侧腹股沟区等多发肿大淋巴结伴FDG代谢增高。

骨髓细胞学：不明细胞约占39.0%。其中一类细胞形态特点：呈浆细胞样，形态大小不一，呈多形性，胞质量中等，呈深蓝色，核偏位，染色质呈较粗状，核仁模糊至清晰。还有一类细胞胞质浅蓝色，核居中，染色质较粗，核仁模糊。外周血可见不明细胞约占26%（图37-1，图37-2）。

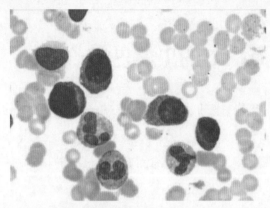

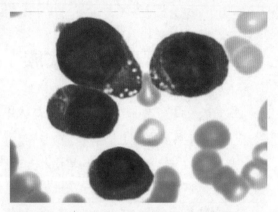

图 37-1　外周血涂片瑞氏 - 吉姆萨染色（10×100）　　　图 37-2　骨髓涂片瑞氏 - 吉姆萨染色（10×100）

　　骨髓标本流式细胞学（图 37-3）：发现 5.9% 的侧向散射光（SSC）增大、异常表型的成熟 B 淋巴细胞和 0.2% 异常细胞表型 CD4$^+$ T 淋巴细胞；浆细胞比例明显增高，未见单克隆；髓系幼稚细胞比例不高；CD3$^+$T、NK、NKT 细胞表型均无异常；粒细胞比例正常；未见明显非造血细胞。建议行 IgH 和 TCR 基因重排检测，建议送淋巴结标本检测，并结合其他实验室检查结果综合分析。

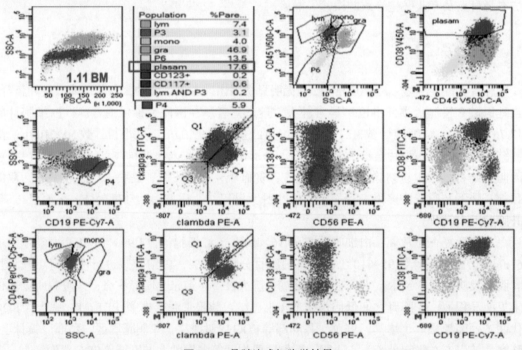

图 37-3　骨髓流式细胞学结果

　　外周血流式细胞学（图 37-4）：发现 0.05% 异常表型 CD4$^+$ T 淋巴细胞；成熟 B 淋巴细胞占淋巴细胞比例明显增高，细胞偏大，未见异常单克隆细胞；浆细胞比例显著增高，未见单克隆。建议送淋巴结标本检测，并结合其他实验室检查结果综合分析。

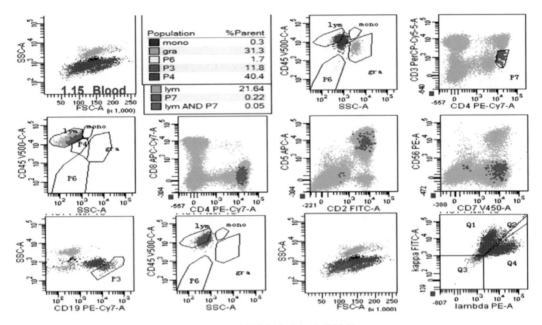

图37-4　外周血流式细胞学结果

免疫固定电泳（图37-5）：Y球蛋白区域见较宽而浓密的条带，呈扩散状，未见明显聚集的条带，请结合临床综合分析。

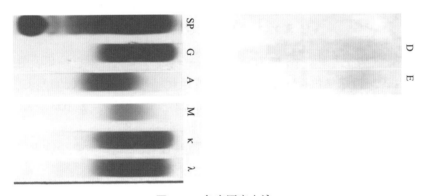

图37-5　免疫固定电泳

血清蛋白电泳：血清白蛋白24.73%；血清α_2球蛋白3.83%；血清β球蛋白28.49%；血清γ球蛋白7.13%。免疫球蛋白：IgA 7.79g/L ↑；IgG 57.55g/L ↑；IgM 3.69g/L ↑。血轻链：血轻链κ 11.00g/L ↑；血轻链λ 11.40g/L ↑。血β_2微球蛋白：10.70mg/L ↑。尿轻链：尿轻链κ 160.00mg/L ↑；尿轻链λ 90.70mg/L ↑。乳酸脱氢酶：950IU/L ↑提升肿瘤负荷很高。

由于诊断疑似T淋巴瘤，血管免疫母T细胞淋巴瘤可能，为明确患者是否合并免疫系统疾病和免疫性溶血贫血，进行如下检测。抗核抗体谱十六项：抗核抗体阳性1：320，均质，颗粒+。Coombs试验：直接抗人球蛋白试验阴性（－）；间接抗人球蛋白试验阴性（－）。该病患者大部分存在EB病毒感染，巨细胞病毒核酸检测：阳性3.4（×10^5）；EB病毒核酸检测：阳性（1.6×10^3）。

再次行左侧淋巴结活检，流式细胞学（图37-6）：发现11.3%异常表型CD4⁺T淋巴细胞，考虑血管免疫母细胞性T细胞淋巴瘤（AITL）可能，建议行TCR重排检测和二代测序；B淋巴细胞表型不完全正常，不能除外反应性，建议行IgH重排检测，建议随访；浆细胞比例显著增高，未见单克隆。请结合其他实验室检查结果综合分析。

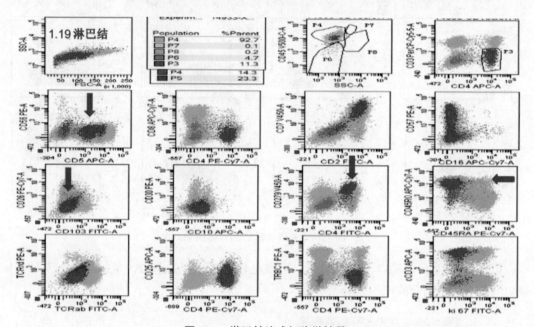

图37-6　淋巴结流式细胞学结果

病理组织学（骨髓组织，图37-7，图37-8）：考虑T细胞性淋巴瘤累及骨髓。请结合临床及相关检查。特殊染色：Ag（MF-1）。免疫组化结果（IHC21-00800）：CD3（少数+），CD5（少数+），CD20（−），PAX-5（−），MPO（髓细胞+），CD30（−），p53（−），CD38（浆细胞+），CD138（浆细胞+），CD56（−），Ki-67（骨髓细胞+，80%）。

病理组织学（左侧颈部淋巴结活检）：纤维脂肪横纹肌组织内见少许淋巴组织灶性浸润，组织较少，建议临床复查或可试行免疫组化标记进一步检查。

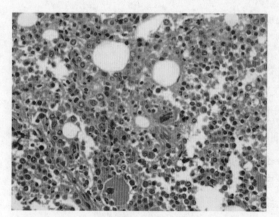

图37-7　骨髓组织HE染色（10×40）

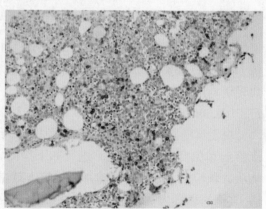

图37-8　骨髓组织CD3染色（10×40）

2021年1月22日血清蛋白电泳（全自动蛋白电泳＋扫描加收）：M蛋白占40.82%。2021年1月27日血液标本：IgH基因重排检测阴性。2021年1月27日淋巴结标本：IgH基因重排检测阴性。2021年1月27日血液标本：TCRβ Tube A+；T细胞受体克隆性基因重排检测结果为阳性。2021年1月27日淋巴结标本：TCRβ Tube A+，TCRβ Tube B+，TCRβ Tube C+，TCRγ Tube A+，TCRγ Tube B+，TCRδ Tube D+；T细胞受体克隆性基因重排检测结果为阳性。

【案例分析】

1. 临床案例分析

（1）该患者为血管免疫母细胞性T细胞淋巴瘤（AITL），伴EBV阳性，预后差，5年生存率为30%～36%。该病好发于老年人，中位年龄是60～65岁，发病率男性高于女性。确诊时几乎全部患者处于疾病的晚期阶段（Ⅲ～Ⅳ期）。临床常伴有广泛淋巴结肿大，B症状（70%），皮肤瘙痒、红疹（50%），肝大（50%），脾大（79%），胸腔积液（37%），水肿（40%），腹水（25%）[1]，以及免疫机能失调，表现为全身性的炎症综合征、高丙种球蛋白血症，部分患者可见自身免疫疾病，包括：自身免疫性溶血性贫血、冷凝集性贫血、血管炎、多发性关节炎、桥本甲状腺炎。这种自身免疫现象在其他PTCL中并不常见。该患者有淋巴结肿大、B症状，查体时并未发现皮损，但是该患者抗核抗体颗粒型阳性，提示存在免疫系统功能紊乱。

（2）患者反复胸闷，肿瘤负荷较高，淋巴结流式细胞分析提示T细胞淋巴瘤，患者外周血及骨髓可见大量成熟B淋巴细胞，表型异常，同时合并EBV感染。所以尽管T细胞NHL，仍然加用了美罗华[2]，兼顾CD20阳性的表型异常B淋巴细胞及EBV感染。于2021年1月予R-CHOP化疗2个疗程，但2021年3月出现耶氏肺孢子菌肺炎。此后CHOP方案治疗3个疗程，2021年7月采集自体造血干细胞，2021年8月CHOP方案治疗1个疗程。该疾病愈合较差，大部分患者死于疾病进展及化疗引起的免疫力低下继发的感染，所以该患者的治疗方案需要在治疗效果和患者身体承受力上寻找一个平衡，在完全缓解后自体干细胞移植显然优于常规化疗，2021年8月23日行ASCT，目前患者生存良好。

2. 检验案例分析

（1）诊断分析

1）该患者肿瘤细胞为CD4+T淋巴细胞，表达CD2、CD5、CD7、CD279、cCD3，丢失了CD3，CD4：CD8比值过高。符合血管免疫母细胞性T细胞淋巴瘤[1]。

2）患者外周血及骨髓浆细胞为正常多克隆浆细胞，而B淋巴细胞膜和细胞质轻链都弱表达，表型异常。

（2）检测指标分析

1）TCR重排：该患者外周血TCR重排仅有TCRβ阳性，淋巴结TCR重排阳性。在不同标本中TCR重排阳性率有差别，有肿瘤浸润的组织标本阳性率高于血液标本。再者，

T细胞肿瘤中TCRβ阳性率94%，TCRγ阳性率89%，两者同检阳性率98%，TCRδ有助于早期淋巴瘤诊断。但是如果有典型的临床症状，即使所有TCR重排检测全阴性也不能因此排除T细胞淋巴瘤。

2）诊断方法分析：按照传统观念淋巴瘤诊断以病理活检为金标准。但该病例由于最早形态学在外周血中发现了大量浆细胞及不明细胞，遂在骨髓送检流式细胞分析后又加送了外周血标本，在病理组织学诊断不明的情况下，又加做了淋巴结标本的流式细胞分析。采用多种类标本，应用多种方法共同诊断，既明确了疾病进展的程度，也对每一类细胞的性质精确定性，大大提高了疾病诊断的精准性[3]，同时为后期精准治疗提供了依据。本例患者特殊之处在于骨髓及外周血、淋巴结内均有大量表型异常的成熟B细胞及多克隆浆细胞存在，两者之和分别在外周血、骨髓、淋巴结中占52.2%、23.5%、37.6%；而肿瘤细胞为T淋巴细胞，且比例较低，在外周血、骨髓、淋巴结分别仅占0.05%、0.2%、11.3%，在二者比例悬殊的情况下，依靠某一种方法或某一类标本都不够精确，且容易误诊。

3）浆细胞增多鉴别诊断：当骨髓、外周血中见到浆细胞增多[4]，除了考虑浆细胞本身的疾病，还需要考虑反应性，该患者肿瘤负荷较高，如果浆细胞为肿瘤性，全身应该有更明显的CRAB症状[1]，而该患者不仅骨质完全正常，钙离子在血中的浓度也正常。影像学也提示高代谢状态的表现，所以综合考虑更倾向于淋巴瘤。

4）该类疾病患者常发现存在EB病毒感染[1]，而此患者EB病毒在疾病的全程时隐时现，考虑该患者应该是EB病毒慢性感染。此类患者也是淋巴瘤高危人群。

5）该患者存在大量B淋巴细胞，表型异常，可能是由于反应性导致，但由于该患者存在EB病毒的长期感染，且现诊断为AITL，所以需要尽可能地完整分析B淋巴细胞表型，染色体分析也需要关注B淋巴瘤相关的突变，并在后续的治疗中密切关注B细胞表型的变化，及时发现随着时间推移疾病的进展而出现B细胞淋巴瘤。

【知识拓展】

（1）Tfh细胞通过自分泌细胞因子或与B细胞相互作用[5]，不仅辅助生发中心B细胞，也辅助自身细胞；此外，Tfh细胞很可能提供信号给滤泡树突状细胞（FDC）。已经在B细胞免疫缺陷病症中鉴定出与Tfh相关的突变。

（2）关于AITL的诊断方法，哪种方法学更好呢？虽然病理学方法在诊断其他淋巴瘤中有很大的优势，但在AITL中有一定的局限性，特别是在大量反应性背景的情况下，如果仅有少量肿瘤细胞，则小的活检切片诊断困难。对既往38例AITL患者的144份标本[包括骨髓（BM）、外周血（PB）、淋巴结、体液]进行了FCM分析总结[6]：97例标本通过FCM可检测出异常的T细胞，异常细胞比例为0.5%～90%（占淋巴细胞比例）。16例患者中11例有外周血浸润。AITL的FCM分析总结：①所有病例的肿瘤细胞都是CD4+；②CD3是最常见的异常标志物：完全丢失sCD3（54%），部分丢失（5%），CD3强度降低（34%），表达增强仅占2%；③70%的病例sCD3表达改变伴随着TCR的丢失或TCRab表达减弱；④CD3表达改变常见于PB和BM，CD10表达异常更常见于淋巴结。既往病例[7]统计得出最常见的是异常表达sCD3（80%，包括60%完全丢失sCD3表达）；其次是异常表达CD7（73%）和过表达CD45RO（60%）。肿瘤细胞特征性地表现为TFH细胞表型：60%～100%的病例表达CD10，CXCL13，ICOS，BCL6，PD1（CD279），CXCR5，SAP，MAF（也称为c-MAF），CD200（大多数病例）。这种表型有助于鉴别AITL和不典型副皮质区增生及其他外周T细胞淋巴瘤[8]，其中CD10和CXCL13最为特异，PD1和ICOS最灵敏。所以流式细胞学诊断AITL具有更多的优越性。在临床高度怀疑淋巴瘤的情况下，尽可能各类标本做MIGM综合诊断。

（3）关于M蛋白：免疫固定电泳示γ球蛋白区域见较宽而浓密的条带，呈扩散状，未见明显聚集的条带，结果显示为多克隆，但并不能排除M蛋白的存在。它既可能出现在免疫球蛋白呈多克隆的情况，也可能出现在单克隆疾病的早期。血清蛋白电泳：M蛋白阳性，并不代表M蛋白真实存在，流式细胞分析的浆细胞κ/λ比值更为准确[3]。该值阳性还见于移植后免疫重建的患者及有风湿免疫疾病的患者。

（4）血管免疫母细胞淋巴瘤伴有浆细胞增多，TCR基因重排较常见，但是由于该疾病还常伴有B细胞的克隆性增生[4]，25%～30%的病例同时检出IgH/IgK重排，7%甚至仅存在IgH重排，甚至经年进展为B细胞NHL，所以诊断AITL的同时，将B细胞的免疫表型也要做全面，及时发现潜在风险。

【案例总结】

对于淋巴瘤患者，最好采集多部位标本后综合诊断，不仅可以提高检出率，有些病例还可以尽早发现由于不同部位疾病进程不同而出现的亚克隆，提前干预，选择合适的治疗方案，提高治愈率。

各个诊断模块之间也要及时沟通，调整方向，提高检出速率及准确率，增加临床及患者满意度，提高诊断的专业性。关于报告单数字部分的解读，临床与检验要增加沟通，把报告单数字变成临床语言，提高临床医师对于检验结果的理解，使检验结果更好地为临床服务。

检验工作者在工作中也可以根据自己的工作经验给临床医师提出合理的下一步检查建议，不要做单一方向的接受者，增加临床与检验互动，让检验更为精准，为临床提供更为高效的服务。

【专家点评】

本文介绍了一个临床医师与检验医师、检验医师与检验医师之间积极沟通，最终准确诊断的案例。本案例患者淋巴结肿大，且伴有白细胞异常增高而就诊，外周血镜检及骨髓形态学提示大量浆细胞及成熟样淋巴细胞，部分浆细胞形态偏幼稚，而流式细胞学明确骨髓中浆细胞为多克隆浆细胞，成熟样淋巴细胞为成熟B细胞，但存在部分表型异常。在与骨髓病理实验室人员沟通后，与临床医师建议再次送检淋巴结活检同时做淋巴结流式细胞分析。经细胞形态学、免疫学和病理学等多方面分析后，并加做相关标记分析，最终确定细胞性质，并给予正确的诊断结果。患者最终诊断明确，临床治疗有效。因此在日常工作中，临床医师和检验医师积极沟通的同时，检验医师之间也要加强联系与沟通，减少专业壁垒带来的误诊、漏诊。及时准确的诊断结论有助于临床医师选择有效的治疗策略，可以大大提高患者的生存率。

参 考 文 献

[1] 叶向军，卢兴国. 2016年更新版《WHO造血和淋巴组织肿瘤分类》之髓系肿瘤和急性白血病修订解读[J]. 临床检验杂志，2016，34（9）：686-689.

[2] Chiba S，Sakata-Yanagimoto M. Advances in understanding of angioimmunoblastic T-cell lymphoma[J]. Leukemia，2020，34（10）：2592-2606.

[3] Lome-Maldonado C，Canioni D，Hermine O，et al. Angio-immunoblastic T cell lymphoma（AILD-TL）rich in large B cells and associated with Epstein-Barr virus infection. A different subtype of AILD-TL?[J]. Leukemia. 2002，16（10）：2134-2141.

[4] Sokol K，Kartan S，Johnson WT，et al. Extreme peripheral blood plasmacytosis mimicking plasma cell leukemia as a presenting feature of angioimmunoblastic T-cell lymphoma（AITL）[J]. Front Oncol，2019，9：509.

[5] Dogan A，Attygalle AD，Kyriakou C. Angioimmunoblastic T-cell lymphoma[J]. Br J Haematol，2003，121（5）：681-691.

[6] Loghavi S，Wang SA，Medeiros LJ，et al. Immunophenotypic and diagnostic characterization of angio-immunoblastic T-cell lymphoma by advanced flow cytometric technology[J]. Leuk Lymphoma，2016，57（12）：2804-2812.

[7] Yabe M，Gao Q，Ozkaya N，et al. Bright PD-1 expression by flow cytometry is a powerful tool for diagnosis and monitoring of angioimmunoblastic T-cell lymphoma[J]. Blood Cancer J，2020，10（3）：32.

[8] Chen W，Kesler MV，Karandikar NJ，et al. Flow cytometric features of angioimmunoblastic T-cell lymphoma[J]. Cytometry B Clin Cytom，2006，70（3）：142-148.

38 HIV相关伯基特淋巴瘤

作者：李雯雯[1]，张伟[2]（宁夏回族自治区人民医院：1.检验中心；2.血液内科）

点评专家：包慎（宁夏回族自治区人民医院血液内科）

【概述】

世界卫生组织定义艾滋病相关淋巴瘤（ARL）包含7个亚型，其中弥漫大B细胞淋巴瘤（DLBCL）、伯基特淋巴瘤（BL）最为多见。相对于DLBCL，BL更具有侵袭力，进展迅速、预后更差，其临床表现复杂多样，可累及多系统、多部位，但缺乏特异性症状体征，确诊完全依赖丁病理等实验室检查，使得HIV感染合并该病在早期发现和早期诊断方面存在较大困难。本文报道了1例HIV相关伯基特淋巴瘤案例，通过对病例资料进行检验和临床分析，并复习相关文献，以提高对此疾病的认识。

【案例经过】

患者男性，45岁，自诉于1个月前无明显诱因出现头晕、乏力，伴胸闷、气短、咳嗽，就诊于当地医院，血常规提示贫血、血小板减低，诊断为"肺炎"，给予抗感染治疗（具体用药不详）。后因未见好转且症状加重遂就诊于笔者所在医院急诊科。急诊检验结果：血常规示 WBC 3.22×10^9/L，中性粒细胞计数 1.36×10^9/L，HGB 78.0g/L，PLT 18×10^9/L。生化示白蛋白31.4g/L，碱性磷酸酶175U/L，γ-谷氨酰转移酶99.7U/L，尿酸917μmol/L，氯3.15mmol/L，钙2.60mmol/L。血液科会诊后以全血细胞减少原因待查、高尿酸血症收治住院。入院后完善贫血三项、自身免疫抗体谱、肿瘤标志物、EB病毒、末梢血涂片、骨髓涂片及活检、骨髓流式细胞术、染色体核型分析、ALL相关突变及融合基因等检查。综合患者所有检查结果，结合临床表现，该患者最终诊断为HIV相关伯基特淋巴瘤/白血病，高危Ⅳ期A组（Lugano分期），给予R2-EPOCH方案化疗联合HIV抗病毒治疗。随后患者出现化疗后骨髓抑制、肿瘤溶解综合征，予以输注血小板、红细胞悬液、升白、抗感染、纠正电解质紊乱、水化、碱化等支持治疗。经治疗后，患者临床症状减轻，病情好转，淋巴瘤Lugano分期提示完全缓解，复查骨髓提示 IGH/MYC 为阴性，获得深度缓解。

【案例分析】

1.临床病例分析

（1）该患者起病急骤，三系减少伴乏力及胸闷气短，查体示全身皮肤黏膜苍白，周身浅表淋巴结可触及蚕豆至枣样大小肿大淋巴结，质韧，活动度尚可，无压痛，肝脾未触及，首先考虑血液系统恶性肿瘤，尤其是淋巴增殖性肿瘤。

（2）末梢血检查提示5%原始幼稚细胞，生化示β_2微球蛋白10.1mg/L；乳酸脱氢酶1166U/L。由于β_2微球蛋白常作为淋系肿瘤负荷的间接指标，考虑患者可能存在：①急性淋巴细胞白血病；②淋巴瘤/白血病。即完善骨髓涂片，提示淋巴瘤/白血病；骨髓活检肿瘤细胞形态及免疫组化结果均提示伯基特淋巴瘤。为明确诊断外送骨髓组织病理检测，血液病理GPS综合报告提示符合弥漫大B细胞淋巴瘤累及骨髓，伴*TP53*基因突变、*MYC*基因突变；FISH探针示*MYC*基因重排，无*bcl-2*或*bcl-6*基因重排。所以，鉴别的重点和难点是伯基特淋巴瘤、弥漫大B细胞淋巴瘤及介于弥漫大B细胞淋巴瘤和伯基特淋巴瘤的未分类的灰区淋巴瘤。

（3）鉴别诊断：除病理形态学征象外，支持伯基特淋巴瘤需有免疫表型CD20（+）、CDl0（+）、Bcl-6（+）、Bcl-2（-）、TdT（-）和单型sIg（+），全部细胞Ki67（+）（增殖）和涉及c-myc和*IgH*或*IgL*的易位，但不涉及*bcl-2*或*bcl-6*基因重排。部分DLBCL患者也有c-myc基因的易位。行*MYC/IGH* t（8；14）融合基因探针提示阳性。国外研究指出：当遇到形态学提示伯基特淋巴瘤的弥漫性、高度B细胞淋巴瘤时即进行免疫表型分析和采用FISH技术进行细胞遗传学分析。如存在c/myc重排，而无*bcl-2*和*bcl-6*重排，则可作出伯基特淋巴瘤的诊断。对于介于弥漫大B细胞淋巴瘤和伯基特淋巴瘤的未分类的灰区淋巴瘤，由于与伯基特淋巴瘤在组织形态、免疫表型、分子生物学存在重合，鉴别仍然非常困难，分型仍处于研究阶段，后续仍需大样本的研究，找到特异性的诊断指标。

（4）感染筛查提示患者HIV感染，考虑为HIV相关伯基特淋巴瘤。HIV感染类似于疟疾导致多克隆B细胞激活和使EBV⁺B细胞增殖控制差。HIV并不直接引起淋巴瘤，而是经过细胞因子失调、慢性抗原刺激和减低免疫监视间接参与。淋巴瘤常累及淋巴结、骨髓和淋巴结结外部位，尤常累及腹部。此患者PET-CT示全身骨髓弥漫性放射性摄取显著，考虑血液系统肿瘤、白血病，累及全身骨骼、淋巴结、双肺、精囊腺、回盲部局部结肠（图38-1）。免疫缺陷相关的伯基特淋巴瘤历来预后不佳，尤其成人患者。该患者病毒载量高且伯基特淋巴瘤进展迅速，尽快开展治疗非常重要。

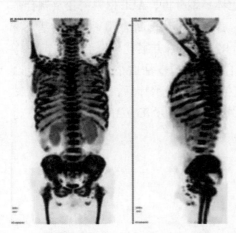

图38-1　全身PET-CT

（5）在积极抗病毒的基础上，伯基特对化疗敏感，是其主要的治疗手段。化疗原则包括使用大剂量烷化剂，短疗程、高强度化疗，大剂量化疗中枢预防或（和）鞘内注射。此外，需积极预防肿瘤溶解综合征，其措施包括充分水化、碱化，适当应用别嘌呤醇及利尿剂等。在给予4个疗程R2-EPOCH方案后，行淋巴结增强CT，淋巴瘤Lugano分期提示完全缓解，复查骨髓提示*IGH/MYC*为阴性，获得深度缓解，治疗有效。

综上，血液科医师通过与实验室检验人员的反复沟通讨论，结合血液病MICM，最终明确诊断，同时患者也获得了很好的治疗效果。

2. 检验案例分析

（1）该患者初步实验室检查血常规三系重度减低，重症感染、免疫系统疾病、实体瘤、再生障碍性贫血白血病、骨髓增生异常综合征（MDS）、白血病、淋巴瘤等均需进行鉴别诊断及排除。予完善贫血三项、自身免疫抗体谱、肿瘤标志物、EB病毒、末梢血涂片、骨髓涂片及活检、骨髓流式细胞术等检查。

（2）该患者在入院初做外周血淋巴细胞亚群分析发现CD4$^+$ T计数极低，存在中重度免疫缺陷，联系临床送检HIV相关检测，明确为HIV感染者。那么患者出现乏力、盗汗、胸闷、咳嗽等症状是否由HIV感染或合并其他感染导致？该患者血细胞重度减低、体格检查有浅表淋巴结肿大，同时患者LDH极度升高，而HIV患者除了感染，肿瘤性疾病尤其血液系统肿瘤也是重点考虑的诊断方向，所以需要进一步完善骨髓穿刺+活检。

（3）末梢血涂片中淋巴细胞比例明显增高，且可见5%的原始/幼稚淋巴细胞，进一步做骨髓穿刺，骨髓涂片中可见大量异常细胞，该类细胞体积中等大小，核圆形/不规则，染色质较粗，核仁隐约可见，胞质中等量、深蓝色，部分胞质内可见多少不等的空泡，形态学考虑淋巴瘤/白血病骨髓象（图38-2，图38-3）。因异常细胞胞质内出现少量空泡，不完全确定是否为BL。典型的BL细胞胞质中含有大量蜂窝状空泡，而此患者的外周血及骨髓中细胞空泡并不多见。流式免疫表型分析示：异常的CD19细胞群中等大小，表达CD19、CD20、cCD79a、IgM、CD81、HLA-DR、CD38，部分表达CD10、CD22、CD23、cKi67，限制性表达膜表面及胞质λ轻链，不表达CD5、κ、cκ、cTdT、CD34、CD117、CD13、CD33、CD3、CD103、CD25，CD19（+）细胞。为CD5（-）CD10（+）单克隆成熟B淋巴细胞淋巴瘤表型，而非原始细胞，这进一步支持了形态学最初淋巴瘤/白血病的诊断，但属于哪种类型淋巴瘤需要骨髓活检、免疫组化、细胞遗传学、分子生物学等多种检测手段进一步证实。

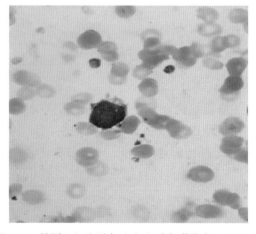 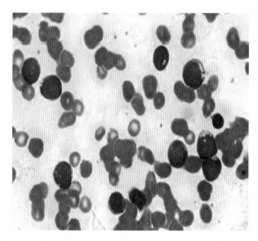

图38-2　外周血细胞形态（瑞氏-吉姆萨染色，×100）　图38-3　骨髓细胞形态（瑞氏-吉姆萨染色，×100）

（4）诊断BL必须依据特征性组织学改变并结合免疫组织化学标志物。本病例第一次骨髓穿刺因出现明显干抽，为非典型BL形态，且未见典型"星空"现象，检验医师积极和临床医师沟通换部位穿刺，第二次骨髓穿刺可见肿瘤细胞呈弥漫浸润，可见"星空"现

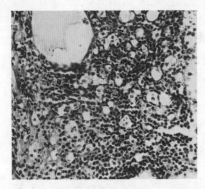

图38-4 骨髓活检细胞形态,"星空"现象

象,细胞呈铺路石或镶嵌样排列,细胞单一、中等大小、核圆形、染色质粗,核仁中等大小、居中,嗜碱性,且具有BL典型免疫组织化学标志物,瘤细胞表达成熟B细胞分化抗原,CD20(+)和CD79a(+),表达滤泡生发中心细胞标志物CD10(+),bcl-6(+),bcl-2(-)、TdT(-)、c-myc(+),Ki-67接近100%(图38-4,图38-5)。融合基因检查涉及MYC和IGH的易位,无bcl-2或bcl-6基因的重排(图38-6),染色体核型为正常核型。通过骨髓活检、免疫组化及遗传学结果排除了其他成熟B细胞淋巴瘤,综合MICM分析,该患者符合伯基特淋巴瘤/白血病的诊断。

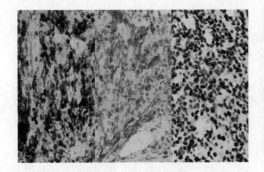

图38-5 骨髓活检,从左至右依次为bcl-6、bcl-2、Ki-67(HE染色,×40)

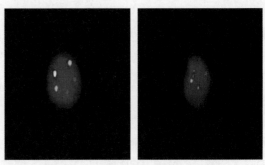

图38-6 检测到IGH/MYC基因重排

(5)后期患者在治疗时容易出现肿瘤溶解综合征、噬血细胞综合征及感染,实验室的相关检查如尿酸、乳酸脱氢酶、铁蛋白、嗜血细胞、甘油三酯等可以给出提示,并积极预防和治疗并发症。

【知识拓展】

伯基特淋巴瘤(BL)是一种高度恶性的B细胞淋巴瘤,分为3种不同的流行病学亚型,即地方性、散发性和免疫缺陷相关性,免疫缺陷相关性BL主要患者群为HIV感染者[1],因此BL也是AIDS相关淋巴瘤中位居第二的淋巴瘤[2],其比例逐年上升,且AIDS患者并发NHL风险明显高于普通人群。AIDS相关BL临床表现复杂多样且缺乏特异性,病情进展迅速,易出现多部位侵犯,治疗预后均较差。

HIV感染患者CD4细胞计数不断下降,造成机体细胞免疫功能受损,发生机会性感染和恶性肿瘤等一系列临床表现。EBV感染被认为参与了多种淋巴瘤的发病过程,特别是在ARL(艾滋病相关淋巴瘤)人群中[3]。对于地方性BL 100%与EBV相关,散发性BL及免疫缺陷相关性BL 25%~40%与EBV感染相关[1]。

BL肿瘤细胞呈中等大小,细胞单一,呈铺路石样排列,核圆,染色质粗,胞质丰富,强嗜碱性，常伴"星空"现象[4]。肿瘤细胞表达CD19、CD20、CD22、CD79a。肿瘤细胞CD10/bcl-6的阳性表达提示了BL的生化中心来源。bcl-2阴性是其特征之一[5]。除了标准的组织病理学和免疫组化检查外，BL的诊断还需结合流式细胞术及遗传分析，BL的另一个显著特征是t（8；14）易位形成MYC基因与IGH基因的融合，见于80%的患者[6]。基因及病理学检查有助于该病的诊断。

在BL的诊断中，需要和其他高级别B细胞淋巴瘤进行鉴别诊断。弥漫大B细胞淋巴瘤（DLBCL）和伯基特淋巴瘤（BL）同属于侵袭性B细胞淋巴瘤，由于DLBCL与BL在多方面具有较高的相似性，故在临床上其鉴别存在一定的难度。典型的病例较容易鉴别，但事实上很多BL患者症状却并不典型。根据2017年版造血及淋巴组织肿瘤WHO分类，DLBCL与BL都有很多分型。在DLBCL患者中，bcl-2阳性表达率非常高，尤其是GCB亚型的DLBCL患者。而与之相反，在绝大多数BL患者中，bcl-2为阴性，少数可以是bcl-2弱阳性，所以这是两者鉴别的关键点之一。在形态学上DLBCL由大或中等大小的肿瘤性B细胞组成，而BL组织学特点为单一形态、中等大小的B淋巴细胞弥漫性增生，细胞具有多个核仁，核分裂象多见，染色质细块状，常见由吞噬核碎片的组织细胞形成的"星空"现象。骨髓涂片中胞质呈深蓝色，可见多个脂质空泡。但是需要注意的是，在部分患者中形态并不典型，该例患者骨髓涂片中的"穿凿感"空泡并不明显，且第一次骨髓活检因患者骨髓纤维化导致干抽，并未见到明显的"星空"现象。细胞遗传学方面，在DLBCL中，bcl-2的位移、扩增的CREL以及EZH2和GNA13基因中的突变几乎全部存在于生发中心型DLBCL中。MYC基因重排是BL的特征性遗传学改变，也可发生于5%～10%的DLBCL及50%的灰区淋巴瘤。

BL是HIV患者常见的恶性肿瘤，由于其临床表现形式多样且缺乏特异性，给临床诊治带来困难，大部分患者确诊时均已处于AIDS及BL晚期，治疗预后均较差，容易错过最佳的治疗时机，导致疾病进展迅速。故早期诊断和联合治疗有助于改善患者预后。

【案例总结】

免疫缺陷相关性BL多见于成年人，其临床表现与散发性BL类似，BL具有独特的细胞形态、免疫表型、细胞遗传学及分子生物学特征，以病情进展迅速、侵袭性强为主要特点，易累及中枢神经系统。本案例患者为中年男性，急性病程，全身浅表淋巴结肿大，以乏力、胸闷为主，未见发热，有盗汗，体重减轻，符合B细胞淋巴瘤症状。通过形态学、流式细胞学初步分析，实验室给出了淋巴瘤/白血病、BL待排的初步诊断，并通过后续相关检查最终明确诊断。

当怀疑BL时，应早诊断、早治疗，才能较好地提高患者的生存期。而在BL的诊断中，细胞形态学检查有其他检查不可替代的优势，其操作简单、方便快捷，典型的BL形态特征为原幼细胞的胞质中易见大量蜂窝状空泡。但此类空泡除出现在BL的原幼细胞中，还可能出现于原早红、髓系原幼细胞等其他细胞中，该患者末梢血涂片细胞中虽有空泡，但仅出现在部分细胞中，看到此类细胞时，仍要考虑到BL。该患者为免疫缺陷相关性BL，除了结外组织受累外，肿瘤细胞侵犯骨髓组织，起病急，进展迅速，要和急性白血病相鉴别，而流式免疫表型分析有助于对两者的鉴别。BL和其他类别的成熟B细胞淋巴瘤在病理形态学、免疫表型和分子遗传学特点方面与其他成熟B细胞淋巴瘤亦有重叠，在病理诊断中具有一定的困难。因此，BL的诊断仍需结合MICM综合分析，才能为临床确定治疗方案和评估预后提供正确的方向。

淋巴瘤可能是HIV感染所表现出的症状，当患者出现临床症状就医时，主诊医师在进行相关检查的同时进行HIV抗体筛查，结果对肿瘤发生的原因判断能提供较好的辅助作用。全面的实验室检查包括全血细胞计数、肝功能、LDH和尿酸，HIV、EB病毒、乙肝病毒也应作为常规检查项目。对BL患者进行分期不仅要做胸部、腹部和盆腔的CT，而且还需行PET-CT。骨髓活检、细胞遗传学、分子生物学检查也是必要的，对于中枢侵犯的患者须行腰椎穿刺术和鞘内化疗。

在疑难病例的诊断中，检验与临床的有效沟通非常重要。如该患者初次不理想的骨髓穿刺为诊断带来困难，在形态学有了初步的考虑方向后，建议换部位穿刺，检测到BL典型的"星空"现象。随后组织了病例讨论，分别从实验室检查、临床角度进行分析探讨，最终快速明确诊断并给予积极治疗，患者治疗效果较好。随着检验技术的进步，更多生物标志物的检测在疾病诊断中的价值被发现。除了检验报告这一重要的书面沟通方式，更深层次的沟通尤为重要：①将检验结果中所蕴含的诊断信息明确地诠释给临床；②将检验结果中包含的治疗信息最大限度地提供给临床；③将检验过程和结果中的辩证信息充分地告知临床；④将检验结果中可能涉及的其他信息介绍给临床。从多个方面有所突破，成为更能帮助临床、推动诊治的有力工具。本病例为罕见的淋巴瘤合并HIV感染，其MICM整合诊断的过程充分体现了检验与临床的学科协作，学科融合的价值。

【专家点评】

HIV相关伯基特淋巴瘤是非霍奇金淋巴瘤的特殊类型，HIV阳性个体伯基特淋巴瘤的发生率比一般人群高1000多倍。HIV并不直接引发淋巴瘤，而是经过细胞因子失调、慢性抗原刺激和减低免疫监视间接参与。

该病例通过检验与临床的紧密结合，通过完善骨髓涂片、骨髓活检、骨髓流式细胞术、基因检测等，经临床与检验的反复讨论，并仔细鉴别伯基特淋巴瘤、弥漫大B细胞淋巴瘤及介于弥漫大B细胞淋巴瘤和伯基特淋巴瘤之间的灰区淋巴瘤后，最终诊断出这一罕见病例。

本病例资料完整，诊断经过既体现了检验医学对血液病诊断及鉴别诊断的重要性，同时也说明临床医师与检验医师紧密的沟通和探讨是诊断疑难、复杂血液系统疾病的基石。

参考文献

[1] Dunleavy K，Littie RF，Wilson WH. Update on Burkitt lymphoma[J]. Hematol Oncol Clin North AM，2016，30（6）：1333-1343.

[2] Hoelzer D，Walewski J，Döhner H，et al. Improved outcome of adult Burkitt lymphoma/leukemia with rituximab and chemotherapy: report of a large prospective multicenter trial[J]. Blood，2014，124（26）：

3870-3879.

[3] 郭娜，姜太一，汪雯，等. 44例艾滋病合并淋巴瘤患者临床特征及转归分析[J]. 中国病毒病杂志，2018，8（5）：359-363.

[4] Ren G，Cheng A，Reddy V，et al. Three-dimensional fold of the human AQP1 water channel determined at 4 Å resolution by electron crystallography of two-dimensional crystals embedded in ice[J]. J Mol Biol，2000，301（2）：369-387.

[5] Molyneux EM，Rochford R，Griffin B，et al. Burkitt's lymphoma[J]. Lancet，2012，379（9822）：1234-1244.

[6] FERRY JA. Burkitt's lymphoma：clinic opathologic features and differential diagnosis[J]. Oncologist，2006，11（4）：375-383.

39　从一份白细胞散点图改变临床诊断思路

作者：李相磊[1]，李晓勇[2]（开封市中心医院：1.医学检验科；2.肾病与免疫科）

点评专家：马春燕（开封市中心医院医学检验科）

【概述】

2019年9月26日，患者以"纳差、乏力、恶心、呕吐半个月余"就诊于某医院，给予中药治疗，症状持续不缓解，为求治疗急转入笔者所在医院。完善检查发现钾离子升高，肾功能异常，彩超提示双肾弥漫性损伤，后转入肾内科经相关检查确诊为慢性肾病5期、尿毒症期，为明确病因加做血清蛋白电泳、抗肾小球基底膜相关抗体、抗核抗体谱十三项等均未发现异常。2020年7月16日，患者再次因"乏力1个月，双下肢及眼睑水肿2周"入院，以"慢性肾病5期，腹膜透析"收治入院。实验室工作人员在对血常规报告单审核过程中发现白细胞散点图异常，在对外周血镜检复核过程中发现少量浆细胞，随后启动临床沟通机制，提示患者为骨髓瘤，建议加做免疫固定电泳，后确诊为IgD λ型。

【案例经过】

患者男性，71岁，2019年9月26日，以"纳差、乏力、恶心、呕吐半个月余"就诊于某医院，给予中药治疗（具体不详），症状持续不缓解，为求治疗急转入笔者所在医院。在完善检查过程中发现 K^+ 6.41mmol/L↑，Cr 1519.0μmol/L↑，BU 44.80mmol/L↑，彩超提示双肾弥漫性肾损害，以"肾功能不全"入住急诊科，后经专科会诊后转入肾病与免疫科就诊治疗。

既往史：患者有高血压病史11年，1个月前因感冒有口服抗生素史。

入院后完善相关检查。血常规：WBC 2.96×10^9/L↓，HGB 73g/L↓，RBC 2.50×10^{12}/L↓，PLT 90×10^9/L↓，N 80.40%↑。生化：TP 63.1g/L，Alb 43.4g/L，Glb 19.7g/L↓，K^+ 5.87mmol/L，BU 21.70mmol/L↑，Cr 588.0μmol/L↑，IgA 0.86g/L，IgM 0.20g/L↓，IgG 8.86g/L，ESR 30mm/h↑。血清蛋白电泳未发现M蛋白，抗肾小球基底膜相关抗体、抗核抗体谱十三项等均未发现异常。后经相关检查确诊为慢性肾病5期，尿毒症期，腹膜透析治疗，转至当地医院治疗。

2020年7月16日再次以"乏力1个月，双下肢及眼睑水肿2周"就诊于当地医院。血常规：WBC 3.6×10^9/L↓，HGB 91g/L↓，TP 44.8g/L↓，Alb 26.0g/L↓，Glb 18.8g/L↓，K^+ 3.1mmol/L↓。经对症治疗（具体不详）后，仍未缓解，后转入笔者所在医院进一步诊治。

查体：T 36.3℃，P 90次/分，R 23次/分，BP 125/66mmHg，慢性病容，双侧眼睑水肿，双肺呼吸音粗，左下肺可闻及少量细湿啰音，律齐，各瓣膜听诊区未闻及病理性杂音，双下肢中度指凹性水肿。

入院后补充完善相关检查：生化：TP 48.8g/L ↓，Alb 29.8g/L，K⁺ 3.2mmol/L ↓，BU 21.1mmol/L ↑，Cr 1073μmol/L ↑，磷 1.47mmol/L ↑，CK 266U/L ↑，LDH 421U/L ↑，BNP 3030pg/mL ↑，CRP、血钙、肝酶、胆红素均未见异常。血常规：WBC 4.66×10⁹/L，HGB 95g/L ↓，RBC 3.24×10¹²/L ↓，PLT 77×10⁹/L ↓，N 77.20%。血常规检测人员在审核报告过程中发现白细胞散点图异常，主要表现为淋巴细胞上方且平行与单核细胞左侧存在少量高荧光强度分布异常散点[1]（图39-1），触发笔者所在检验科制定的图形异常复检规则，为明确异常散点图产生原因，涂片镜检复核，镜下发现浆细胞（图39-2，图39-3），结合患者诊断为尿毒症，实验室推断与骨髓瘤有关，与临床沟通，建议加做免疫固定电泳、免疫球蛋白定量检测及骨髓细胞学检查，必要时请血液科会诊。

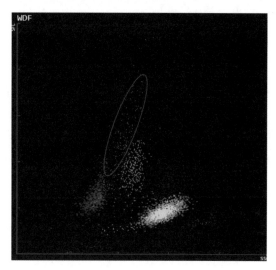

图39-1 白细胞（散点图红色圈内区域）

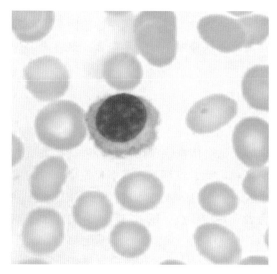

图39-2 外周血浆细胞1（瑞氏-吉姆萨染色，×1000）

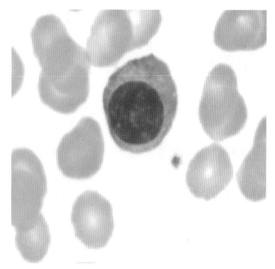

图39-3 外周血浆细胞2（瑞氏-吉姆萨染色，×1000）

临床医师追问病史，患者诉全身骨痛，结合入院后相关检查，给予完善免疫固定电泳检查以了解有无血液系统疾病，完善免疫相关抗体检查了解有无免疫系统疾病。

2020年7月19日，生化结果：TP 43.4g/L ↑，Alb 27.4g/L ↑，Glb 16.0g/L，BU 20.1mmol/L ↑，Cr 890μmol/L ↑，CK 172U/L，LDH 453U/L。免疫检查结果：IgG 2.43g/L ↓，IgA 0.34g/L ↓，IgM 0.10g/L ↓。自身免疫相关抗体检查均为阴性。常规血清免疫固定电泳IgA、IgM、IgG均未呈现特异性条带，但ELP上出现一条特异性反应沉淀带，与抗λ形成特异性反应

条带。分析原因排除实验误差后，将标本外送加做IgD和IgE免疫固定电泳，结果显示为IgD λ型。血液科会诊建议完善骨髓穿刺，患者及家属拒绝，要求出院于当地医院治疗。

【案例分析】

1. 临床案例分析

该患者在2019年第一次于笔者所在医院就诊后被确诊为慢性肾病5期、尿毒症期，因慢性肾病病因复杂，临床医师在诊疗过程中追根溯源，对可能发生尿毒症的病因进行了梳理与鉴别，通过血清蛋白电泳、红细胞沉降率、免疫球蛋白定量测定以排除骨髓瘤，同时对免疫相关的肾衰竭也进行了排查，如肾小球基底膜相关抗体、自身抗体谱十三项等，在排除以上因素后，最终考虑与长期的高血压对肾脏损失有关。在时隔10个月后，该患者再次入院，在例行血常规检测过程中，实验室人员从中发现浆细胞，提示应再次排除骨髓瘤相关检查，加做血清免疫固定电泳，最终明确了病因。

2. 检验案例分析

该患者为少见的IgD型骨髓瘤[2]，尽管临床诊疗过程中，做了常规相关的检查如自身抗体谱、肾小球基底膜相关抗体、血清蛋白电泳、红细胞沉降率、免疫球蛋白定量，结果未见异常，但实验室在血常规审核过程中，发现散点图异常，在此过程中检验医师主动和临床医师沟通，提出加做免疫固定电泳，发现异常后外送加做免疫固定电泳，最终确诊为IgD λ型骨髓瘤[3]。

【知识拓展】

肾功能异常在肾内科易见，在诊疗过程中临床医师会依据临床诊疗路径进行相关试验的排查和鉴别，力求找出病因、去除诱因，血清蛋白电泳、红细胞沉降率、免疫球蛋白检测是对骨髓瘤导致肾损害的重要筛查手段[4]。如果该类组合未发现异常，临床往往会排除骨髓瘤导致的肾功能损害。对此类患者来说，患者球蛋白不高，IgG、IgA，IgM正常或减低，红细胞沉降率轻度增高，镜下红细胞未出现缗钱状排列，血清蛋白电泳无M蛋白并不能排除骨髓瘤，体内还会有IgD、IgE型及轻链或重链病。虽然这些蛋白含量较低，常规实验室难以开展检测。血清蛋白电泳由于方法学的限制，难以检测，所以需要使用免疫固定电泳检测，同时需要做尿游离轻链检测实现互补，最终做出诊断。对于该类患者通过外周血形态与免疫固定电泳的相互配合，确定了慢性肾脏病5期病因，给临床提供了更好的诊疗思路，推动了免疫固定电泳在慢性肾病中的应用。近两年来，笔者所在检验科从透析患者中筛查出多发性骨髓瘤导致的肾衰竭24例，并明确病因，促进了检验新项目的开展。

【案例总结】

长久以来临床医师开单，实验室依据检验项目发出报告，具体结果是否与临床症状相符，被认为应该是临床需要做的工作。本病例是检验医师在做血常规检测过程中通过图形发现异常，并对血片复核过程中发现浆细胞，建议临床医师加做免疫固定电泳，最终确诊为IgD λ型骨髓瘤。本病例中检验医师给临床医师提供了新的诊疗思路，变被动为主动，促进了检验项目的开展，并实现了检验地位的提升。

【专家点评】

多发性骨髓瘤是浆细胞的恶性肿瘤疾病，骨髓中克隆性浆细胞异常增生，并分泌大量异常单克隆免疫球蛋白，导致骨骼破坏、贫血、免疫功能异常和肾损伤。多发性骨髓瘤是导致肾损害常见病因。临床上遇到肾功能异常、贫血患者，建议筛查多发性骨髓瘤，而血清蛋白电泳是常用筛查方法之一。根据单株球蛋白（M蛋白）所含轻重链的不同，分为IgG型（50%～60%）、IgA型（约25%）、轻链型（约20%）、IgD型（约1.5%）、IgE型及IgM型（罕见）[5]。由于IgD含量相对较低，发病率相对也低，常规检查不能明确诊断，免疫固定电泳往往可以看到异常蛋白条带。本病例常规筛查中血清蛋白电泳未见明显异常，二次住院复查时通过细胞散点图、镜检复核到浆细胞，进一步筛查免疫固定电泳进而发现IgD λ型骨髓瘤。采用免疫固定电泳对单克隆免疫球蛋白的检出敏感性为25mg/L，可以检测出非常少的单克隆蛋白成分，可以作为骨髓瘤M蛋白检测的常规手段。

参 考 文 献

[1] 伍柏青，艾剑刚，桂晓美. 浆细胞白血病患者白细胞散点图及细胞形态学特征[J]. 临床检验杂志，2018，36（3）：233-234，240.

[2] 李昱瑛，刘晓亮，高素君，等. IgD型多发性骨髓瘤27例临床分析[J]. 中华血液学杂志，2017，38（10）：893-895.

[3] 陈俊敏，魏玉萍，田娟，等. IgD型多发性骨髓瘤合并系统性淀粉样变性一例并文献复习[J]. 白血病·淋巴瘤，2021，30（5）：306-308.

[4] 中国医师协会血液科医师分会，中华医学会血液学分会. 中国多发性骨髓瘤诊治指南（2022年修订）[J]. 中华内科杂志，2022，61（5）：480-487.

[5] 张梦雪. 231例IgD型多发性骨髓瘤临床特征及生存分析[D]. 长春：吉林大学，2022.

40 室温下罕见凝胶状EDTA抗凝血的多发性骨髓瘤合并冷球蛋白血症

作者：毛志刚[1]，代阳[2]（四川大学华西医院：1. 实验医学科；2. 血液科）

点评专家：郑沁（四川大学华西医院检验科）

【概述】

冷球蛋白是血清中存在的单一或混合免疫球蛋白，低于37℃这种蛋白可沉淀，高于该温度可再溶解。当血中冷球蛋白增高（＞25mg/mL）可引起冷球蛋白血症。冷球蛋白血症分为原发性和继发性，以后者居多，占60%～75%。1974年Brouet将冷球蛋白血症分为三型：Ⅰ型为单克隆免疫球蛋白，多数为IgM或IgG，较少见IgA和本周蛋白；Ⅱ型为含一种单克隆球蛋白的混合型冷球蛋白，由多克隆IgG和单克隆的具有类风湿因子（RF）活性的IgM组成；Ⅲ型则为单克隆成分IgM和单克隆IgG。Ⅱ和Ⅲ型又称为混合性冷球蛋白（MC）。单克隆冷球蛋白（Ⅰ型）多见于血液系统疾病，而混合性冷球蛋白（MC）常与慢性感染性疾病如EB病毒、丙型肝炎病毒、自身免疫性疾病、B淋巴细胞增生性疾病如非霍奇金淋巴瘤（NHL）相关。

多发性骨髓瘤是以恶性浆细胞在骨髓克隆性增殖为特征的血液肿瘤，导致贫血和相关的全血细胞减少、低丙种球蛋白血症、溶骨性骨病、高钙血症和肾功能不全。临床症状由肿块压迫，或骨髓瘤细胞、骨髓基质细胞或骨细胞释放的细胞因子造成，以及骨髓瘤蛋白沉积在靶器官上引起淀粉样轻链蛋白变性和轻链蛋白沉积病，多表现为骨痛（脊柱、胸部，四肢长骨不常见）、虚弱疲劳、贫血、体重减轻等，但当患者没有典型的临床症状时容易造成漏诊。本病例从不合格血常规标本的多次拒收经历开始，结合患者现有病史发现冷球蛋白血症，继而诊断出多发性骨髓瘤，最终使患者缓解出院。

【案例经过】

根据患者的主诉，入院后查体：全身可见散在密集紫癜，压之未见褪色，皮温不高，双侧小腿可见10cm×10cm皮肤溃疡，局部伴有黑色痂壳及肉芽组织形成。入院后辅助检查：TORCH、抗心磷脂抗体、DIC未见明显异常。T细胞亚群：CD3细胞亚群85.50%，CD8细胞亚群42.60%，CD4/CD8比值0.95。生化检查：总胆红素4.2μmol/L，γ-谷氨酰转移酶75IU/L，总蛋白55.8g/L，白蛋白24.3g/L，白球比0.77，甘油三酯2.12mmol/L，高密度脂蛋白胆固醇0.74mmol/L，肌酸激酶15IU/L。B型钠尿肽前体2079ng/L，肌钙蛋白-T 14.4ng/L。肿瘤标志物及降钙素原检测：血清糖类抗原125 50.70U/mL，降钙素原0.17ng/mL，抗环瓜氨酸肽抗体42.20U/mL。常规检查未发现明显异常，入院后积极治疗皮肤溃疡，寻找病因，根据反馈结果待进一步诊疗。

【案例分析】

1.临床案例分析

依据病史和前期的临床表现，该患者初期的入院诊断还是比较明确，初步诊断：①紫癜待诊；②重度血管炎；③双下肢皮肤溃疡伴感染；④高血压3级，很高危；⑤双膝骨关节炎。初步的诊疗计划：①向上级医师汇报患者病情；②向患者及家属交代病情；③完善血常规、CRP、ESR等检查。依据检查结果大部分均为阴性，尚未查明紫癜的原因。当临床诊断陷入迷茫的时候，与检验科及时沟通。经与检验医师讨论后加送"冷球蛋白检测"，结果阳性。新增"冷球蛋白血症"的诊断。查明皮肤紫癜与出凝血功能关系不密切，由冷球蛋白血症引起。但引起冷球蛋白血症原因尚未查明，考虑存在血液系统疾病的可能，转入血液科进一步诊断治疗。结合前面的检查结果和诊断意见，同时考虑患者基础状况尚可，加做骨髓穿刺和骨髓活检，行流式免疫分型检查。骨髓形态学考虑多发性骨髓瘤。骨髓活检：骨髓造血组织增生尚可：造血组织与脂肪组织之比约1：1.5；粒红比约4：1，以粒细胞为主（MPO+）；巨核细胞2～4个/HPF；三系细胞形态未见明显异常。另见少数淋巴细胞及浆细胞散在及小灶性分布。特殊染色（FOOT染色）：网状纤维不增加（MF-0）。骨髓流式免疫分型结果提示：FCM查见克隆性浆细胞，其比例为2.9%，限制性表达胞质κ轻链，不表达λ轻链。血清蛋白电泳提示：M蛋白15.9%。免疫固定电泳：免疫球蛋白G 15g/L，免疫球蛋白A 364.00mg/L，免疫球蛋白M 378.00mg/L，KAP轻链14.70g/L，LAM轻链1.84g/L，血KAP/LAM比7.99，IgG KAP型M蛋白阳性（＋）。其他辅助检查结果支持上述形态学诊断，临床诊断：多发性骨髓瘤。

2.检验案例分析

该患者入院后送检血常规，发现血红蛋白和红细胞计数同时升高，表现为RBC 9.49×10^9/L、HGB 251g/L、MCH 26.4pg、MCHC 317g/L。对此结果报告审核人员第一感觉是该患者红细胞增多或来源于高原地区。核对病史后排除高原地区来源，检查标本性状时发现此标本倒立时血浆和血细胞分离，血细胞黏附于采血管壁（图40-1）。根据经验肉眼判断为血液凝固，按不合格标本处理，建议重新采集后送检。

该患者在住院期间未明确诊断时共送检6次血常规，其中3次被判断为不合格标本，另外3次其结果：①RBC 3.33×10^9/L，HGB 91g/L，MCH 27.3pg，MCHC 323g/L；②RBC 3.05×10^9/L，HGB 82g/L，MCH 26.9pg，MCHC 318g/L。③RBC 3.07×10^9/L，HGB 83g/L，MCH 27pg，MCHC 316g/L。这3次均按正常标本模式发放报告。但在第7次报告审核过程中发现该患者WBC分类散点图异常（图40-2），从WDF散点图中发现：蓝色的破碎细胞区域散点明显增多，并且其荧光强度增强，部分破碎细胞被仪器误认为嗜酸性粒细胞，仪器嗜酸性粒细胞计数结果为12.4%。

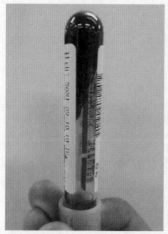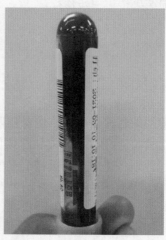

图40-1 标本管倒立后血浆和细胞分离，血细胞黏附于管壁，疑似凝块

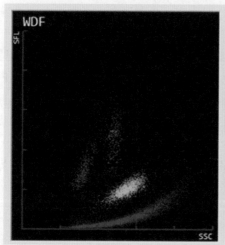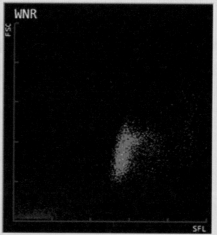

图40-2 WBC分类计数中WDF和WNR通道散点图

散点图异常触发科室复检规则，涂片镜检后发现：DI-60血涂片阅片仪嗜酸性粒细胞计数结果为0.8%，证明血细胞分析仪嗜酸性粒细胞为假性增高（12.4%）。但在镜检过程中又有新的发现：大量中性粒细胞形态异常（图40-3），初步观察表现为中性粒细胞空泡增多。仔细观察并不完全为空泡，部分内含物形态为淡蓝色圆球形结晶，疑似冷球蛋白结晶（图40-3）。

然后将该血涂片重新进行显微镜镜检（图40-4）后发现：中性粒细胞吞噬大量淡蓝色蛋白结晶，同时还可见杆状淡蓝色结晶。结合日常工作经验考虑为冷球蛋白结晶。

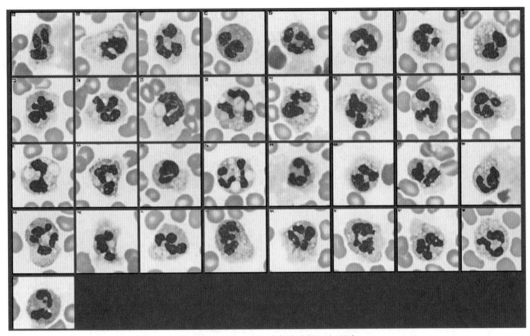

图40-3　DI-60阅片仪扫描细胞形态

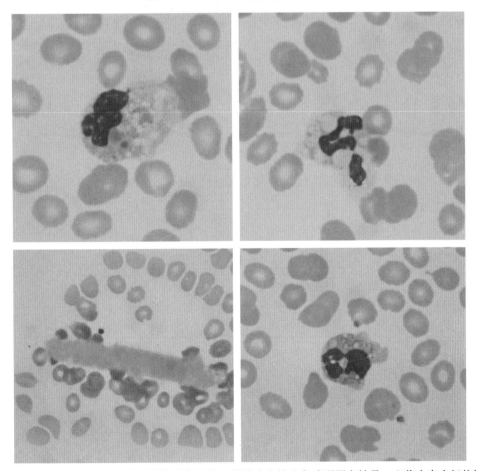

图40-4　显微镜下多视野观察及图像采集结果，胞质内含淡蓝色球形蛋白结晶，血浆中存在杆状结晶

　　为了验证此猜想，将标本放置于37℃孵箱中孵育30min后重新测定血常规并涂片镜检（图40-5）发现：血细胞计数结果发生改变，其结果为RBC $2.01×10^9$/L，HGB 60g/L，MCH 26.6pg，MCHC 310g/L。镜检发现红细胞不规则聚集完全消失，且淡蓝色不规则结晶完全消失，并且重新经过血细胞分析仪检测后发现此前RBC、HGB均假性增高。

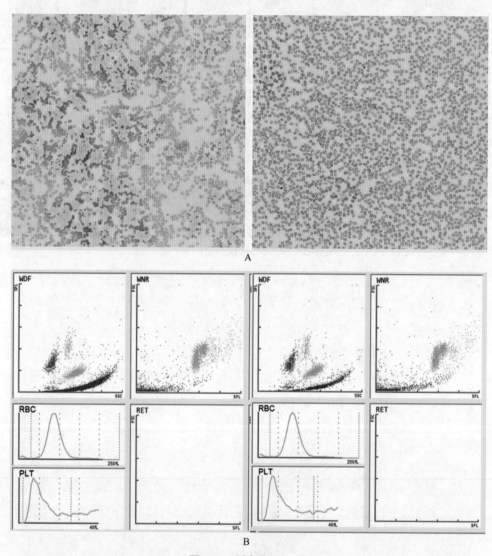

图40-5　孵育前后比对

A. 左图为孵育前红细胞分布，右图为孵育后红细胞分布，可见孵育后红细胞聚集明显减少，并且淡蓝色结晶状物质消失。

B. 左图为孵育前WBC散点图，右图为孵育后WBC散点图，可见WDF散点图中蓝色破碎细胞区域散点明显减少

　　将该标本1500r/min离心10min后观察采血管标本（图40-6）：介于血细胞层和血浆层之间存在絮状蛋白沉淀物。根据该患者送检血常规标本存在冷球蛋白结晶，积极联系患者的主治医师，考虑冷球蛋白血症，建议送检"冷球蛋白检测"。后续送检"冷球蛋白检测"，结果为阳性，证明该患者为冷球蛋白血症。

　　该标本镜检存在冷凝集现象（图40-5A），但与传统的冷凝集现象时的RBC、HGB、

MCH、MCHC结果存在差异。传统冷凝集结果多表现为RBC计数结果假性降低，HGB结果多正常，从而导致RBC计算参数MCH、MCHC假性增高，MCHC多大于365g/L。但本病例中RBC计数和HGB浓度多成比例性升高或降低，最高时可达RBC $9.49×10^9$/L、HGB 251g/L，多次MCHC结果波动于310～330g/L，均未超过365g/L，与传统的冷球蛋白检测结果模式存在差异。会不会存在除了冷球蛋白之外，其他的因素干扰血常规检测结果？带着这个疑问，通过查阅资料后发现：冷球蛋白血症可伴随多种疾病并发，例如

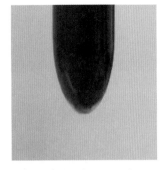

图40-6　离心后观察可见：介于血细胞层和血浆层之间存在絮状蛋白沉淀物

病毒感染、淋巴浆细胞异常增殖、自身免疫性疾病，患者起病多样，临床表现差异大[1, 2]。为明确诊断，又与临床医师进行了第二次沟通，建议进行骨髓穿刺涂片学检查和骨髓细胞免疫学分型。骨髓涂片形态学发现异常：有核细胞增生活跃，粒红比为1.72：1。粒系占51.5%，红系占30%，形态未见明显异常。镜下查见浆细胞，以幼稚浆细胞为主，占10.5%（图40-7），细胞大小不一，形态不整；核圆形或类圆形，偏位，核染色质疏松，核仁模糊可见，可见双核、畸形核浆细胞；胞质量较多，染色为深蓝色。诊断意见：目前骨髓形态学考虑多发性骨髓瘤，请结合临床及免疫学相关检查。

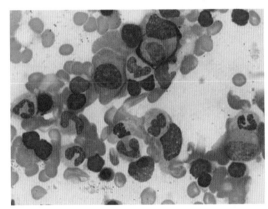
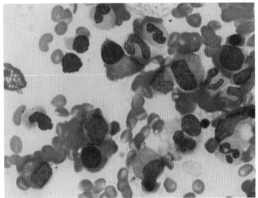

图40-7　骨髓涂片中浆细胞形态

　　骨髓流式免疫分型结果提示：FCM查见克隆性浆细胞，其比例为2.9%，限制性表达胞质κ轻链，不表达λ轻链。生化结果提示：白蛋白24.3g/L，球蛋白31.53g/L，白球比0.77，球蛋白不升高。血清蛋白电泳提示：白蛋白45.20%，$α_1$-球蛋白7.40%，$α_2$-球蛋白17.00%，$β_2$-球蛋白2.80%，γ球蛋白20.50%，M蛋白15.9%，总蛋白56.5g/L。免疫固定电泳提示（如图40-8）：免疫球蛋白G 15g/L，免疫球蛋白A 364.00mg/L，免疫球蛋白M 378.00mg/L，κ轻链14.70g/L，λ轻链1.84g/L，血κ/λ比7.99，IgG κ型M蛋白阳性（＋）。最终该患者确诊：多发性骨髓瘤，IgG κ型。后转入血液科继续治疗。通过对检验结果的疑问，最终明确了其诊断为多发性骨髓瘤，但这并未能解释其RBC计数和HGB浓度成比例升高的问题，还需进一步查找原因。

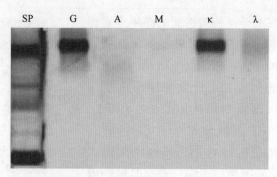

图40-8 免疫固定电泳所示电泳条带，表现为IgG κ型M蛋白

通过血、尿游离轻链蛋白的检测，血游离κ轻链1500mg/L，血游离λ轻链23.1mg/L，尿κ轻链1.39g/L，尿λ轻链＜0.02g/L。血液中存在大量游离κ轻链蛋白，从而导致血液黏稠，血细胞和血浆不易分层，血液静置时红细胞不易沉淀，血常规上机时由于标本呈胶冻状，又无法充分混匀，从而导致RBC计数和HGB浓度成比例升高，并且静置放置时间越长，其致RBC计数和HGB浓度升高越明显。静置放置时间短对结果影响小，通过多次混匀和37℃孵育，可纠正轻链蛋白和冷球蛋白对血常规检验结果的影响，从而得到RBC计数和HGB浓度的准确结果。最终确定该患者RBC 2.01×10⁹/L，HGB 60g/L，MCH 26.6pg，MCHC 310g/L。在孵育纠正之前，多次不合格标本的判断均为观察不仔细所致，在正常发放报告中RBC计数和HGB浓度的结果存在轻微假性升高的现象。

【知识拓展】

冷球蛋白血症因血清中存在冷球蛋白（cryo-globulin，CG）而形成一种症候群，其病理机制为免疫复合物在血管壁沉积并激活补体所致的小血管炎。CG是一种球蛋白，体外观察当血清置于＜37℃保温时，CG发生沉淀，升温至37℃时复溶解。

1947年冷球蛋白特征被首次描述[3]，1966年有紫癜、关节痛、乏力等相似表现的29例患者被报道称为冷球蛋白血症相关疾病[4]。根据免疫球蛋白（Ig）的组成，CG可分为3型：Ⅰ型常与已知的淋巴增殖性疾病有关，如多发性骨髓瘤、Waldenström巨球蛋白血症、慢性淋巴细胞性白血病等；Ⅱ型为单克隆IgM和多克隆IgG的混合型，其中IgM是具有抗自身IgG活性的单克隆类风湿因子（mRF），多数患者的mRF具有高度限制性，具有称为"WA"的互补决定区（CDR）；Ⅲ型则为单克隆成分IgM和单克隆IgG。后两者称为混合型冷球蛋白血症（MC）。目前认为HCV感染是MC的首要病因，其次为自身免疫病和B细胞淋巴瘤[5]。由于冷球蛋白检测并非常规检测项目，往往根据标本性状和部分项目的检测结果给予提示后检测，并且相关临床表现常常和淋巴瘤本身的症状重叠，所以淋巴瘤合并冷球蛋白血症往往不能及时得到确诊。本病例从血常规结果入手，结合肉眼观察和显微镜下形态观察初步判断可能为冷球蛋白血症，然后结合冷球蛋白的检测结果阳性以及血清蛋白电泳、免疫固定电泳结果，最终确诊为多发性骨髓瘤合并Ⅰ型冷球蛋白血症。

高黏血症[6]（主要见于Ⅰ型冷球蛋白）主要症状：神经系统症状（头痛、意识模糊），眼部症状（视物模糊、失明），耳鼻症状（鼻出血、失聪），急性肾衰竭（小管内大量冷球蛋白凝集）等。其常见临床症状：发热、乏力、肌痛、关节痛（44%～71%），紫癜（常由运动/脱毛/久站/闷热天气诱发）最为常见（54%～82%），严重者溃疡、肢体远端坏死。眼部症状：检眼镜发现出血；血液黏稠度增加；血管炎。肾损伤（20%）症状：蛋白尿、镜下血尿、红细胞管型，少见肾炎、肾病综合征，70%伴有高血压，40%～60%伴有肌酐升高。外周神经病变（20%）症状：多表现为多发症状，并可快速进展，疼痛烧灼感，夜间加重，可有运动受累。其他少见症状：胃肠（2%～6%）受累，表现为血便、穿孔、休克，可累及胆囊；肺受累（＜5%），发热、呼吸困难、干咳、肺间质纤维化、急性肺出血，少见胸膜受累；中枢（6%）受累，表现为脑出血，颅内弥散缺血（MRI）；心脏（文献报道＜10例）受累，表现为心肌梗死，心包炎，充血性心力衰竭。上述列举的大多数临床表现在本病例中都存在，结合血常规结果及标本的外观，综合判断其存在高黏血症。从报道中可见，冷球蛋白血症不一定与淋巴瘤同时诊断，一部分患者会先出现冷球蛋白阳性多年后才诊断淋巴瘤，但此类患者往往合并HCV慢性感染。紫癜、关节痛和肾病、神经症状是淋巴瘤合并冷球蛋白血症最常见的症状，因其无特异性而容易被临床医师忽略，但临床中往往同时伴有上述两种或以上的症状，其紫癜同血小板减少性紫癜相比，前者更融合突出皮面；病理中小血管炎是重要的诊断依据而非表现为淋巴瘤细胞浸润。治疗主要是针对淋巴瘤的标准方案治疗，但从报道中可见HCV相关的冷球蛋白阳性淋巴瘤，尤其惰性淋巴瘤，仅仅抗病毒治疗很多患者均可有明显缓解，侵袭性淋巴瘤则需要联合免疫化疗。但对于合并威胁生命的冷球蛋白血症的临床表现，如快速进展肾炎、中枢受累或肠缺血或肺泡出血，则推荐先进行血浆置换＋激素冲击、美罗华治疗，待病情平稳后再行标准方案化疗。

综上所述，掌握冷球蛋白血症患者的临床特点可以使得临床医师在诊治淋巴瘤时提高对此合并症的及时确诊率，有利于进行个体化治疗和疗效评价。当然冷球蛋白的实验室检测是诊断及对其分型的基础，依据临床表现或实验室检测结果提示申请进行冷球蛋白检测，可以减少对淋巴瘤合并冷球蛋白血症的漏诊。

【案例总结】

本病例入院诊断明确。在入院后完善常规检查的基础上发现血常规结果异常，由于职业敏感性和认识不足，多次将标本定义为"不合格标本"。标本性状表现为胶冻状，与血凝块外观极相似，这实属罕见。通过形态学镜检发现冷球蛋白结晶后，其冷凝集的血常规结果模式也与常规冷凝集结果模式（MCHC＞365g/L）相差甚远，本病例呈现RBC和HGB成比例升高。检验人员发现异常后及时与临床医师沟通，在与临床医师共同努力下明确为冷球蛋白血症。然后通过进一步检查，查明冷球蛋白血症真正的病因：多发性骨髓瘤。其中的曲折艰辛，是一线临床工作人员在疾病诊治过程中每天都需要面对的，但是良好的沟通，可以缩短检验与临床的距离，让疾病的诊断变得简单，从而避免不必要的检查。检验人员在处理大量临床常规标本的重复劳动过程中，保持必要的好奇心和职业敏感性。只有这样才能在平常工作中发现异常，辅助临床医师对疾病做出快速有效的诊断。

【专家点评】

本次病例从实验室异常结果的表现入手，及时有效地对异常结果进行复核并调查原因，从而在血涂片镜检的形态筛查中发现了冷球蛋白结晶，初步判断为存在冷球蛋白。通过实验室检查明确冷球蛋白的存在（冷球蛋白实验阳性），确诊冷球蛋白血症。进而通过检验医师与临床医师的共同努力，并查阅文献，结合免疫球蛋白检查，血清蛋白电泳、免疫固定电泳等检查结果，确定为IgG κ型单克隆免疫球蛋白，进而确诊为Ⅰ型冷球蛋白血症，并且依据骨髓涂片形态学检查结果和上述血清学结果，明确了多发性骨髓瘤的诊断，最终确诊为多发性骨髓瘤合并Ⅰ型冷球蛋白血症，很好地解释了患者的多种临床表现，如双下肢中度血管炎、双下肢软组织感染、高血压、双膝骨关节炎等。在治疗后期患者出现急性肾损伤，也与其高黏血症密切相关。本病例后期经标准BD化疗方案治疗，缓解后出院。本病例的诊疗是实验室检测结果结合临床诊断思维最终使患者得到准确诊断的良好体现，也是实验室同临床进行有效沟通的典范。

参 考 文 献

[1] 高琛妮，沈平雁，潘晓霞，等. 16例冷球蛋白血症患者临床病理特点分析[J]. 内科理论与实践，2019，14（5）：298-302.

[2] 袁同玲，赵毅，张伶姝，等. 32例冷球蛋白血症患者临床、血清学和病理特点[J]. 科学技术与工程，2020，20（23）：9302-9307.

[3] Lerner AB，Watson CJ. Studies of cryoglobulins Ⅰ: unusual purpura associated with the presence of a high concentration of cryoglobulin（cold precipitable serum globulin）[J]. Am J Med Sci，1947，214（4）：410-415.

[4] Meltzer M，Franklin EC. Cryoglobulinaemia: a study of 29 patients. Ⅰ: IgG and IgM cryoglobulins and factors effecting cryoprecipitability[J]. Am J Med，1966，40（6）：828-836.

[5] Roccatello D，Saadoun D，Ramos-Casals M，et al. Cryoglobulinaemia[J]. Nat Rev Dis Primers，2018，4（1）：11.

[6] 张薇. 淋巴瘤合并冷球蛋白血症. 内科急危重症杂志[J]. 2017，23（2）：95-98.

41 *PCM1-JAK2*融合基因阳性的骨髓增殖性肿瘤伴嗜酸性粒细胞增多

作者：王珏[1]，庄芸[2]（无锡市人民医院：1. 检验科；2. 血液科）

点评专家：周新（无锡市人民医院血液科）

【概述】

在日常的血常规工作中，经常能遇到嗜酸性粒细胞增多的现象，作为形态检验工作者，你是会不假思索地发出报告呢？还是会追踪患者嗜酸粒细胞增高的原因究竟是什么呢？

【案例经过】

患者男性，56岁，因"头晕，乏力，消瘦1个月余，左上腹痛1天"于2021年5月28日入院。患者1个月余前无明显诱因下出现进行性面白、乏力，活动后胸闷、气短等症状，1个月余来体重减轻5kg。5月27日下午出现左上腹痛，较剧烈，遂来笔者所在医院急诊科就诊。入院后查体：神志清，贫血貌，全身浅表淋巴结未及肿大，扁桃体不大，胸骨无压痛，心肺未及异常，肝脏肋下未及，脾脏下缘位于盆腔，质地中等，有轻触痛，肠鸣音活跃，双下肢无水肿。完善各项实验室检查如下。

血常规：WBC 26.63×10^9/L，HGB 65g/L，PLT 31×10^9/L。

镜检分类：中性粒细胞56%，淋巴细胞4%，单核细胞10%，嗜酸性粒细胞12%，嗜碱性粒细胞2%，原始细胞1%，早幼粒细胞3%，中晚幼粒细胞12%。

凝血功能检测：PT 13.4s↑，APTT 34.0s↑。

肝肾功能：乳酸脱氢酶1489U/L。

肿瘤四项：均正常。

贫血三项：叶酸5.58nmol/L↓，铁蛋白1196.40ng/mL↑。

抗核抗体（ANA）：阳性1∶40。

全腹部CT：脾大，脾脏楔形低密度灶，梗死可能，脾门处迂曲增粗血管影，盆腔少量积液。

心电图：逆钟向转位，左胸导联高血压。

外周血片：白细胞数增高，分类可见各阶段幼稚粒细胞，嗜酸性粒细胞比例增高，见图41-1。

骨髓细胞学检查：有核细胞增生明显活跃，粒系以中晚幼粒及杆状核细胞为主，颗粒增多增粗，嗜酸性粒细胞比例增高，红系及淋巴细胞比例减低，巨核细胞及血小板少见，见图41-2。

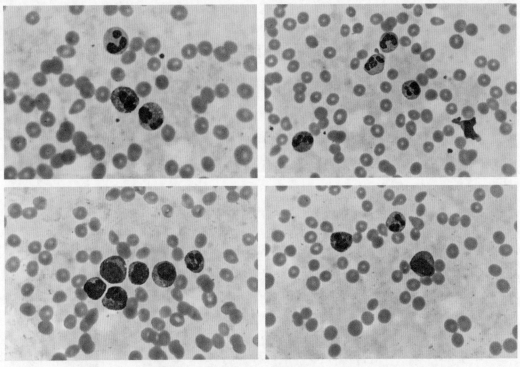

图41-1　外周血涂片（刘氏染色，×100）

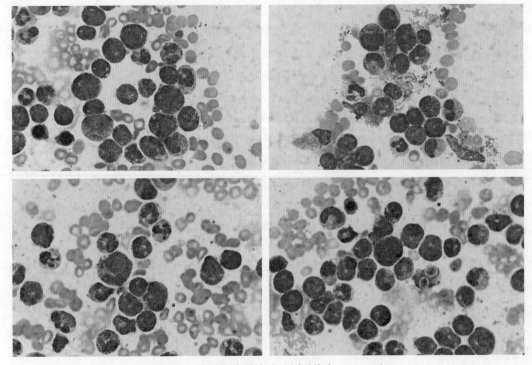

图41-2　骨髓细胞学涂片（刘氏染色，×100）

骨髓细胞学检查报告示嗜酸性粒细胞增多，建议免疫分型、染色体及相关基因检查。

流式免疫分型：粒系比例增高，嗜酸性粒细胞比例增高，红系比例减低，见表41-1。染色体：可见克隆性异常del（8q）。

表41-1　流式免疫分型结果

检测项目	结果	单位
成熟淋巴细胞群	1.59	%
髓系原始细胞群	0.09	%
幼稚及成熟粒细胞群	83.42	%
成熟单核细胞群	2.87	%
幼稚红细胞群	0.67	%
嗜酸细胞群	10.18	%

注：结论，髓系原始细胞罕见，CD34、HLA-DR表达增强，部分CD117表达缺失，表型异常；粒系比例增高，嗜酸性粒细胞比例增高；红系比例减低，B祖细胞罕见，请结合形态及遗传学检查。

骨髓活检：增生极度活跃，粒系细胞比例增高，红系细胞少见，偶见巨核细胞伴纤维组织灶性增生，见图41-3。

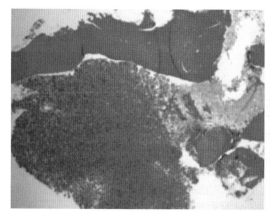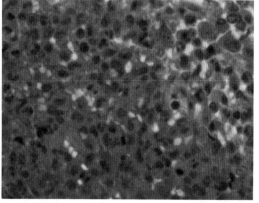

图41-3　骨髓病理检查报告

分子生物学检查：白血病43种融合基因检测均为阴性。血液系统疾病基因突变筛查结果：未见疾病相关热点突变。转录组mRNA测序：检测到*PCM1-JAK2*融合基因转录本。

进一步追问病史：患者诉自小脾肿大，肋下一指半左右，2014年因乏力、消瘦发现嗜酸性粒细胞增多，当时血红蛋白及血小板正常，2015年至北京某医院行全面体检，除嗜酸性粒细胞增多外未见异常，未行骨髓检查，自服中药治疗，乏力、消瘦有好转，嗜酸性粒细胞比例下降但未至正常范围。该患者于2019年因"左腘窝囊肿"入住笔者所在医院骨科，血常规报告：白细胞总数增高，机器分类嗜酸性粒细胞比例增高，见表41-2。

表 41-2 血常规检查报告

检验项目	结果	提示	参考范围
白细胞计数	22.63	↑	（4～10）×10⁹/L
淋巴细胞比例	7.8	↓	20%～40%
单核细胞比例	14.4	↑	3%～12%
中性粒细胞比例	59.3		50%～75%
嗜酸细胞比例	17.7	↑	0.5%～5%
嗜碱细胞比例	0.8		0～2%
淋巴细胞计数	1.77		（0.8～4）×10⁹/L
单核细胞计数	3.26	↑	（0～0.9）×10⁹/L
中性粒细胞计数	13.42	↑	（2～7）×10⁹/L
嗜酸细胞计数	4.01	↑	（0.01～0.3）×10⁹/L
嗜碱细胞计数	0.18	↑	（0～0.1）×10⁹/L
红细胞计数	3.09	↓	（3.5～5.5）×10¹²/L
血红蛋白	104	↓	105～160g/L
红细胞压积	31.1		30%～46%
平均红细胞体积	100.6	↑	80～100fL
平均红细胞血红蛋白量	33.7	↑	27～33pg
平均红细胞血红蛋白浓度	334		320～360g/L
红细胞分布宽度	16.5	↑	11.5%～14.9%
血小板计数	105		（80～300）×10⁹/L
血小板压积	0.11		0.108～0.272fL
平均血小板体积	10.6		6～11.6fL
血小板分布宽度	12.0		9.5～15.2fL

肿瘤标志物等检查：肿瘤标志物正常，叶酸减少，铁蛋白及维生素B₁₂增高，见表41-3。

表 41-3 肿瘤标志物等检查结果

检验项目	结果	提示	单位	参考范围	方法
甲胎蛋白	2.17		ng/mL	＜10	CLIA
癌胚抗原	0.85		ng/mL	＜5	CLIA
糖链抗原CA125	7.40		U/mL	＜35	CLIA
糖链抗原CA19-9	5.50		U/mL	＜35	CLIA
三碘甲腺原氨酸	2.08		nmol/L	1.01～2.48	CLIA
甲状腺素	123.04		nmol/L	69.97～152.52	CLIA
促甲状腺素	1.64		mU/L	0.49～4.91	CLIA
游离三碘甲腺原氨酸	5.13		pmol/L	3.09～7.42	CLIA
游离甲状腺素	11.26		pmol/L	7.64～21.1	CLIA
叶酸	8.55	↓	nmol/L	＞11.82	CLIA
铁蛋白	715.6	↑	ng/mL	23.9～336.2	CLIA
维生素B₁₂	1050.00	↑	pmol/L	133～676	CLIA

过敏原检查：正常。

骨髓细胞学检查：粒系比例增高，嗜酸性粒细胞增多。

综合以上检查，临床最终诊断：*PCM1-JAK2*融合基因阳性的骨髓增殖性肿瘤伴嗜酸性粒细胞增多。

临床诊疗：2021年6月20日开始予JAK2抑制剂芦可替尼5mg bid，沙利度胺50mg qn，艾曲波帕25mg qd，十一酸睾酮40mg bid治疗，治疗期间间断输注红细胞、血小板支持。3个月后白细胞计数降至正常，腹胀较前减轻，脱离输血，患者芦可替尼治疗11个月，血常规检查结果完全正常。

【案例分析】

1.临床案例分析

患者经检查明确诊断为*PCM1-JAK2*融合基因阳性的骨髓增殖性肿瘤伴嗜酸性粒细胞增多。该类克隆性血液系统肿瘤可分为4组，它们相互既有共同点又有不同点，都存在融合基因罕见突变导致酪氨酸激酶异常，并通常具有特征性的嗜酸性粒细胞增高，都有各自特异的遗传学异常。第1组*PDGFRA*重排；第2组*PDGFRB*重排；第3组*FGFR1*重排；第4组*PCMA-JAK2*融合基因阳性。中位发病年龄30～40岁，通常累及全身各器官系统，特别是高嗜酸性粒细胞导致的器官功能损害，形态和免疫学可表现为慢性骨髓增生性肿瘤，需与反应性嗜酸性粒细胞增多、慢性嗜酸性粒细胞白血病—非特指、特发性嗜酸性粒细胞增多综合征、慢性粒细胞性白血病或急性白血病伴嗜酸细胞增高等疾病相鉴别。治疗方面第1组和第2组对伊马替尼治疗敏感，第3组对酪氨酸激酶抑制剂不敏感，预后差，第4组对JAK-2抑制剂治疗敏感。嗜酸性粒细胞增多症治疗的目的是降低嗜酸性粒细胞计数和减少嗜酸性粒细胞介导的器官功能受损[1]。该患者使用芦可替尼治疗效果较好，等待异基因造血干细胞移植。

患者自小脾肿大，2014年发现嗜酸性粒细胞增多，患者无寄生虫感染史及过敏史，基本可排除反应性嗜酸性粒细胞增多，由于当时血红蛋白及血小板均正常，故未引起重视，2015年在北京某医院体检血象也仅表现为嗜酸性粒细胞增高，当时未做骨髓穿刺，因此不能排除血液系统疾病引起的嗜酸性粒细胞增高。直到2021年患者脾梗死，血象异常，才进行全套血液学检查，明确了诊断。由此可见，该类疾病由于临床少见，临床症状较隐匿，再加上对该类疾病的认识不足，容易造成漏诊。

2.检验案例分析

该患者血常规异常，白细胞增高，中度贫血伴血小板减少，镜检可见嗜酸性粒细胞增多，并可见幼稚阶段粒细胞。从镜检结果来看，需要考虑慢性髓细胞白血病（CML），但CML一般血小板正常或增高，而该患者减低，与CML不符。乳酸脱氢酶增高说明肿瘤负荷重。进一步检查骨髓，以粒系增多为主，中晚幼粒及杆状核细胞占多数，颗粒明显增多增粗，嗜酸性粒细胞占19%，这与典型CML骨髓象不同，巨核细胞数较少，故报告嗜酸性粒细胞增多，建议免疫分型、染色体及相关基因检查，Ph染色体及*BCR/ABL*融合基因阴性排除了CML，通过转录组mRNA测序，发现*PCM1-JAK2*融合基因阳性，从而明确诊断。

【知识拓展】

髓系/淋系肿瘤伴嗜酸性粒细胞增多和基因重排是一类特殊的血液系统恶性肿瘤，发病率较低，通常具有特征性的嗜酸性粒细胞增多，可以表现为慢性髓系增殖性疾病，也可以表现为急性髓系白血病或淋巴母细胞淋巴瘤/白血病，具有特异性的遗传学异常，包括*PDGFRA*重排、*PDGFRB*重排、*FGFR1*重排及*PCM1-JAK2*融合，其中伴t（8；9）（p22；q24.1）；*PCM1-JAK2*的髓系/淋系肿瘤为2016年WHO分类新增临时病种[2]。

嗜酸性粒细胞增多在日常工作中较常见，医师往往首先考虑反应性嗜酸粒细胞增多症：多见于寄生虫感染，过敏性疾病，药物及结缔组织/风湿性疾病等，并且发现，嗜酸性粒细胞增多的比例与疾病良恶性并无关联。

在形态学上，伴*PDGFRA*重排或*PDGFRB*重排的嗜酸性粒细胞，约2/3可见形态学异常，主要表现为胞质空泡，核分叶异常，核出芽等。

伴*PCM1-JAK2*的病例可表现为CEL或其他MPN，aCML或其他MDS/MPN，AML或B-LBL、T-LBL。本病好发于男性，男女比例约为27：5，中位发病年龄约为47岁，患者常有肝脾肿大，血液学特点是嗜酸性粒细胞和幼粒细胞同时存在，单核细胞增加不常见，偶见嗜碱性粒细胞增多，常见红系和粒系病态造血，有核红细胞增加，活检可见原始红细胞片状生长，常见骨髓纤维化，有时伴骨髓肥大细胞增多[3]。本病常发生急变，多转化为AML，也可为B-ALL。治疗上可使用芦可替尼+异基因造血干细胞移植术，芦可替尼治疗多有效，可控制病情、延缓疾病进展，常作为移植前降低负荷手段。

【案例总结】

嗜酸性粒细胞增多临床较常见，当发现嗜酸性粒细胞增多时应积极寻找原因，在排除反应性嗜酸性粒细胞增多后，应进行分子生物学检测，如定量RT-PCR和FISH，尽早确诊伴嗜酸性粒细胞增多的髓系或淋系肿瘤。检验工作者要多与临床医师沟通，本病例形态学与CML不符，实验室检查排除了引起嗜酸细胞增高的常见过敏原因，进一步提示临床医师进行分子生物学检查，从而使患者明确了诊断。

【专家点评】

嗜酸性粒细胞增多症多见于寄生虫感染、过敏性疾病及结缔组织疾病等，但如果发现并发贫血和血小板异常则往往需要考虑髓系/淋系肿瘤可能，按照嗜酸性粒细胞增多诊断流程图做详细的检验。该患者经过系列检查后诊断为*PCM1-JAK2*融合基因阳性的骨髓增殖性肿瘤伴嗜酸性粒细胞增多，临床上较罕见，容易漏诊，体现在该患者自2014年多次体检发现嗜酸性粒细胞增多而没有进一步检查。由于本次详细的检查，找到了根本病因，予芦可替尼等相关治疗后患者病情获得很好的缓解，彰显了现代检验医学与临床医学的深度融合，有利于为患者服务。

参 考 文 献

[1] 中华医学会血液学分会白血病淋巴瘤学组.嗜酸粒细胞增多症诊断与治疗中国专家共识（2017年版）[J].中华血液学杂志，2017，38（7）：561-565.

[2] 高海燕，刘亚波，吕成芳，等.血液病临床检验诊断[M].北京：中国医药科技出版社，2021.

[3] 卢兴国，叶向军，徐根波.骨髓细胞与组织病理诊断学[M].北京：人民卫生出版社，2020.

42 维生素B$_{12}$检测意外发现多发性骨髓瘤

作者：汪玲，曾令鹏，张青（南昌大学第一附属医院核医学科）

点评专家：江梅（南昌大学第一附属医院检验科）

【概述】

本案例患者以"糖尿病性视网膜病变（双）"就诊于笔者所在医院眼科，实验室检查因贫血三项中维生素B$_{12}$电化学发光检测干扰提示血液标本异常，检验人员主动与临床医师沟通患者标本出现分离胶不翻转上浮的现象以及分离血清后干扰检测的情况，结合患者病史及相关实验室检查提示多发性骨髓瘤（multiple myeloma，MM）可能，在完善实验室相关检查后最终确诊MM。

【案例经过】

患者男性，49岁，无明显诱因开始出现双眼视力无痛性下降10天，加重6天伴乏力，无视物变形，无眼红、眼痛、眼胀等不适，以"糖尿病性视网膜病变（双）"收入笔者所在医院眼科治疗。既往有糖尿病史10余年，口服格列美脲1片/次、1次/天，其余无特殊。查体：中度贫血貌；鼻腔、牙龈偶有出血，余未见异常。专科情况：右眼视力0.12，左眼视力0.08，双眼对光反射（+），晶体稍浑，玻璃体稍浑。眼底检查：双眼视盘边界尚清，所见视网膜散在片状出血及棉绒斑。眼压：右眼13mmHg，左眼11mmHg。双眼泪道：通畅。

初步诊断：①糖尿病性视网膜病变（双）（主诊断）；②黄斑水肿（双）；③糖尿病。

实验室检查：血常规WBC 2.89×10^9/L、RBC 1.69×10^{12}/L、PLT 93×10^9/L、HGB 74g/L、MCV 107.1fL、MCH 31.4pg、MCHC 293g/L；糖化血红蛋白HbA1c 5.50%、HbF 1.10%。凝血五项：D-二聚体0.64mg/L，PT 17.4s，INR 1.62，APTT 30.6s，TT 30.1s。生化指标：TP 138.9g/L、ALB 25.0g/L、GLB 113.9g/L、A/G 0.22；CR 111.1μmol/L、UA 475.7μmol/L、GLU 6.41mmol/L；Ca^{2+} 2.61mmol/L。贫血三项检测：铁蛋白619.70μg/L、叶酸12.05ng/mL、维生素B$_{12}$（VB$_{12}$）不能检测，仪器报警提示"标本有凝块"，患者标本出现分离胶不翻转上浮以及加大离心转数分离血清未见肉眼可见凝块（图42-1），上机仍存在检测干扰的情况，提示患者血液标本可能存在异常血液成分使血黏度升高。检验人员查阅为眼科"糖尿病性视网膜病变"患者样本，故致电眼科询问患者诊疗情况，结合患者血象三系减少，凝血功能异常，生化检测中球蛋白异常增高，肌酐、尿素增高存在肾损害，提示临床MM可能，建议患者完善相关检查明确诊断。免疫球蛋白+补体：IgG 5.20g/L、IgA 88.40g/L、IgM 0.17g/L。血清蛋白电泳：γ球蛋白70.7%。免疫固定电泳：IgA、κ泳道发现异常条带，分型为IgA κ型。游离轻链检测：游离κ轻链＞183.00mg/L；轻链κ 9740.00mg/dL；B₂-MG 6.976μg/mL。多层螺旋CT扫描显示双侧多根肋骨骨质破坏并软组织肿块，多个胸椎体及附件、左侧肩胛骨内斑片状低密度影，考虑恶性病变，请血液科会诊，考虑MM可能，患者转入血液科治疗。行肋骨转移灶处穿刺活检明确诊断，骨髓细胞形态学浆细胞占43.5%，其中幼浆细胞占26.5%，考虑多发性骨髓瘤骨髓象（图42-2）；骨髓瘤免疫分型见31.43%异常克隆性浆细胞，主要表达CD38/CD138/CD56/κ链（图42-3）。诊断为多发性骨髓瘤IgA κ型DS Ⅲ A期。予以VRD（硼替佐米2.3mg 皮下注射d1、d4、d8、d11+来那度胺25mg 口服d1～d21+地塞米松20mg d1～d2、d4～d5、d8～d9、d11～d12）方案化疗，辅以水化、漱口、预防血栓等对症治疗。

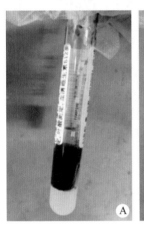
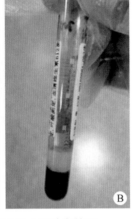

图42-1　患者标本离心后血液分离情况

　　A. 离心 3000r/min×5min后分离胶不上浮；

　　B. 离心 4200r/min×5min后分离胶翻转上浮

图42-2　骨髓细胞形态学（瑞氏-吉姆萨染色，×100）

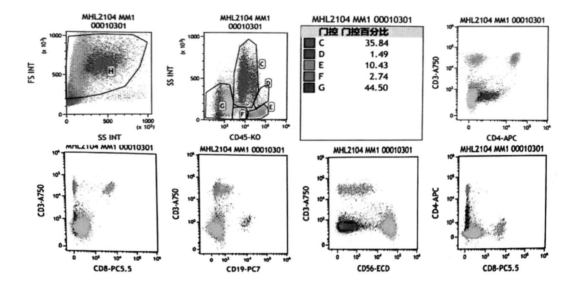

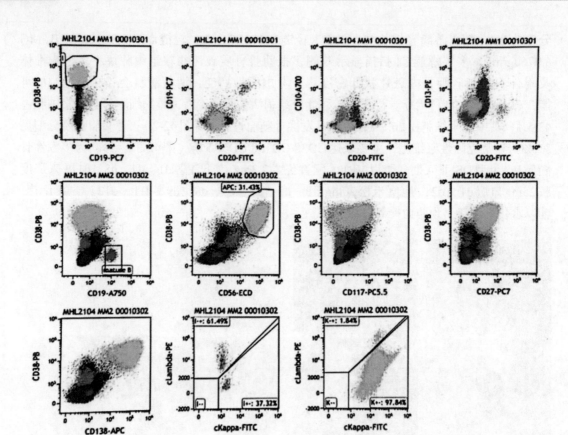

图 42-3　流式免疫分型

【案例分析】

1.临床案例分析

本案例患者双眼视力下降伴乏力，以"糖尿病性视网膜病变（双）"收入眼科治疗，体征主要表现为贫血面容，血常规呈现三系减少，且其特点：①贫血为正色素性正细胞性贫血；②红细胞及白细胞减少明显，血小板轻度降低。因此应该排除引起全血细胞减少的相关疾病：再生障碍性贫血、急性白血病、骨髓增生异常综合征、巨幼红细胞贫血、自身免疫系统疾病（系统性红斑狼疮）、脾功能亢进等。患者触诊无明显肝脾肿大、无胸骨压痛等，因此基本排除了急性白血病可能，如因脾功能亢进引起的三系减少，常表现脾脏体积增大，且首先表现血小板减少最为明显，加上患者既往无脾功能亢进的病因，因此可能性不大。系统性红斑狼疮虽然可引起三系减少、肾功能异常，但其好发于年轻女性，且患者无关节炎的表现。巨幼红细胞贫血可引起三系减少，但它导致的贫血表现为大细胞低色素贫血，因此也不符合。进一步完善了铁蛋白、叶酸、维生素 B_{12} 检测，检测过程中检验人员发现反复出现仪器报警，提示血液标本本身可能存在某些因素干扰，检验人员与患者及临床医师沟通后，结合患者贫血、球蛋白增高、肾功能损害等检验结果综合分析，考虑可能为 MM。进一步完善骨髓穿刺而得以确诊。MM 在临床上引起贫血较为常见，但引起三系减少并不多见,因此一开始主要的焦点放在排除引起全血细胞减少的常见病因,且该患者患糖尿病多年,存在肾功能异常,首先想到的是糖尿病引起的肾损害,同时也忽视了该患者球蛋白和血钙的升高,从而导致了思维上的局限和偏差。

2. 检验案例分析

贫血三项检测有助于各类贫血鉴别诊断及分析贫血原因。本案例中患者维生素B₁₂电化学发光检测出现仪器吸样干扰,该标本分离胶采血管血液分离异常,分离胶出现未翻转上浮的现象,提示存在血清成分变化,导致血清密度增加[1-3]。检验人员与临床沟通患者病史注意到患者止血、凝血功能异常,中度贫血且球蛋白异常增多,综合考虑血清分离结果特征及检测干扰,提示MM可能,建议临床进行进一步检查。多中心临床研究发现MM患者大多存在分离胶位置改变的血液分离不良现象,此现象可提示MM的诊断[4]。MM的特征是单克隆浆细胞恶性增殖并分泌过量的M蛋白。M成分明显增高易导致血黏滞过高综合征,影响止血、凝血功能导致出血。患者可出现不同程度的贫血,且多为正细胞正色素贫血,血片显示成熟红细胞呈"缗钱"状排列,三系减少。MM的诊断主要依靠实验室检查,骨髓细胞形态学单克隆浆细胞比例≥10%及血清蛋白电泳出现单克隆M蛋白为诊断的主要标准[5]。流式免疫分型对MM有辅助诊断作用,其浆细胞计数可与骨髓细胞涂片结果相验证,检测单克隆κ或λ轻链表达,鉴别浆细胞免疫表型。免疫固定电泳技术由于结合了抗原抗体反应的特异性和蛋白质电泳的高分辨率,具有高度的敏感性、特异性,对M蛋白进行分型鉴定及疗效评估。MM患者血钙升高,血磷一般正常,当出现肾功能不全时血磷可升高,血清β₂-微球蛋白及血清乳酸脱氢酶水平与肿瘤的活动程度成正比。由于本周蛋白沉淀于肾小管上皮细胞,蛋白管型阻塞而导致肾功能受累,因此血肌酐、尿素氮及尿酸测定多有异常。

【知识拓展】

MM好发于中老年,但近年发病率逐渐增高且发病年龄有提前趋势。由于本病患者早期无明显临床表现,后期可因发热、尿液改变、腰腿痛等被误诊为呼吸系统感染、肾炎或骨病而延误病情,临床上MM的误诊率可高达40%~50%,这导致许多MM患者错过了最佳治疗时机,在临床诊治中应给予足够重视[6]。MM为浆细胞来源的肿瘤,需与孤立性浆细胞瘤相鉴别:后者在骨或骨外软组织也可发现克隆性的浆细胞,但骨髓没有受累,同时也没有MM所引起的高钙、肾功能异常等表现。与意义未明的单克隆丙种球蛋白病相鉴别:血清和(或)尿液中出现M蛋白,骨髓中单克隆浆细胞增多但未达到骨髓瘤诊断标准,且无组织、器官损伤证据。与华氏巨球蛋白血症相鉴别:血清和(或)尿液中出现单克隆的IgM型M蛋白。与浆细胞反应性增多症相鉴别:其浆细胞一般不超过15%且无形态异常。

M蛋白具有独特均一的物理特性,且多无免疫功能,可在特定条件下干扰实验室检测。近年来关于M蛋白干扰常规生化免疫检测的报道屡见不鲜[7, 8],涉及比色法、浊度法等多种生化免疫分析方法,亦有M蛋白在化学发光免疫检测中产生干扰的个案[9]。IgA型

M蛋白虽发生率较高但产生检测干扰的现象罕见，该患者血液中存在大量IgA型M蛋白，易形成以二聚体为主的多种聚合体，以聚合体形式存在的M蛋白可使患者出现黏滞血症，干扰检测吸样[10]。笔者采用稀释法和聚乙二醇PEG-6000蛋白沉淀法对样本进行处理以消除M蛋白对检测的干扰[11]。稀释法的倍比稀释结果呈现非线性，以蛋白沉淀法检测结果为参照推测稀释法检测结果不呈线性的主要原因是低稀释倍数时高浓度的M蛋白干扰维生素B_{12}检测。维生素B_{12}检测采用竞争法的原理，使用维生素B_{12}特异性内因子，样本中的维生素B_{12}与加入的生物素标记的维生素B_{12}竞争钌标记的内因子复合物上的结合位点；有个案曾报道IgGκ型M蛋白对维生素B_{12}增强化学发光检测法的干扰作用，高浓度的M蛋白可与内因子非特异性结合[12]，M蛋白可占据内因子上的结合位点，反应孵育时内因子上能够与生物素标记的维生素B_{12}结合的空位减少，导致发光信号降低，使得检测结果假性增高。

【案例总结】

本案例检验人员对患者血清标本分离胶分离不良及检测干扰进行探究，依靠整合检验信息的综合分析有效地与临床医师进行学科协作，帮助患者及时诊断、治疗。检验医学与临床医学在本案例中紧密结合，互相渗透。在进行临床标本检测过程中，当检测出现异常或结果与临床征象不相符时，检验医师更应主动走出去挖掘检验结果之间的关联及隐藏的信息，特别是在患者检验项目不全，就诊科室不对，接诊医师对其他专科认识不全面的情况下，积极与临床医师展开及时沟通交流，开展有效的多学科诊疗（MDT），整合临床与检验信息，以检验视角对结果进行分析和解释，给临床以提示与建议，深入推进临床与检验的合作，更好地服务临床与患者。

【专家点评】

MM是一种克隆浆细胞异常增殖的恶性疾病，是血液系统排名第二的恶性肿瘤，多发于老年，是一种无法治愈的疾病，典型的活动性MM靶器官损害表现为"CRAB"，即血钙增高，肾损害，贫血，骨病；无靶器官损害表现为"SLiM"，即骨髓单克隆浆细胞比例≥60%，受累/非受累血清游离轻链比≥100，MRI检查出现>1处5mm以上局灶性骨质破坏。本病早期可无明显特征性的临床表现，若合并其他疾病，可能被掩盖造成漏诊或误诊，疾病进展导致MM患者错过最佳治疗时机。

本案例患者49岁，以"糖尿病性视网膜病变（双）"收入眼科治疗，患者并非老年患者，加之首诊医师对MM认识不足，忽视了对患者三系减低、凝血功能障碍、球蛋白增高、肾功能损害等检验结果的综合分析，因维生素B_{12}血清样本检测异常，检验医师与临床医师沟通患者病史及其他实验室检测结果，并进一步完善相关检查后，患者得以明确诊断，进行及时有效的治疗。

本案例再次提示检验人员对检验过程中的异常现象需要刨根问底，查询病史，积极沟通交流，结合临床资料提出临床诊断意见或供临床参考意见，让更多的患者受益。

参 考 文 献

[1] 中国医师协会血液科医师分会，中华医学会血液学分会. 中国多发性骨髓瘤诊治指南（2022年修订）[J]. 中华内科杂志，2022，61（5）：480-487.

[2] Torimoto Y，Shindo M，Ikuta K，et al. Current therapeutic strategies for multiple myeloma[J]. Int J Clin Oncol，2015，20（3）：423-430.

[3] 褚娜利，张靖宇，郭丽，等. 血液不同分离结果的多发性骨髓瘤患者IL-6、IL-10、TNF-α、β$_2$-MG表达水平及临床意义[J]. 中国实验血液学杂志，2020，28（5）：1625-1630.

[4] 张靖宇，范洪，张静，等. 不同血液分离结果的多发性骨髓瘤患者临床特征及预后分析[J]. 中国实验血液学杂志，2020，28（2）：547-552.

[5] 侯健. 多发性骨髓瘤诊断的思考[J]. 临床血液学杂志，2009，22（1）：1-2.

[6] 陈广华，林凤茹. 多发性骨髓瘤的误诊因素分析[J]. 临床荟萃，2015，30（10）：1120-1122.

[7] 徐云云，胡安群. M蛋白在重氮法与钒酸氧化法检测胆红素中的影响初探[J]. 临床输血与检验，2018，20（2）：174-177.

[8] 史晓洁，侯艳峰，陈亮，等. IgM-κ型M蛋白对全血CRP的检测干扰及分析[J]. 检验医学与临床，2021，18（12）：1817-1819.

[9] Imperiali M，Jelmini P，Ferraro B，et al. Interference in thyroid-stimulating hormone determination[J]. Eur J Clin Invest，2010，40：756-758.

[10] King R I，Florkowski CM. How paraproteins can affect laboratory assays：spurious results and biological effects[J]. Pathology，2010，42：397-401.

[11] Chakraborty S，Sen S，Gupta D. Spurious hyperphosphatemia in a case of multiple myeloma [J]. Ind J Clin Biochem，2014，29（2）：250-252.

[12] Pant V，Tumbapo A，Yadav BK. Vitamin B$_{12}$ immunoassay interference in a patient with multiple myeloma-troubleshooting in a two step reagent kit based on enhanced chemiluminescence testing[J]. EJIFCC，2018，29：152-155.

43 多发性骨髓瘤合并肾透明细胞癌

作者：高佳[1]，张鑫鑫[2]，沈迪[1]（中国医学科学院肿瘤医院：1. 检验科；2. 骨科）

点评专家：崔巍（中国医学科学院肿瘤医院检验科）

【概述】

多发性骨髓瘤（multiple myeloma，MM）是一种浆细胞单克隆增生的恶性疾病，诊断依赖于骨髓或其他组织存在单克隆性浆细胞、血清和（或）尿中存在单克隆免疫球蛋白以及典型的终末器官损伤。MM患者的骨髓象最明显的特征为浆细胞的数量和质量异常，典型的骨髓瘤细胞为未成熟、分化较差的浆细胞，少数病例可见浆母细胞。血清和（或）尿中M蛋白的鉴定可采用血清蛋白电泳、免疫固定电泳、免疫球蛋白定量测定等方法。血清蛋白电泳的图谱中出现高而尖的蛋白峰，往往提示存在单克隆免疫球蛋白，通过免疫固定电泳可进一步鉴定M蛋白的类型。此外，大量浆细胞和M蛋白浸润导致临床上的多种症状，如贫血、肾功能不全、高钙血症等，也会引起相应的实验室检查结果异常。

【案例经过】

患者男性，58岁，2021年5月因"胸背痛6个月余，右肾肾癌，外院术后1个月余"就诊于笔者所在医院骨科。自述2020年11月出现胸背部疼痛，可向前胸放射，左侧明显，外院CT提示：右肾肾癌可能性大，胸9、腰4、骶1椎体骨质破坏，考虑转移性骨肿瘤。1个月余前在外院行肾癌切除手术。现胸背部疼痛逐渐加重，为求进一步诊治故来笔者所在医院。入院后完善相关检查，血常规示HGB 128g/L ↓（130～175g/L），尿常规蛋白（−），血生化示钙2.43mmol/L（2.11～2.52mmol/L），LDH 124.4U/L（120.0～250.0U/L），BUN 9.1mmol/L，CRE 115.4μmol/L ↑（57.0～97.0μmol/L），球蛋白45.70g/L ↑（20.0～40.0g/L），进一步完善血清蛋白电泳检测和免疫球蛋白定量，发现电泳β_1球蛋白区带存在高而尖的蛋白峰，警惕M蛋白，IgA 25.03g/L ↑（1.0～4.2g/L），IgG 8.21g/L ↓（8.6～17.4g/L），IgM 0.92g/L（0.3～2.2g/L）。进一步完善血清游离轻链检测：κ游离轻链93.2mg/L ↑（3.3～19.4mg/L）、λ游离轻链30.6mg/L ↑（5.71～26.3mg/L），κ/λ比值为3.046 ↑（0.26～1.65）。同期进行病变骨组织活检显示：镜下可见大量浆细胞样细胞，结合免疫组化结果考虑浆细胞骨髓瘤可能性大。骨髓细胞学检查示可见少数骨髓瘤细胞，约占3.0%。综上，考虑多发性骨髓瘤诊断明确，采用VAD方案（硼替佐米、脂质体阿霉素、地塞米松）化疗4个周期、VRD方案（硼替佐米、来那度胺、地塞米松）化疗4个周期后复查，IgA、λ游离轻链、κ/λ比值均降至正常水平，κ游离轻链轻度升高。结合影像学及骨髓流式细胞学结果，疗效评价为CR。

【案例分析】

1. 临床案例分析

男性患者因"胸背痛6个月余，右肾肾癌外院术后1个月余"就诊，门诊以"骨继发恶性肿瘤"收治入院。

既往史：2021年4月外院行腹腔镜右肾根治性切除术。病理：（右侧）肾脏根治标本示透明细胞型肾细胞癌。糖尿病病史10余年，高血压病史6年，服用药物控制可。否认肝炎、结核等传染病病史及密切接触史。

查体：胸9、腰4椎体棘突压痛，叩击痛。

辅助检查：①MRI：胸9椎体内弥漫异常信号，考虑转移；左侧肋骨异常信号影，考虑转移。②CT：胸9、腰4、骶1椎体及左侧第11肋骨骨质破坏，多呈溶骨性改变，倾向转移，建议结合骨扫描。

结合患者临床表现及影像学检查，考虑肾癌多发骨转移，合并病变椎体病理性骨折，胸背部疼痛与胸椎转移有关，入院完善相关检查，拟行姑息性手术治疗。

鉴别诊断：

（1）脊柱转移瘤：该患者为中老年，有肾癌病史，脊柱、骶骨及肋骨多发受累，影像学显示椎体呈广泛溶骨性破坏，并出现病理性骨折，肾癌为亲骨性肿瘤，多发溶骨性破坏符合骨转移瘤的特征。

（2）多发性骨髓瘤：为浆细胞异常增生所致，无原发灶，常多处受侵。好发于中老年，影像学也可表现为广泛溶骨性破坏，并出现病理性骨折，需加以鉴别。二者可以通过骨组织活检、骨髓穿刺、血清蛋白电泳及免疫固定电泳进行鉴别。

（3）脊柱结核：患者往往存在全身中毒症状，常有肺结核病史，腰椎多见，侵犯部位多为相邻椎体，红细胞沉降率加快、影像学检查可见冷脓肿存在。该患者的临床表现及影像学检查结果均不符合脊柱结核诊断。

2. 检验案例分析

该患者2021年5月19日门诊常规检验报告结果如下（表43-1）。

表43-1 患者初诊时常规检验报告结果（2021年5月19日）

检验项目	结果	参考范围
总蛋白（g/L）	85.1 ↑	65.0～85.0
白蛋白（g/L）	39.4 ↓	40.0～55.0
球蛋白（g/L）	45.70 ↑	20.0～40.0
肌酐（μmol/L）	117.2 ↑	57.0～97.0
β-胶原降解产物（pg/mL）	858.20 ↑	＜704.0
总 I 型胶原氨基端延长肽（ng/mL）	91.01 ↑	20.0～76.0
血红蛋白（g/L）	128 ↓	130～175

　　该患者生化报告单中异常升高的球蛋白引起了报告审核人员的注意，该患者无既往检验结果，本次检验项目中未开具免疫球蛋白的检测申请，无法印证球蛋白的升高是否可信。首先按照标本复查流程进行复查，排除检测误差。①标本状态：正常，未见溶血、脂血、黄疸、纤维丝、凝块等异常，血细胞与血清比例正常。②仪器状态：良好，检测过程中未见报警信息。③质控状态：总蛋白、白蛋白的室内质控均在控，检测值在1sd以内，移动均值未发现明显偏离。④复查：将该标本置于另一台仪器和质控状态均正常的生化分析仪复测，总蛋白和白蛋白的复测结果分别为85.3g/L和39.3g/L，两次检测结果的偏倚均符合仪器间比对要求（总蛋白≤2.5%，白蛋白≤3.0%），计算得到球蛋白结果为46g/L。

　　根据检验结果分析，患者表现为球蛋白增多、肾功能受损、轻度贫血。那么，是何种球蛋白增多？肾功能受损和贫血是否与球蛋白增多有关？

　　（1）球蛋白增多的原因：球蛋白是指血清或血浆总蛋白减去白蛋白以外的蛋白质。球蛋白是多种蛋白质的混合物，包括补体、糖蛋白、脂蛋白、免疫球蛋白等。球蛋白的升高常见于：①肝脏慢性炎症和纤维化；②M蛋白血症，如多发性骨髓瘤、巨球蛋白血症；③自身免疫性疾病，如风湿病、系统性红斑狼疮等；④肝外的慢性炎症和感染，如结核、麻风等[1]。结合患者其他检验结果，暂不考虑肝脏慢性炎症和纤维化（乙肝五项中仅乙肝表面抗体阳性，肝功能相关的酶类未升高）、肝外慢性炎症和感染（血常规结果正常、CRP结果正常）。为了进一步探寻本患者球蛋白增多的原因，加做了血清蛋白电泳，结果提示β_1区带出现高而尖的蛋白峰，警惕M蛋白（图43-1）。经软件测算，M蛋白占比25.5%，结合血清总蛋白浓度，预估M蛋白浓度为21.70g/L。

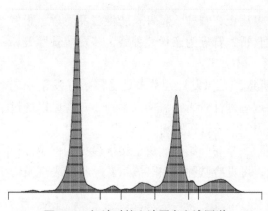

图43-1　初诊时的血清蛋白电泳图谱

　　结合患者病历，该患者以骨痛为主要表现，影像学提示椎骨、肋骨存在溶骨性改变，血常规显示血红蛋白128g/L↓，生化常规显示血肌酐117.2μmol/L↑，血清蛋白电泳显示β_1区带可疑M蛋白，均提示为多发性骨髓瘤可能性大。进一步完善血清IgA、IgG、IgM和β_2-微球蛋白的测定，结果如表43-2所示。

表43-2　患者特定蛋白检验结果（2021年5月19日）

检验项目	结果	参考范围
IgA（g/L）	25.03 ↑	1.0～4.2
IgG（g/L）	8.21 ↓	8.6～17.4
IgM（g/L）	0.92	0.3～2.2
β_2-微球蛋白（mg/L）	4.03 ↑	1.0～2.3

　　根据免疫球蛋白的定量结果与血清蛋白电泳的图谱表现，提示多发性骨髓瘤 IgA 型可能性大，建议进一步完善M蛋白相关检测如血清（尿）免疫固定电泳、血清游离轻链检测

等，并可进行骨髓细胞学检查、骨活检等明确诊断。

（2）肾功能受损是否与免疫球蛋白增多有关？

患者表现为肌酐、尿素氮均轻度升高，尿常规中尿蛋白结果为阴性，因此患者可能存在肾功能轻度受损，其可能的原因：①患者既往糖尿病病史10余年，存在长期高血糖导致的糖尿病肾病可能；②患者既往高血压病史6年，存在长期高血压导致的高血压肾损害可能；③单克隆免疫球蛋白大量增殖，产生的大量游离轻链及其降解产物可堵塞肾小管引起管型肾病，从而损伤肾功能；④患者因肾癌切除右侧肾脏，有功能的肾单位减少而表现为肾功能减退。

（3）检验科的建议性报告：从检验的角度分析后，电话告知主诊医师：患者的免疫球蛋白定量示IgA显著升高，血清蛋白电泳结果示β$_1$区带出现高而尖的蛋白峰，警惕M蛋白，建议进一步完善M蛋白相关检测如血清（尿）免疫固定电泳或血清游离轻链检测。

（4）后续情况：患者同期进行的病变骨组织活检显示：镜下可见大量浆细胞样细胞，结合免疫组化结果考虑浆细胞骨髓瘤可能性大。随后进行了骨髓细胞学检查及血清游离轻链检测，骨髓细胞学检查示可见少数骨髓瘤细胞，约占3.0%（图43-2），血清游离轻链检测示血清κ游离轻链93.2mg/L↑（3.3～19.4mg/L）、λ游离轻链30.6mg/L↑（5.71～26.3mg/L），κ/λ比值为3.046↑（0.26～1.65）。

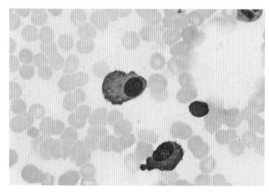

图43-2　初诊时的骨髓细胞学检查图谱（油镜，瑞氏-吉姆萨染色，×1000）

临床医师考虑多发性骨髓瘤诊断明确，采用VAD方案（硼替佐米、脂质体阿霉素、地塞米松）化疗4个周期、VRD方案（硼替佐米、来那度胺、地塞米松）化疗4个周期后复查，血清蛋白电泳未见典型M蛋白峰（图43-3），IgA 2.44g/L、IgG 7.20g/L、IgM 0.65g/L，κ游离轻链21.8mg/L↑、λ游离轻链22.6mg/L，κ/λ比值为0.965。结合影像学及骨髓流式细胞学结果，疗效评价为CR。

【知识拓展】

多发性骨髓瘤（MM）是一种以骨髓中单克隆浆细胞大量增生为特点的恶性肿瘤，该病多发生于中老年人，往往以骨骼疼痛为首发症状，影像学检查可见溶骨性骨质破坏，实验室检查可见贫血、高钙血症、肾功能不全。典型多发性骨髓瘤的诊断取决于骨髓单克隆浆细胞的比例和（或）组织活检证明有浆细胞瘤、血清和（或）尿出现单克隆M蛋白及骨髓瘤的相关表现，如校正血清钙升高、肾功能损害、贫血和溶骨性破坏等[2]。

M蛋白相关的实验室检测方法有血清蛋白电泳、血清或尿免疫固定电泳、血清游离轻链检测等。其中，血清蛋白电泳常用于M蛋白的初筛，免疫固定电泳是鉴别M蛋白类型的决定性方法。依照M蛋白类型，MM可分为IgG型、IgA型、IgD型、IgM型、IgE型、

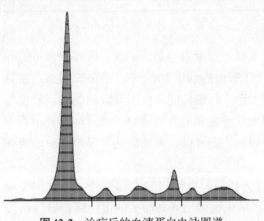

图43-3　治疗后的血清蛋白电泳图谱

轻链型、双克隆型及不分泌型。

多发性骨髓瘤患者的其他实验室检测结果异常往往与器官损伤情况有关[3]。

（1）贫血：肿瘤细胞浸润骨髓、肿瘤细胞因子抑制造血、肾功能损害导致促红细胞生成素分泌减少等因素，均可导致贫血，多为正细胞正色素性贫血。

（2）肾功能损害：肌酐和尿素可升高。

（3）高钙血症：因骨质破坏后钙、磷释放入血，导致高钙血症，晚期肾功能不全时血磷也可升高。

（4）感染：因正常免疫球蛋白减少，易伴发感染，CRP、红细胞沉降率可升高。

（5）β_2-微球蛋白：血中浓度升高常提示肿瘤细胞增殖快，疾病进展。

（6）乳酸脱氢酶：反映肿瘤负荷。

【案例总结】

从检验角度来看，多种情况可能导致球蛋白增多，如慢性肝病、肝硬化、系统性红斑狼疮、慢性感染等导致多克隆免疫球蛋白增多，肾病综合征等导致白蛋白浓度下降、引起α_2-球蛋白及β-球蛋白显著升高，浆细胞病导致单克隆免疫球蛋白增多等。本案例患者现有的肝肾功能、乙肝五项、血常规、尿常规等检测结果不支持慢性肝病、肝硬化、慢性感染、肾病综合征等诊断，为明确球蛋白增多的原因，追加了血清蛋白电泳检测及血清IgA、IgG和IgM定量检测，结果提示血清IgA异常升高，且电泳β_1区带出现疑似M蛋白峰。通过与临床医师沟通，进一步完善血清游离轻链检测，结合骨组织活检、骨髓穿刺涂片，确诊为多发性骨髓瘤IgA κ轻链型。在本案例中，检验医师通过对血常规、尿常规、生化、激素等多种检验项目的综合分析，发出建议性报告，为疾病的诊断及鉴别诊断提供了线索。

从临床角度来看，多发性骨髓瘤多呈慢性起病，早期可无症状，随着疾病进展，骨髓瘤细胞负荷或（和）M蛋白水平逐渐增加，出现多种症状和体征。本案例患者半年前开始出现骨痛等症状，由于查体发现右肾下极占位，行右肾切除术，术后病理确诊为透明细胞性肾细胞癌，因此临床上主要考虑转移性骨肿瘤。转移性骨肿瘤与多发性骨髓瘤的发病人群、临床表现、影像学表现均有相似之处，但转移性骨肿瘤不会有单克隆免疫球蛋白，因此需要进一步完善M蛋白相关的定性及定量检查，以明确诊断。本案例中，通过血清蛋白电泳、游离轻链检测，结合骨组织活检，确诊为多发性骨髓瘤，患者经多疗程的化疗后获得完全缓解。在患者进行后续治疗前，对相应检验结果进行仔细而全面的分析，并结合其他检查结果，最终证实患者的全身多发溶骨性骨质破坏并非为肾癌所致，进一步修正、完善了诊断，为患者后续接受及时而准确的治疗提供了保障。

【专家点评】

多发性骨髓瘤是一种发病率较高的血液系统恶性肿瘤，典型的临床表现为"CRAB"，即血钙增高、肾损害、贫血、骨病。多发性骨髓瘤合并肾透明细胞癌较为少见。本案例从临床和检验两个角度出发，联合血常规、尿常规、生化检测、骨髓细胞学检测等多项检验结果，结合患者临床表现综合分析，检验医师主动给临床医师出具建议性报告，为临床进一步明确诊断提供线索，显示了严谨的工作态度和扎实的理论知识。在检验工作中，不应脱离病历资料而孤立地对检验报告进行分析，检验人员应主动学习临床医学的专业知识，积极沟通，必要时出具建议性报告，协助临床做出全面的判断。

参 考 文 献

[1] 府伟灵，徐克前. 临床生物化学检验[M]. 5版. 北京：人民卫生出版社，2013.

[2] 中国医师协会血液科医师分会，中华医学会血液学分会，中国医师协会多发性骨髓瘤专业委员会. 中国多发性骨髓瘤诊治指南（2020年修订）[J]. 中华内科杂志，2020，59（5）：341-346.

[3] 王吉耀. 内科学[M]. 2版. 北京：人民卫生出版社，2012.

44　原发性骨髓纤维化的诊治历程

作者：黄钰雯[1]，杜忠华[2]，杨宗兴[1]，陈显秋[1]（吉林大学第一医院：1.检验科；2.血液科）
点评专家：曲林琳（吉林大学第一医院检验科）

【概述】

本案例患者因"诊断原发性肝癌、原发性胆汁性肝硬化-失代偿期、多发性骨转移"，1年来辗转各地治疗未见好转，遂来笔者所在医院肿瘤科就诊，入院血常规示白细胞轻度减低，外周血涂片见原始粒细胞占2%，中晚幼粒细胞占30%，并见有核红细胞，成熟红细胞大小不等，泪滴红细胞易见，怀疑为骨髓增殖性肿瘤，进一步行骨髓细胞学、骨髓病理及基因检测，最终明确诊断为原发性骨髓纤维化。通过外周血细胞形态学分级报告发现蛛丝马迹，对较为隐匿的原发性骨髓纤维化给予提示，帮助临床医师明确诊断方向，为患者提供及时、准确的诊治。

【案例经过】

患者女性，55岁，因"原发性肝癌、多发性骨转移"于2019年6月25日就诊于笔者所在医院肿瘤科。住院期间，实验室检查：白细胞 3.49×10^9/L，血红蛋白114g/L，血小板 172×10^9/L。血细胞形态：原始粒细胞占2%，中晚幼粒细胞占30%，杆状核粒细胞比例增高占16%，部分粒细胞可见中毒颗粒，异型淋巴细胞占5%。成熟红细胞大小不等，易见泪滴红细胞（6%/3+），计数100个有核细胞可见2个晚幼红细胞。血小板散在、成簇可见。血清生化：胆固醇7.99mmol/L，低密度脂蛋白胆固醇4.55mmol/L，葡萄糖3.87mmol/L，微量元素锌6.5μmol/L、铜30.8μmol/L。肝功能：AST 151.8U/L↑，γ-GGT 150U/L↑，ALP 279.1U/L↑，TBIL 70.3μmol/L↑，DBIL 33.5μmol/L↑，IBIL 36.8μmol/L↑；抗线粒体抗体M2 41.0U/mL。外科综合、便常规、尿常规、凝血常规及免疫五项等未见异常。窦性心律，正常心电图。初次诊断为原发性肝癌、原发性胆汁性肝硬化失代偿期、胆囊炎、胆囊结石、支气管炎、肺炎、骨转移癌、肺部多发结节等。后经多学科会诊，依据患者住院期间外周血出现白细胞减低，外周血涂片检查发现幼稚粒红细胞，怀疑有髓外造血，进一步根据骨髓细胞学、骨髓病理、肝脏穿刺活检病理、染色体核型等检查结果更正临床诊断为原发性骨髓纤维化、肝占位性病变（髓外造血）、多发骨质改变、双肺多发结节（髓外造血）、双侧腹股沟淋巴结肿大（髓外造血）、脾脏肿大（髓外造血）、原发性胆汁性胆管炎。

【案例分析】

1. 临床案例分析

该患者1年前出现持续腹胀、巩膜黄染伴双下肢水肿，当地诊断为"原发性肝癌、多发性骨转移"，1年来从基层医院辗转各地医院治疗未见好转。患者入院后，经影像科、超声科、肝胆外科、介入科、放疗科多学科会诊认为不适合外科手术，建议在肿瘤科治疗。入院时存在以下临床情况。

（1）腹胀、乏力及肝功能改变。患者1年来持续腹胀、乏力。肝功能：AST 151.8U/L↑，γ-GGT 150U/L↑，ALP 279.1U/L↑，TBIL 70.3μmol/L↑，DBIL 33.5μmol/L↑，IBIL 36.8μmol/L↑；抗线粒体抗体M2 41.0U/mL↑。可明确诊断为原发性胆汁性胆管炎（PBC）。PBC累及肝内小胆管引发淤积性胆管炎出现腹胀、乏力和黄疸，此外，作为一种自身免疫性疾病，还可引起血细胞减少。

（2）肝脏、肺部、腹股沟、脾脏多发占位及外周血形态学改变。①入院提示：对患者多发占位起初考虑为转移灶，而外周血涂片发现泪滴红细胞占6%（3+），分类100个有核细胞见有核红细胞2个，原始粒细胞占2%（2+），中晚幼粒细胞占30%（3+）。②检验提示：髓外造血可能，不除外骨髓增殖性肿瘤或其他血液系统疾病，进一步行骨髓细胞学、骨髓病理、细胞遗传学或分子生物学（JAK2-V617F、CALR、MPL等）等检测后，诊断为原发性骨髓纤维化（PMF）。③病理提示及纠正诊断：进一步行肝脏穿刺活检提示造血细胞增生，将多发占位纠正诊断为髓外造血。PMF是一种造血干细胞克隆性增殖导致的骨髓增殖性肿瘤（MPN），以骨髓衰竭和髓外造血为特点。该病症状隐匿常不典型，有时表现为乏力、腹胀，血常规三系减少，不同程度的血细胞减少和（或）细胞增多，外周血出现幼红、幼粒细胞，骨髓纤维化和髓外造血等。由于各系造血细胞严重受损及重度肿大脾脏的扣留，约10%的患者表现为全血细胞减少[1]。PMF按疾病进展分为纤维化前期和纤维化明显期。PMF可由其他类型MPN转化而来，晚期骨髓衰竭，少数转化为急性白血病，因此后续应对患者持续密切监测。

患者明确诊断PMF后，给予口服芦可替尼规律治疗，并监测血常规及血细胞形态，患者自此摆脱了"癌症晚期"的阴云。

2. 检验案例分析

该患者以腹胀、乏力为主症，因"诊断原发性肝癌、原发性胆汁性肝硬化-失代偿期、多发性骨转移"而就诊。实验室指标的主要变化：①白细胞减低，外周血涂片（图44-1）发现原始粒细胞占2%，中晚幼粒细胞占30%，杆状核粒细胞比例增高占16%，成熟红细胞大小不等，泪滴红细胞易见（6%/3+），分类100个有核细胞见有核红细胞2个；②AST 151.8U/L↑，γ-GGT 150U/L↑，ALP 279.1U/L↑，TBIL 70.3μmol/L↑，DBIL 33.5μmol/L↑，IBIL 36.8μmol/L↑；③抗线粒体抗体M2：41.0U/mL↑。

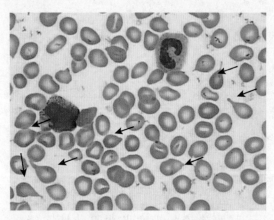

图44-1 外周血细胞形态（瑞氏-吉姆萨染色，×40）

血细胞数量及形态变化的分析：根据《血细胞分析报告规范化指南》[2]，外周血细胞形态报告建议分为3个层次。①层次1：对观察到的异常形态进行简明规范的综合描述，避免使用模糊术语；②层次2：视情况提出可能的诊断或排除诊断的建议；③层次3：在层次1和层次2的基础上，视情况提出下一步需进行的检查或采取的措施。在层次1中，对于异常血细胞的形态报告采用分级报告模式，分级报告可采用双层报告，即程度和（或）百分比，程度包含"1+（轻度）"、"2+（中度）"和"3+（重度）"3个等级。通常在异常血细胞形态达"2+"和"3+"时给予报告。对于百分比的报告方法，按照《ICSH外周血细胞形态特征的命名和分级标准化建议》[3]，对大多数红细胞异常形态，应至少评估1000个红细胞中形态异常红细胞的百分比，并注意排除推片等因素的影响。

由上，该患者外周血细胞异常形态分级报告如下。

层次1：泪滴红细胞占6%（3+），分类100个有核细胞见有核红细胞2个，原始粒细胞占2%（2+），中晚幼粒细胞占30%（3+）。

层次2：考虑骨髓增殖性肿瘤、髓外造血血液系统疾病。

层次3：建议进一步结合骨髓细胞学、骨髓病理、细胞遗传学或分子生物学，并完善JAK2 V617F、CALR等基因突变检测。

检验科向临床提示上述情况，进一步行骨髓涂片、病理检查、染色体及基因突变检测。骨髓细胞学显示骨髓（取材干抽）增生尚活跃，红系比例减低，巨核细胞少，淋巴细胞比例减低；外周血易见幼稚粒细胞、幼稚红细胞及泪滴红细胞；血小板成堆易见（图44-2，图44-3）。骨髓病理（图44-4，图44-5）HE及PAS染色示送检组织骨质增多，大量新骨形成，相互连接成网状结构，骨髓空间全面消失。网状纤维染色（MF-3级）。诊断意见：骨髓纤维化，需结合临床及基因学等检查。染色体检查（图44-6）：46，XX，del（13）（q1222）[4]/46，XX[7]。基因检测：CALR Type1阳性，BCR/ABL融合基因、JAK2-V617F、MPL-W515L/K阴性。诊断为原发性骨髓纤维化。患者肝穿刺病理（图44-7）报告造血细胞增生，考虑髓外造血。纠正诊断为原发性骨髓纤维化，肝脾肿大，肝脏、肺部、腹股沟、脾脏多发占位系髓外造血所致。

本病例中利用外周血细胞异常形态分级报告，将外周血涂片形态学检查发现的泪滴红细胞和原始幼稚粒细胞报告给临床，并将可能的诊断、进一步需要检查的项目发给临床，为临床医师提供了诊疗线索，为疑难病例的诊断提供了方向。

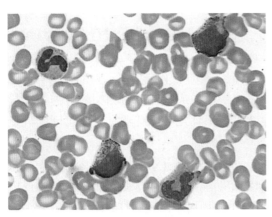

图44-2 骨髓涂片（吉姆萨染色，×40）

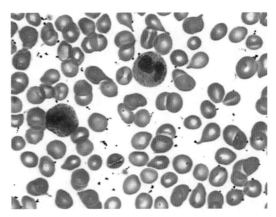

图44-3 末梢血涂片（吉姆萨染色，×40）

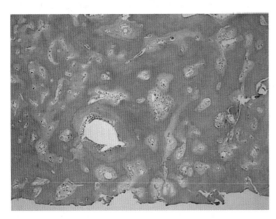

图44-4 骨髓活检（HE染色，×10）

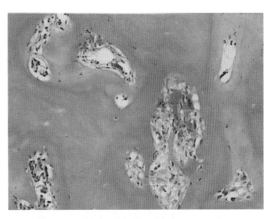

图44-5 骨髓活检（HE染色，×40）

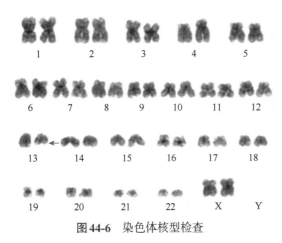

图44-6 染色体核型检查

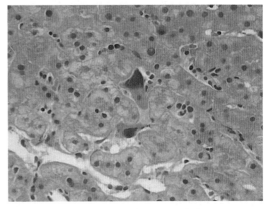

图44-7 肝脏穿刺活检病理（HE染色，×40）

【知识拓展】

原发性骨髓纤维化（PMF）是由异常造血干细胞克隆性增殖，导致进行性骨髓纤维化的一种骨髓增殖性肿瘤（MPN）。最为常见的临床表现为严重乏力，发生率为50%～70%；通常脾肿大较为显著，患者可能诉左上腹不适、早饱，有时会有左肩痛；大部分患者可触及肝大，门静脉高压可能由脾肿大引起的内脏血流量增加或髓外造血相关的肝内堵塞导致；同时会发生骨及关节受累，可能发生动静脉血栓，且几乎所有器官可能出现髓外造血灶[4]。

本病早期为增殖期，或称为骨髓纤维化前期，骨髓显著增生，伴或不伴少量网硬蛋白纤维；后期则为骨髓纤维化明显期，骨髓中造血细胞明显减少，伴大量网硬蛋白纤维或以胶原纤维增生为主，常有骨髓硬化，本期突出特点是外周血中出现幼红、幼粒细胞及泪滴红细胞。

实验室检查血象显示，患者常有轻或中度贫血，为正细胞正色素性。白细胞轻到中度增高，大多在（10～30）×10⁹/L，以成熟中性粒细胞为主，可有核左移，偶见原始细胞，部分也可出现白细胞减少。血小板可显著增高，由于血细胞增生难与其他MPN鉴别；在骨髓衰竭期也可以减少。骨髓象示疾病早期骨髓造血细胞仍可增生，特别是粒系和巨核细胞。但后期显示增生低下，因骨髓纤维化骨髓穿刺常采用干抽，示有核细胞增生大多减低，与外周血涂片接近。骨髓活检在纤维化前期，骨髓主要以粒系和巨核细胞增生为主，并且不典型巨核细胞经常密集成簇分布。在纤维化明显期，网硬蛋白纤维和胶原蛋白纤维增生，造血细胞减少，骨髓造血逐步呈衰竭状态，最后出现骨髓硬化；基因突变检查80%～90%的患者有 *JAK2* V617F、*CARL* 及 *MPL* 基因突变；血小板功能缺陷致出血时间延长，血小板黏附性及聚集性降低。

2016年WHO提出对PMF明显期的诊断需要同时符合以下三个主要标准和至少一个次要标准[4]。

（1）主要标准：a. 有巨核细胞增生和异形巨核细胞，常伴有网状纤维和胶原纤维增多（MF-2或MF-3）；b. 不能满足真性红细胞增多症、慢性粒细胞白血病（*BCR-ABL* 融合基因阴性）、骨髓增生异常综合征（无粒系和红系病态造血）或其他髓系肿物的WHO诊断标准；c. 有 *JAK2*、*CALR* 或 *MPL* 突变或无这些突变但有其他克隆性标志物，或无反应性骨髓纤维化的证据。

（2）次要标准：a. 非合并疾病导致的贫血；b. WBC ≥ 11×10⁹/L；c. 可触及的脾大；d. 血清乳酸脱氢酶（LDH）增多；e. 幼粒幼红血象。

PMF的实验室检测方法，除WHO提到的项目外，通过半固体集落培养法发现患者血液中多潜能、粒系、单核系、红系和巨核系祖细胞浓度增高[1]。血液中造血祖细胞浓度与骨髓网状纤维密度相关，血CD34⁺细胞数升高是原发性骨髓纤维化非常特征性的表现，且CD34⁺细胞数升高的程度与疾病的严重程度及疾病的进展相关。血 CD34⁺细胞数＞15×10⁶/L则基本可诊断为原发性骨髓纤维化，CD34⁺细胞数＞300×10⁶/L的患者比CD34⁺细胞数较少的患者疾病进展更快。原发性骨髓纤维化患者血中的内皮祖细胞（CD133和VEGFR2⁺细胞）较正常人明显升高。由于CD3/CD4/CD8和CD3/CD56 T细胞数量的减少，导致淋巴细胞轻度减少。

【案例总结】

PMF是一种由造血干细胞克隆性增殖导致的MPN，以骨髓衰竭和髓外造血为特点。该病症状隐匿且常不典型，表现为不同程度的血细胞减少和（或）细胞增多，外周血出现幼红、幼粒细胞，骨髓纤维化和髓外造血等。本例患者因"肝癌及多发转移"辗转于多个医院就诊，所幸在血涂片中发现异常血细胞，根据检验提供的线索，经骨髓涂片、骨髓活检、基因检测等诊断出原发性骨髓纤维化，经肝脏穿刺活检证实为髓外造血，排除肝癌及多发转移（图44-8）。检验对异常外周血形态的分层报告为临床提供清晰的诊断思路，体现出血细胞形态学镜检分层报告的必要性，以及检验与临床沟通的重要性。

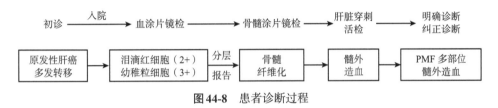

图44-8 患者诊断过程

【专家点评】

PMF以骨髓衰竭和髓外造血为特点，从其诊断标准中可以看出，PMF的诊断以实验室检查为主，并需排除真性红细胞增多症、慢性髓系白血病及骨髓增生异常综合征或其他髓系肿瘤。由于PMF患者外周血出现不同程度增高的泪滴红细胞、有核红细胞、原始幼稚粒细胞，检验科在日常工作中认真严谨地进行镜检十分重要；另一方面，对这些异常形态进行分析，利用分层报告的方式，将异常形态细胞、可疑的疾病及进一步检查建议提供给临床医师，给临床诊疗提示清晰的思路和方向，从而明确诊断、纠正临床诊断，为患者洗脱"癌症晚期"的困扰，减轻身心负担，彰显出检验工作者扎实的基础理论、丰富的检验医学经验和高度负责的工作态度。检验工作与疾病诊断密切相关，检验人员应不断跟进检验相关共识、指南，了解相关临床医学知识，注重在工作中不断总结和积累，积极与临床沟通，协助医师共同为患者做好诊疗服务。

参 考 文 献

[1] Beutler KL，Prchal KS，威廉姆斯血液病学[M].陈竺，译.北京：人民卫生出版社，2010.

[2] 崔巍，续薇.血细胞分析报告规范化指南[J].中华检验医学杂志，2020，43（6）：619-627.

[3] Palmer，Briggs，McFadden，et al. ICSH recommendations for the standardization of nomenclature and grading of peripheral blood cell morphological features[U]. Int J Lab Hematol，2015，37（3）：287-303.

[4] 段瑞.WHO造血与淋巴组织肿瘤分类（2016）[J].诊断病理学杂志，2017，24（12）：956-958.

第三部分

体液及其他

45 尿液有形成分提示急性肾损伤

作者：张慧[1]，王婉宁[2]（吉林大学第一医院：1.检验科；2.肾病科）

点评专家：续薇（吉林大学第一医院检验科）

【概述】

2005年以来，肾脏病专业及危重症医学专业提出急性肾损伤（acute kidney injury, AKI）的概念，代表肾滤过功能从急性轻度减退至完全丧失的全部范围及过程。作为肾病科急症，早期诊断可保证及时治疗，减少AKI的不良预后。

【案例经过】

患者女性，52岁，2020年10月17日因"颜面部水肿10天，双下肢水肿7天"就诊于当地医院，静脉输注头孢类抗生素，症状未见好转，为求进一步诊治入笔者所在医院肾病内科住院治疗。结合入院检测结果，临床诊断为肾病综合征。患者尿沉渣镜检结果提示肾小管上皮细胞与颗粒管型逐渐增高。检验科提醒临床关注患者肾功能及尿量变化情况，警惕发生AKI。在检验科的提醒下，临床医师及时制订了应急预案，以减轻严重并发症对患者的危害。

【案例分析】

1.临床案例分析

患者以"颜面部水肿10天，双下肢水肿7天"就诊，尿常规结果为镜下血尿，提示肾源性水肿可能性大，同时需排除其他原因所致的水肿。综合各项实验室检查结果，初步诊断为肾病综合征、低白蛋白血症、高脂血症。在病理结果明确之前，暂给予患者低盐低脂、适量优质蛋白饮食、补充白蛋白、降低尿蛋白、对症支持治疗。

AKI是肾病综合征诸多并发症之一。2012年3月，提高肾脏病整体预后工作组（KDIGO）将AKI定义为血清肌酐48h内上升≥0.3mg/dL（26.5μmol/L），或血清肌酐7天内升至≥1.5倍基线值，或连续6h尿量＜0.5mL/（kg·h）。

本案例中检验科根据尿常规中肾小管上皮细胞及颗粒管型的增高趋势，综合各项检验结果，曾两次电话沟通提醒该患者存在肾实质性损伤及可能发生AKI。之后患者血清肌酐升高、肾小球滤过率下降及尿量减少证实了这一点。说明尿沉渣镜检发现肾小管上皮细胞和颗粒管型能更早地提示AKI的发生。根据检验科的提示，临床制定了针对性的肾功能监测、治疗药物种类和剂量调整、合理的营养支持及必要时血液透析等AKI应急预案。得益于检验科及时有效的沟通，患者发生AKI的危害被降到最低。

该患者肾脏穿刺病理（图45-1）及电子显微镜检查（图45-2）结果为微小病变型肾病。通过检验医师与临床医师积极沟通，根据病理结果明确治疗方案，患者病情好转后出院。

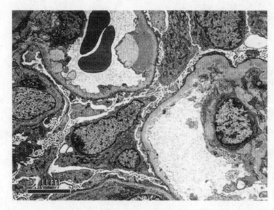

图45-1　肾组织PASM染色（×200）

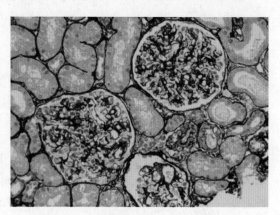

图45-2　电子显微镜检查（×6000）

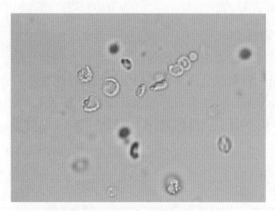

图45-3　非均一红细胞（×400）

2.检验案例分析

2020年10月17日尿常规仪器检测结果：潜血3+（↑），蛋白4+（↑），比重1.050（↑），pH 6.0，尿红细胞计数236.6/μL（↑），尿白细胞计数22.10/μL，小圆形上皮细胞计数8.7/μL（↑），管型计数32.3/μL（↑）。尿沉渣人工镜检见尿中红细胞明显增多，非均一性红细胞＞80%（图45-3），肾小管上皮细胞3/HPF（图45-4），透明管型6/LPF，颗粒管型10/LPF（图45-5），脂肪管型2/LFP。

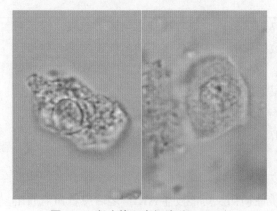

图45-4　肾小管上皮细胞（×1000）

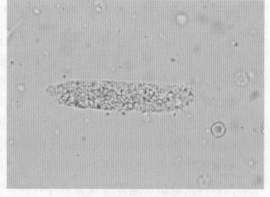

图45-5　颗粒管型（×400）

2020年10月17日血清生化：总蛋白34.6g/L（↓），白蛋白15.84g/L（↓），球蛋白18.8g/L（↓）；胆固醇10.22mmol/L（↑），甘油三酯2.36mmol/L（↑），低密度脂蛋白胆固

醇7.17mmol/L（↑），尿素8.7mmol/L（↑），肌酐65.4μmol/L，肾小球滤过率93.47mL/min；钾4.36mmol/L，钠135mmol/L（↓），氯104.3mmol/L，钙1.76mmol/L（↓）。

该患者尿中红细胞大小不等，可见圆环形、靶形，偶见棘形红细胞，异常形态红细胞比例＞80%。根据《尿液检验有形成分名称与结果报告专家共识》中"采用异常形态红细胞数量或≥85%，或≥80%，或≥75%，或≥70%等为标准时，均应由所在医院临床医师与检验科结合所用方法共同验证确定"[1]。检验科前期与肾病科、小儿肾病科等科室沟通商定，将非均一性红细胞＞75%作为笔者所在医院诊断肾性血尿的标准。该患者尿液红细胞以非均一性为主，符合肾性血尿，提示存在肾小球病变。结合尿蛋白4+，肾小管上皮细胞和颗粒管型增多，血清总蛋白与白蛋白明显降低，考虑患者存在肾脏实质性损伤。与临床医师沟通得知：此时该患者血清肌酐及肾小球滤过率均在正常范围内，且尿量正常。检验科建议隔期复查尿常规，继续关注患者肾功能，完善血清蛋白电泳及24h尿液检查。

检验科持续追踪该患者检验结果。2020年10月19日24h尿及电泳：尿IgG 339.3mg/24h（↑），尿α_1微球蛋白39.59mg/24h（↑），尿β_2微球蛋白0.41mg/24h（↑），尿λ轻链62.4mg/24h（↑），κ轻链101.21mg/24h（↑），尿蛋白定量13.1g/24h（↑）。血清蛋白电泳（图45-6）：白蛋白41.53%（↓），α_1球蛋白6.31%（↑），α_2球蛋白24.09%（↑）。尿免疫固定电泳结果均为阴性。

24h尿及电泳结果显示大分子量免疫球蛋白IgG显著增高，提示存在肾小球源性非选择性蛋白尿。同时伴有小分子量尿α_1微球蛋白和尿β_2微球蛋白轻度升高，提示同时存在肾小管性蛋白尿。说明该患者尿液为混合性蛋白尿。尿λ轻链、κ轻链是肾小管病变的标志物，尿液中大量出现提示近端小管重吸收能力下降。24h尿蛋白定量结果＞3.5g/24h，达到肾病综合征诊断标准。血清蛋白电泳可见白蛋白显著减低，伴随α_2球蛋白显著增高，基本符合肾病综合征的实验室检查特点。

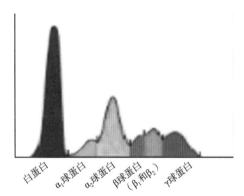

图45-6　血清蛋白电泳

结合血清白蛋白减低、胆固醇和甘油三酯增高，推断患者有肾病综合征。

2020年10月22日患者复查尿常规：潜血3+（↑），蛋白4+（↑），比重1.017，pH 5.5，尿红细胞计数177.30/μL（↑），尿白细胞计数31.50/μL（↑），小圆形上皮细胞计数30.5/μL（↑），管型计数10.92/μL（↑）。尿沉渣镜检见尿中红细胞增多，非均一性红细胞＞80%，肾小管上皮细胞8/HPF，透明管型6/LPF，颗粒管型15/LPF，脂肪管型3/LPF。镜检结果提示肾小管上皮细胞及颗粒管型均较5日前（2020年10月17日）增多。综合近期患者各项实验室检查结果，提供了尿液有形成分分级报告并电话告知临床。

一级报告：尿蛋白4+，为混合性蛋白尿。尿沉渣镜检见红细胞明显增多，非均一性红细胞＞80%。肾小管上皮细胞8/HPF，颗粒管型15/LPF，二者有增高趋势。

二级报告：提示肾脏实质性损伤。

三级报告：建议警惕AKI发生，应密切关注患者尿量、血清肌酐及肾小球滤过率。

后期查阅病历，患者于10月22日出现血清肌酐升高（94.0μmol/L），肾小球滤过率下降（60.28mL/min），尿量减少（300mL），补充诊断为AKI。检验医师与临床医师积极沟通，追踪患者结果，根据镜检结果的变化趋势，采用尿液有形成分分级报告的方式，提示临床医师关注急症的发生，为应对不良预后争取了宝贵的时间。

【知识拓展】

肾病综合征按照病因可分为原发性和继发性两大类。原发性肾病综合征可表现为不同的病理类型，其中微小病变型肾病约占10岁以内儿童肾病综合征的70%～90%及成人肾病综合征的10%～30%。该病理类型以光镜下肾小球结构大致正常，电镜下仅以足细胞足突广泛消失为主要特点。

肾病综合征可引起的并发症包括甲状腺功能减退、电解质紊乱、血液高凝状态、继发感染、血栓、栓塞和AKI。现有AKI的诊断依赖于血清肌酐短期内的变化，而血清肌酐对于AKI的早期诊断有明确的局限性。首先，AKI是一个不稳定状态，因此血清肌酐不能快速准确地反映肾小球滤过水平。通常在肾脏损伤48～72h后，血清肌酐才会明显升高。其次，由于正常肾脏的储备功能存在很大的个体差异，因此储备功能好的患者即使在AKI较早期出现了显著的肾组织破坏，血清肌酐水平仍可正常或仅轻度增高。再次，对于肾源性、肺源性、心源性、肝性、甲状腺功能减退等导致的水肿患者，血清肌酐受体液分布影响，在肾小球滤过率减低时相应变化小，容易漏诊AKI[2, 3]。

为了弥补血清肌酐诊断AKI时延迟和漏诊的问题，近年来开发了很多AKI诊断标志物，包括反映肾小管结构损伤的分子，如肾损伤分子-1（KIM-1）、中性粒细胞明胶酶相关脂质运载蛋白（NGAL）等[4]，也包括本病例中提到的尿液有形成分，如肾小管上皮细胞和颗粒管型[5]。目前这些生物标志物在临床的应用价值仍在评估中。

【案例总结】

本病例患者为老年女性，水肿明显，尿蛋白显著增高，尿液有形成分镜检结果能更早地提示发生AKI。检验医师根据尿液生化检查结果、尿沉渣镜检结果，结合其他实验室检查，为临床医师提供尿液有形成分三级报告。从镜检发现、疾病提示及进一步检查建议三个方面为临床提供参考。检验医师积极与临床医师沟通，提醒医师尽早对患者处置，从而减轻严重并发症的危害。本文通过真实案例，从检验医师和临床医师各自不同的角度详细解读了疾病相关的各项检验结果，体现出尿沉渣镜检的必要性，尿液有形成分分级报告的优势性及检验与临床及时沟通的重要性。

【专家点评】

AKI的判定依赖于肾脏滤过功能指标的变化，目前通用的为血清肌酐和尿量。在对RIFLE标准[risk（风险），injury（损伤），failure（衰竭），loss（丧失），end stage renal disease（终末期肾病）]临床验证的研究过程中发现，血清肌酐的急性轻度上升

（≥26.5μmol/L）即可显著增加患者的住院死亡率，说明了早期发现和干预AKI的重要性。检验科在日常工作中能够认真严谨地完成尿沉渣镜检，并对其中的有形成分进行分析，提供了尿液有形成分分级报告，将检验结果的临床意义更具层次地显示出来，为临床医师提供更清晰的线索，对及时诊疗具有一定的指导性。检验科工作与疾病诊断密切相关，检验人员应不断学习临床医学知识，注重在工作中不断总结和积累，丰富自身检验医学知识，积极与沟通，协助临床医师做出正确、全面的诊断。

参 考 文 献

[1] 中华医学会检验医学分会血液学与体液学学组.尿液检验有形成分名称与结果报告专家共识[J].中华检验医学杂志，2021，44（7）：574-586.

[2] 王海燕，赵明辉.肾脏病学[M].4版.北京：人民卫生出版社，2020.

[3] 赵明辉.肾脏病临床概览[M].2版.北京：北京大学医学出版社，2020.

[4] 方钦伟，王琴霞，陈凤迪，等.尿KIM-1对产后出血并发急性肾损伤诊断及预后评估的价值[J].中国妇幼保健，2020，35（18）：3347-3350.

[5] 姚姝，吴茅，孙彬.尿肾小管上皮细胞与尿NAG/Cr在肾小管损伤诊断中的相关性分析[J].浙江临床医学，2020，22（8）：3.

46 体液细胞形态与流式结合协助诊断
浆母细胞淋巴瘤

作者：林晓燕[1]，陆婧媛[2]（厦门大学附属中山医院：1.检验科；2.血液科）

点评专家：鹿全意（厦门大学附属中山医院血液科）

【概述】

非霍奇金淋巴瘤是较霍奇金淋巴瘤更常见的一大类淋巴系统恶性增殖性疾病，其原发病灶可在淋巴结，也可在淋巴结外的淋巴组织。浆母细胞淋巴瘤（PBL）是一种临床罕见的侵袭性B细胞非霍奇金淋巴瘤的临床异质亚型[1]，恶性度高、侵袭性强、病程短、预后差。肿瘤细胞呈类似免疫母细胞的大B淋巴细胞弥漫性增殖并表达浆细胞相关抗原，而缺乏成熟B细胞标志物[2]。因PBL多见于免疫功能缺陷的患者，2016年WHO将其归为人类免疫功能缺陷相关淋巴瘤，认为与HIV和EB病毒感染有关，或与其他免疫缺陷状态相关[3]。

【案例经过】

患者女性，64岁，因"活动后气喘2周"于笔者所在医院呼吸内科就诊，肺部CT提示双侧胸腔积液。胸腔积液呈渗出性改变，白细胞数显著升高且以单个核细胞为主，病理活检考虑淋巴组织增生性疾病，不除外浆细胞肿瘤及B细胞淋巴瘤。全身PET-CT提示右侧卵巢癌伴多发转移可能性大，建议左侧锁骨上淋巴结活检明确。因影像与病理活检结果存在差异，而患者拒绝采取深部组织送病理活检，加之血清卵巢肿瘤标志物也明显升高，临床诊断一度陷入僵局。在送检胸腔积液常规细胞形态学检查和流式细胞免疫表型分析均明显提示存在浆细胞肿瘤可能的情况下，检验与临床主动沟通，明确诊断方向，最终取得患者同意取其深部组织做病理活检并确诊浆母细胞淋巴瘤。

【案例分析】

1.临床案例分析

患者因胸腔积液和PET-CT提示右侧卵巢癌伴多发转移可能性大，先后两次入住笔者所在医院呼吸内科和妇产科。胸腔积液肿瘤标志物检测：CA125 827.60U/mL。乳酸脱氢酶1036U/L，血清钙正常。盆腔磁共振成像（图46-1）：子宫左侧及上方、双侧腰大肌、髂腰肌异常信号灶，考虑恶性肿瘤，肠管来源，淋巴瘤可能。双侧髂血管周围多发肿大淋巴结，盆腔积液。宫颈多发纳氏囊肿可能。前腹部软组织肿胀。

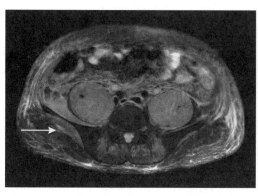 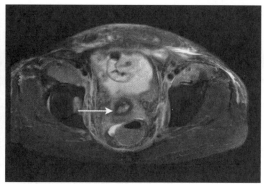

图46-1　盆腔磁共振成像

肺部CT成像：双侧胸腔积液，双肺部分不张，双肺感染，心包少量积液。左锁骨上区、纵隔、右心膈角多发小淋巴结，见图46-2。

胸腔积液细胞学检查发现原始浆细胞样的异常细胞，流式细胞免疫表型分析提示异常浆细胞约占94.1%，CD45阴性或弱表达，CD38（＋），CD56（＋），CD19部分弱表达，单克隆表达胞质κ，提示浆细胞肿瘤可能。

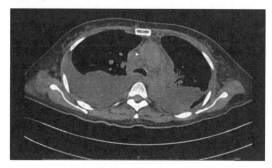

图46-2　肺部CT成像

深部组织病理活检结果提示浆细胞肿瘤，免疫组化提示CD138（＋），CD38（＋），CD56（＋），而CD20、CD79a等成熟B细胞标志物缺失，免疫固定电泳阴性，骨髓未见浆细胞异常，PET-CT提示主要为淋巴结外的侵犯，血清钙正常，最终根据体液细胞学、流式细胞免疫表型分析、病理活检和影像学检查明确诊断为浆母细胞淋巴瘤。

2. 检验案例分析

2021年8月7日首次入院。入院前门诊查PET-CT提示右侧子宫附件区及全身淋巴结肿大并代谢增高，考虑右侧卵巢癌伴多发转移可能性大。

2021年8月8日血清肿瘤标志物检测示"糖类抗原125 616.30U/mL、糖类抗原15-3 150.6U/mL、神经元特异性烯醇化酶33.27ng/mL、人附睾蛋白4 118.9pmol/L、β-绒毛膜促性腺激素215.3mIU/mL"。

2021年8月8日肺部CT提示右侧胸腔积液。给予抗感染、引流胸腔积液后患者气促好转，未待胸腔积液病理结果报告发出，拒绝进一步诊治办理出院。

2021年11月23日患者因气促、腹胀、腹泻再次入院，肺部及腹部CT提示双侧胸腔积液、心包积液及盆腔积液，左侧子宫附件区新发占位，结合首次入院影像学检查结果收入妇产科。

2021年11月24日胸腔积液常规及细胞学检查（图46-3）：呈渗出性改变，白细胞数显著升高且以单个核细胞为主；可见原始浆细胞样异常细胞。

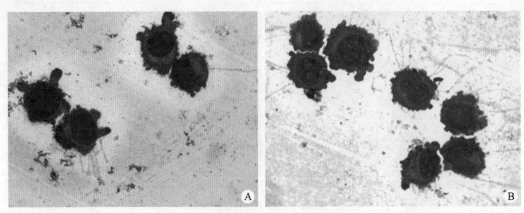

图46-3　胸腔积液细胞学检查

A、B均为原始浆细胞样异常细胞（瑞氏-吉姆萨染色，×1000）

鉴于体液形态学判断淋巴组织肿瘤存在不确定性，故进一步完善胸腔积液流式细胞免疫表型分析（图46-4）：检出异常浆细胞约占94.1%，CD45弱表达或阴性，表达CD38⁺CD56⁺，部分弱表达CD19，单克隆表达胞质κ，不表达胞质λ，提示浆细胞肿瘤可能。

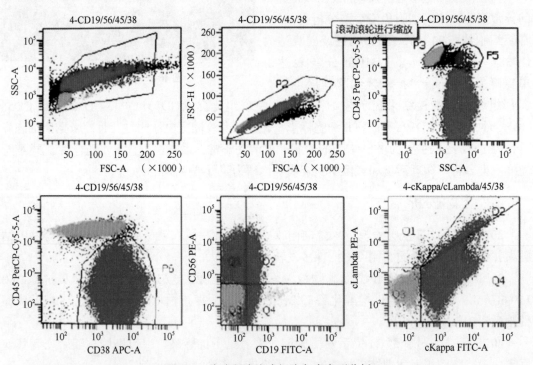

图46-4　胸腔积液流式细胞免疫表型分析

胸腔积液细胞形态学检查和流式细胞免疫表型分析的结果吻合，检验人员立即联系临床医师，告知患者患浆细胞肿瘤可能性大并建议转血液科诊治。患者随后被转入血液科诊疗，完善造血与淋巴组织肿瘤的相关检查。

骨髓活检（图46-5）：未见明确异型细胞。

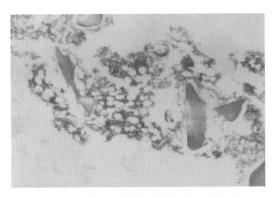

图46-5 骨髓活检病理结果（HE染色）

骨髓细胞形态学检查：首次提示取材欠佳，血稀；第二次（图46-6）提示分类不明细胞占2.5%。

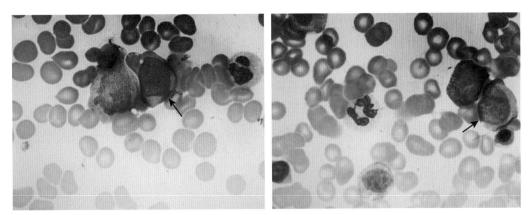

图46-6 骨髓细胞形态学检查
箭头所指细胞为分类不明细胞，考虑淋巴组织肿瘤可能（瑞氏-吉姆萨染色，×1000）

右侧胸腔积液涂片及细胞块病理活检（图46-7）：考虑淋巴造血系统肿瘤，结合病史及免疫组化，浆细胞肿瘤可能性大。

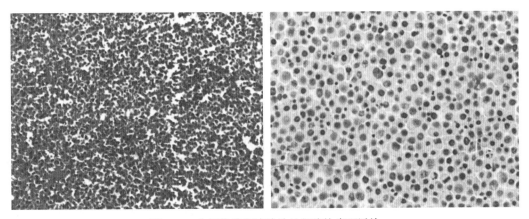

图46-7 右侧胸腔积液涂片及细胞块病理活检

右髂腰肌肿物穿刺组织活检见图46-8。

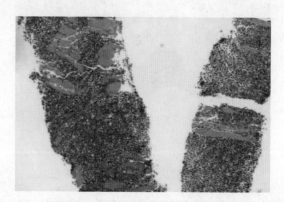

图46-8　右髂腰肌肿物穿刺组织活检

免疫组化结果：CD38（＋），CD138（＋），MUM1（＋），κ（弥漫＋），λ（少量＋），CD3（－），CD5（－），CD20（－），CD79a（－），CD99（－），WT-1（　浆＋），MyoD1（－），Desmin（－），SYN（－），CgA（－），CD56（＋），INI-1（＋），CK-P（－），Ki-67（80%）。结合临床及免疫组化，考虑为浆细胞肿瘤，肿瘤累及横纹肌组织。建议进一步做基因检测除外浆母细胞淋巴瘤或伴有浆细胞分化的淋巴造血系统肿瘤。

免疫固定电泳：未见异常单克隆条带。

体液免疫监测：IgG 22.55g/L，余免疫球蛋白水平正常。血κ轻链5.27g/L、血λ轻链3.62g/L，κ/λ比为1.46。尿κ轻链18.1mg/L，尿λ轻链6.93mg/L，κ/λ比为2.61。

初步诊断：浆母细胞淋巴瘤。

【知识拓展】

浆母细胞淋巴瘤（PBL）是一种临床罕见的B淋巴细胞增殖性肿瘤，其淋巴结外病变常见，最常累及部位为口腔或下颌、胃肠道、鼻旁窦、骨髓、皮肤及肺。PBL肿瘤细胞呈类似免疫母细胞的大B细胞弥漫性增殖并表达浆细胞相关抗原，而缺乏成熟B细胞标志物，多发生于HIV感染人群，近来越来越多的临床研究报道其与免疫功能抑制有关[4]。2016年WHO淋巴造血系统肿瘤分类将PBL作为大B细胞淋巴瘤独立亚型，并认为与HIV和EB病毒感染有关，或与其他免疫缺陷状态相关[1]。该疾病容易与其他淋巴瘤如浆母细胞样骨髓瘤、原发性渗出性淋巴瘤、弥漫大B细胞淋巴瘤、Burkitt淋巴瘤等混淆。PBL恶性程度较高，复发率高，多数预后不良。

PBL镜下特点为弥漫浸润的中等偏大肿瘤样淋巴细胞弥漫性浸润生长，肿瘤细胞圆形或椭圆形，呈免疫母细胞样或浆母细胞样，胞质较为丰富，偶见核周空晕[5]。在形态上PBL与浆母细胞样骨髓瘤很难鉴别，流式细胞免疫表型也很相似，两者鉴别需要综合临床进行判断，若患者出现溶骨性破坏、高钙血症、骨髓受累、肾功能障碍、血清免疫球蛋白升高等症状，则倾向于浆母细胞骨髓瘤，反之则为PBL。而与弥漫大B细胞淋巴瘤和Burkitt淋巴瘤的鉴别可借助流式细胞免疫表型分析，PBL表达CD38和CD138，多数不表达CD20[6]；弥漫大B细胞淋巴瘤和Burkitt淋巴瘤的细胞均表达CD19和CD20，不表达异常浆细胞抗原CD138和CD56。

　　HIV阴性的PBL常被认为是由多种原因引起的免疫缺陷，常见的发病因素有医源性免疫抑制如器官移植、淋巴增生、自身免疫紊乱或年龄相关免疫抑制等。PBL的病理生理学尚不完全清楚，但已知浆母细胞是起源细胞。浆母细胞是一种活化的B细胞，经历了体细胞高突变和类别转换重组，并处于正在成为浆细胞的过程中。目前PBL的发病诱因尚不明确，可能与EB病毒、人类8型疱疹病毒感染等有关，也有研究认为可能与乙肝病毒的感染相关。在分子机制上，目前发现MYC致癌基因的变异与PBL密切相关，最常见的改变是MYC与IG的易位以及MYC的扩增和过表达；还有PRDM1的突变及Blimp1蛋白表达的缺失，这些改变与MYC的过表达有关，此外p53肿瘤抑制分子的表达降低也与本病有关[6]。HIV阴性的PBL比HIV阳性的PBL预后更差，目前没有标准的治疗方案，临床采用联合化疗为主的综合治疗模式；较新的治疗手段还包括靶向治疗、免疫治疗、自体干细胞移植等[7]。

【案例总结】

　　本案例患者以气促为主诉，两次入院分别被收入呼吸内科和妇产科。全身PET-CT提示右侧卵巢癌伴多发转移可能性大，淋巴瘤待查，建议左侧锁骨上淋巴结活检以明确。肿瘤标志物检测提示涉及子宫附件的肿瘤标志物水平升高明显，胸腔积液病理提示淋巴细胞增殖性疾病。由于影像与病理结果不符，患者血清卵巢肿瘤标志物水平明显增高，患者又拒绝深部组织活检，临床诊断一度陷入僵局。在送检胸腔积液常规生化及培养检查时，细心的检验人员镜下发现一群形态异常的细胞，形似原幼浆细胞，标本及时送流式细胞表型分析，提示异常细胞为异常表型的浆细胞；故在报告中明确备注并联系临床医师，提出浆细胞肿瘤的怀疑并建议完善血液病相关检查。结合之前胸腔积液病理结果的提示，及时改变诊断方向，逐步完善造血与淋巴组织肿瘤的相关检查，并最终确诊为临床罕见但恶性程度高预后差的浆母细胞淋巴瘤。

　　通过这个案例，从检验的角度，得出三点经验。

　　（1）淋巴组织肿瘤首发形态学改变的标本类型不一定是骨髓或外周血，可能是各种体液标本和组织标本，所以对细胞形态的认识应涵盖各种标本的细胞形态。例如该患者外周血细胞形态正常，骨髓细胞形态基本正常，看到的2.5%的分类不明细胞和浆细胞在形态上也有差别，无法通过骨髓细胞形态学提示浆细胞肿瘤的诊断。而骨髓流式分析细胞比例极低，也无法说明问题。但胸腔积液标本无论通过常规形态学检查还是通过流式细胞分析都检出高比例的异常浆细胞，为临床确诊提供了方向。

　　（2）流式细胞免疫表型分析在临床的应用可以进一步验证细胞形态学的结论，能大比例提高血液疾病诊断的符合率，有条件的实验室应将两者结合。该患者胸腔积液流式细胞免疫表型分析提示异常细胞具有轻链限制，是异常细胞分化病变具有浆细胞肿瘤单克隆性的有力证据。本病例虽然是由形态学检验人员先发现的异常细胞，但如果没有及时进行流式细胞免疫表型分析，检验医师与临床医师沟通时就无法明确告知临床异常细胞考虑是浆细胞来源，而没有底气的沟通往往无法令临床医师信服，也无法令临床医师及时改变诊断方向。所以，具有说服力的诊疗手段为诊疗提供了有力的保证。

（3）检验与临床的良好沟通必不可少，良好的临床沟通往往会为患者的诊断和治疗赢得时间，也可为临床医师减少不必要的工作。

综上所述，造血与淋巴组织肿瘤的诊断需要细胞形态学、细胞免疫表型、细胞遗传学及基因检测（MICM）综合分析。对于PBL这类罕见的淋巴组织肿瘤，除MICM外，往往需要综合临床和影像学检查才能确诊。检验科、病理科、影像科和内外科的多学科合作尤为重要。

【专家点评】

血液肿瘤具有临床表现多样、诊断困难的特点。本案例患者以胸腔积液、心包积液为主要表现，常规的细胞学、影像学检查不能明确诊断。检验医师抓住患者胸腔积液这一特点，进行脱落细胞学相关检查，首先确定了恶性疾病的性质，明确了肿瘤细胞具有浆细胞特点，把诊断聚焦于血液肿瘤，在血液科医师的配合下，经过对病变部位的穿刺活检，及时确定了浆母细胞淋巴瘤的诊断，为患者争取了治疗时间，经过专科治疗后病情得到明显控制，说明诊断正确。

病理诊断是诊断肿瘤的金标准，但在取材困难或多次取材失败时，体液的脱落细胞学检查结合流式细胞免疫表型分析具有重要作用，对于肿瘤来源具有提示作用，有针对性地进行细胞学、免疫学、病理学检查及良好的检验与临床沟通为肿瘤早期诊断提供了帮助。

参 考 文 献

[1] Witte HM，Künstner A，Hertel N，et al. Integrative genomic and transcriptomic analysis in plasmablastic lymphoma identifies disruption of key regulatory pathways[J]. Blood Advances，2022，6（2）：637-651.

[2] Valera A，Balagué O，Colomo L，et al. IG/MYC rearrangements are the main cytogenetic alteration in plasmablastic lymphomas[J]. American Journal of Surgical Pathology，2010，34（11）：1686-1694.

[3] 张天铭，陈琼荣. 获得性免疫缺陷综合征伴浆母细胞淋巴瘤1例[J]. 临床与实验病理学杂志，2022，38（4）：511-512.

[4] Castillo JJ，Bibas M，Miranda RN. The biology and treatment of plasmablastic lymphoma[J]. Blood，2015，125（15）：2323-2330.

[5] 冯娟，杨莉洁，陈协群，等. 浆母细胞淋巴瘤的诊治进展[J]. 现代生物医学进展，2016，16（12）：2359-2362.

[6] Lopez A，Abrisqueta P. Plasmablastic lymphoma：current perspectives[J]. Blood and Lymphatic Cancer：Targets and Therapy，2018，8：63-70.

[7] 许文婧，王佩，马玥诗，等. 60例HIV阴性浆母细胞淋巴瘤患者的临床特征及预后[J]. 肿瘤防治研究，2021，48（4）：375-380.

47　弥漫性中线胶质瘤

作者：徐倩倩[1]，陈锟[1]，黄若凡[2]（复旦大学附属华山医院：1.检验医学科；2.神经外科）
点评专家：黄若凡[1]，盛晓芳[2]（复旦大学附属华山医院：1.神经肿瘤科；2.放疗科）

【概述】

H3K27M突变型弥漫性中线胶质瘤分类依据主要来源于组织形态学、分子生物学及肿瘤发生部位等特征。H3K27M突变型弥漫性中线胶质瘤好发于丘脑、脑干及脊髓等中线结构区域，较少见于第三脑室、下丘脑、松果体和小脑等区域。该肿瘤主要见于儿童及青少年，成人发病较少，且无性别差异。该肿瘤有较高的侵袭性且预后差。笔者所在医院脑脊液检验中心依托国家神经疾病医学中心，开展基于脑脊液的细胞学、生化学、免疫学、病原学、分子诊断学等多种特色检验项目，联合神经外科、神经内科、感染科、肿瘤科等多学科，汇集优势医疗资源，检验科各项检测设备齐全，对脑脊液液体活检、脱落细胞学已经有多年研究，对脑病的早诊早治提供了极佳手段，对于提高神经系统疾病诊疗水平有重要意义。

【案例经过】

患者女性，18岁，因"右下肢麻木、乏力7个月，左眼视物模糊伴眼痛2周余"入院。7个月前，患者自觉剧烈运动后出现双下肢"发烫感"，偶伴右下肢麻木不适感，休息后可缓解。后逐渐出现右下肢麻木、乏力，进行性加重，无二便障碍、束带感、进食饮水障碍等不适。2周前，患者自觉左眼视物模糊，逐渐加重至仅指动感，伴眼球胀痛。追问病史，患者3个月前曾有一过性眼球胀痛，但当时无明显视力下降。外院查胸椎MRI示髓内、椎管内多处异常强化（胸7～12椎体水平脊髓及圆锥明显增粗）。眼科会诊示左眼光感，右眼视力0.4，双眼眼压正常，视盘水肿。

入院后完善相关检查。

（1）影像学检查

头颅CT：两侧额顶叶、侧脑室旁、小脑及脑干多发小低密度灶，结合MRI检查，随诊。

胸椎MRI：胸椎排列正常，胸4～5椎旁右侧缘见不规则混杂信号影，大小约3.6cm×3.3cm×1.8cm，增强后可见明显强化。胸7～12椎体水平脊髓肿胀，信号不均，可见斑片状长T_2长T_1信号影，边界不清，增强后可见多发环形强化，邻近脊膜可见明显线样强化影。

（胸椎影像诊断）胸4～5椎旁右侧缘异常强化伴胸髓多发环形强化灶，考虑结核感染可能，见图47-1。

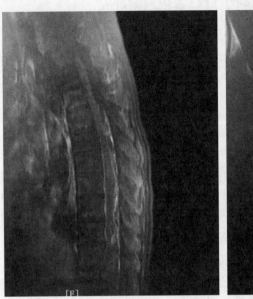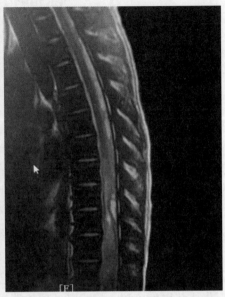

图47-1 胸椎MRI

头颅MRI增强：两侧额顶叶、侧脑室旁、小脑及脑干可见多发长T_1信号灶，FLAIR呈高信号，增强后颅底脑池周围见明显强化。脑室系统尚可，脑沟裂无增宽，中线结构居中。

（头颅MRI影像诊断）两侧额顶叶、侧脑室旁、小脑及脑干多发异常信号，颅底异常强化，可符合感染表现，见图47-2。

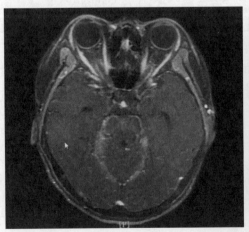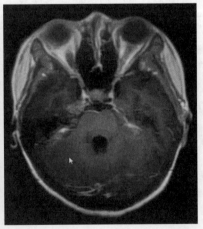

图47-2 头颅MRI

PET-CT：脊髓及圆锥外形弥漫性肿胀、胸4～6锥体右侧软组织密度影、双侧前颅底脑膜、双侧颈部及左侧锁骨区淋巴结、胸骨局灶性低密度影、右侧臀部肌肉内病灶，伴FDG代谢增高，考虑炎性增殖性病变可能，建议结合临床鉴别不典型肿瘤性病变，余脑内FDG代谢欠均匀、未见局灶性FDG代谢异常增高灶。

（2）实验室检查

C反应蛋白37.18mg/L↑，白细胞计数$3.29×10^9$/L↓，中性粒细胞绝对值$2.89×10^9$/L，中性粒细胞% 87.9%↑，淋巴细胞% 7.9%↓，单核细胞% 4.1%，嗜酸性粒细胞% 0.0%↓，嗜碱性粒细胞% 0.1%，红细胞计数$4.35×10^{12}$/L，血红蛋白96g/L↓，红细胞压积30.6%↓，平均红细胞体积70.3fL↓，平均红细胞血红蛋白量22.0pg↓，平均红细胞血红蛋白浓度313g/L↓，血小板计数$96×10^9$/L↓，血清淀粉样蛋白A＞200mg/L↑。

血清肿瘤标志物：CA125 24.00U/mL，CA199 0.69U/mL，AFP 3.59ng/mL，CEA 2.21ng/mL，CA153 7.61U/mL，CA724＜1.50U/mL，CY211 1.97ng/mL，NSE 11.50ng/mL，SCC 0.6ng/mL，CA50 0.5U/mL，ProGRP 36.3pg/mL，HE4 38.50pmol/L，S-100 0.328ng/mL↑。

脑脊液常规：淡黄色，微浑，潘氏试验3+↑，红细胞计数$2000×10^6$/L，白细胞计数$44×10^6$/L，多核细胞23/44，单核细胞21/44。

脑脊液生化：GLU 2.6mmol/L，CL 106mmol/L↓，TP＞15 000mg/L↑，LAC 5.59mmol/L↑，LDH 322.00U/L。

脑脊液细胞学：2022年5月27日（脑脊液细胞学）送检约3mL黄色浑浊液体，成熟红细胞满视野，有核细胞计数44/μL。

细胞形态描述：血性背景下，有核细胞明显增生，以单核组织巨噬细胞增生为主，寻找可见较多巢状分布的异型细胞，该类细胞胞体较大，类圆，胞质量少或中等，部分分界不清，核类圆、不规则、刀切征样核、核染色质粗糙且分布不均，少数可见核仁及有丝分裂型，部分呈铺路石样排列或龟背样排列。

细胞免疫化学染色：S-100（+），Vim（-），CAM5.2（-），CD56（-），CKpan（-），GFAP（少数±），CD20（-），CD34（-），CK7（-），HMB45（-），CD3（-），Olig-2（-），PLAP（-），TTF-1（-），Syn（+），Nestin（+），H3K27M（+）。

细胞学诊断及意见：（脑脊液）血性背景下，以单核组织巨噬细胞增生为主，可见较多巢状分布的异型细胞，结合细胞形态及免疫化学染色符合神经上皮肿瘤来源，需结合临床综合判断，见图47-3～图47-8。

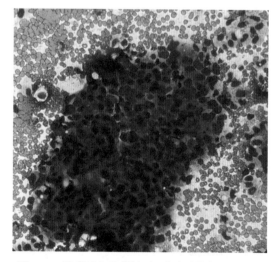

图47-3 脑脊液细胞学涂片1（瑞氏染色，×400）

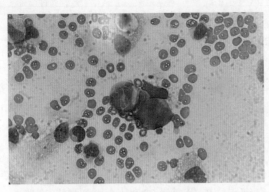

图47-4　脑脊液细胞学涂片2（瑞氏染色，×1000）

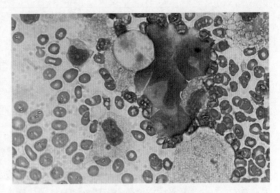

图47-5　脑脊液细胞学涂片3（瑞氏染色，×1000）

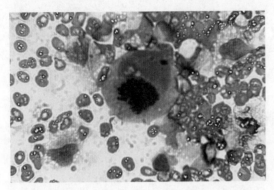

图47-6　脑脊液细胞学涂片4（瑞氏染色，×1000）

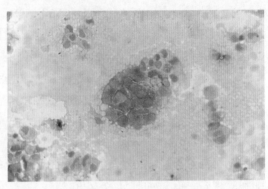

图47-7　脑脊液细胞学涂片5，Nestin（+）（×400）

（3）病理报告

（右胸4～5椎旁肿块穿刺）弥漫性中线胶质瘤，H3K27M阳性（WHO 4级）。免疫组化结果：Syn（-），NeuN（-），NF（少弱+），CgA（-），Ki67（80%+），GFAP（+），Olig2（+），CK（-），INI-1（+），β-cantenin（浆+），Desmin（-），MyoD1（-），S100（+），VIM（+），CD99（部分+），LCA（-），CD34（血管+），SMA（血管+），P53（个别阳性），H3K27ME3（-），ATRX（+），H3K27M

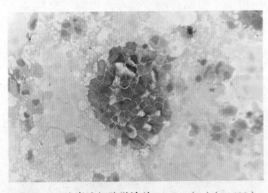

图47-8　脑脊液细胞学涂片6，Syn（+）（×400）

（+）。病理所见：灰白条索样组织2条，长均为1.2cm。

【案例分析】

1.临床案例分析

就诊诊断：视神经脊髓炎谱系疾病，右下肢肌力减退，反射减弱，双上肢正常，无明显感觉平面，可定位至胸段脊髓或周围神经；左眼视力下降，视野缺损伴眼球疼痛，可定位至左侧视神经。年轻女性，眼部急性症状，首先考虑免疫炎性。综合考虑视神经骨髓炎谱系病（NMOSD），需除外肿瘤性病变多灶播散、感染性病变等。

2. 检验案例分析

本病例中，患者"右下肢麻木、乏力7个月，左眼视物模糊伴眼痛2周余"，表现为慢性病程，影像学首先考虑感染性病变，且该患者血常规中性粒细胞比例、CRP、SAA均明显升高，脑脊液常规中白细胞计数为44×10⁶/L、多核细胞比例升高，脑脊液生化总蛋白＞15 000mg/L，这些检验结果均指向了感染性病变导致的免疫炎性反应。但是，对患者脑脊液细胞离心涂片后，发现脑脊液细胞学瑞氏染色后，细胞形态明显异常，且异常细胞呈巢状分布，该类细胞胞体较大、类圆，部分分界不清，核类圆、不规则，刀切征样核，核染色质粗糙且分布不均，少数可见核仁及有丝分裂型，部分呈铺路石样排列或龟背样排列。

对于此类形态明显异常的细胞，经离心制片，进行脑脊液细胞免疫化学染色，其中S-100（+）、GFAP（少数±）、Syn（+）、Nestin（+）、H3K27M（+）。结合细胞形态及免疫化学染色符合神经上皮肿瘤来源，提示临床考虑该患者为神经肿瘤性病变。临床随后对患者行右胸4～5椎旁肿块穿刺，病理报告表明：弥漫性中线胶质瘤，H3K27M阳性（WHO 4级）。

【知识拓展】

WHO中枢神经系统肿瘤分类2016年版首次提出了H3K27M突变型弥漫性中线胶质瘤这一新的胶质瘤类型，其分类依据主要来源于组织形态学、分子生物学及肿瘤发生部位等特征，H3K27M突变型弥漫性中线胶质瘤好发于丘脑、脑干及脊髓等中线结构区域，较少见于第三脑室、下丘脑、松果体和小脑等区域，该肿瘤主要见于儿童及青少年，成人发病较少，且无性别差异，该肿瘤有较高的侵袭性且预后差[1, 2]。有研究显示该肿瘤患者的总生存期仅为9.3个月，年生存率低于10%。该类型胶质瘤的临床表现多无特异性，可表现为颅内压增高、脑神经病变、长束征、共济失调、运动障碍、步态不稳等症状，但也可无明显症状，此与肿瘤的生长部位有关[3-10]。

组蛋白由于其自身亚基的不同故而存在多种不同的变体，其中包括H1、H2A、H2B、H3和H4。组蛋白可以通过多种方式起到参与基因表达的精细化调控作用，而且其不同变体的功能各不相同，调节方式亦多样；较为常见的方式是组蛋白的甲基化及乙酰化等翻译后修饰作用。而其中H3这一变体又可主要分为H3.1、H3.2、H3.3、着丝粒蛋白-A（centromere protein A，CENP-A）及睾丸特异性组蛋白（H3t）这5种不同的变体，各变体的功能不尽相同。其中，H3.3这一变体主要通过调节表观的方式进而作用于基因的表达，从而影响细胞的增殖、分化、减数分裂等；H3.3有*H3F3A*和*H3F3B*两个编码基因，H3K27M突变发生在*H3F3A*编码基因上，由*H3F3A*上第27位的赖氨酸（K27）被甲硫氨酸（methionine，M）所替换导致。而H3K27M的突变使得该位点的氨基酸三甲基化（H3K27me3）含量显著降低，影响了基因转录的可靠性，导致或促进肿瘤的发生与进展。

与此同时，甲基转移酶EZH2可与H3K27M相互影响起到降低多梳抑制复合物2（polycomb repressive complex 2，PRC2）活动的目的，从而引起H3K27me3含量减少；有专家推测PRC2的表达异常是导致胶质瘤的一个重要因素。故H3K27M的突变降低了甲基化的程度引起的强化基因激活效应，同时PRC2的功能受到抑制；这些效应重新激活了相关受抑制的靶基因，最后导致了肿瘤的发生与发展[11, 12]。相关研究表明H3K27M突变与中线结构胶质瘤的发生与发展密切相关，并且此类胶质瘤呈弥漫性生长，恶性程度相对较高[13]。

目前，胶质瘤的诊断主要依靠手术切除或活检标本的病理学检查，观察病变组织的细胞形态学进行鉴别；部分病例的诊断基于既往经验。但H3K27M突变型弥漫性中线胶质瘤细胞形态上变化多样，从最多见的低级别星形细胞瘤到高级别胶质母细胞瘤的细胞形态均可出现，甚至是两种形态的过渡状态；还可呈现上皮样细胞、室管膜样、神经节细胞分化、原始神经外胚层肿瘤、横纹肌细胞、毛细胞黏液样、神经毡岛样、肉瘤样及多形性黄色星形细胞瘤样等；也可以在同一肿瘤内的不同区域表现为不同的形态。但该类型胶质瘤的组织形态学分类对于判断患者预后方面的意义有限。随着目前分子病理诊断的不断应用，有研究发现IDH1、1p19q共缺失、ATRX、TERT启动子及端粒酶启动子等相关分子在胶质瘤的发生与发展中起着重要作用，而H3K27M突变型弥漫性中线胶质瘤有H3K27M突变，其特征性地表达H3K27M阳性。但是在一些生长于非中线部位的胶质瘤中亦可表达H3K27M阳性。因此，诊断需要结合肿瘤生长部位、免疫组化等结果综合考虑。H3K27me3含量的减少是H3K27M突变的主要驱动因素，因H3K27me3本身没有特异性，无法单独应用于这类肿瘤的诊断，但可以将其作为H3K27M之外的辅助诊断手段。采用病理组织免疫组化可直接检测H3K27M的表达；同时随着基因技术的发展，对活体组织标本进行基因的提取和扩增后进行实时PCR也是一种检测方法。但有研究发现，H3K27M突变也可发生于室管膜瘤、毛细胞型星形细胞瘤、儿童弥漫性胶质瘤、节细胞胶质瘤等低级别胶质瘤及非中线部位的高级别胶质瘤[14-16]。因此，H3K27M突变型弥漫性中线胶质瘤的诊断需结合肿瘤生长部位与组织形态学、分子病理学诊断等结果进行综合判断。

【案例总结】

脑脊液细胞学是诊断中枢神经系统肿瘤的重要窗口，中枢神经系统肿瘤细胞在脑脊液中通常其形态有明显异质性，没有特异的形态学特征，往往是簇状或巢状的异型细胞，可以表现为菊花团样、龟背样、铺路石样，细胞间分界不清，胞质融合，胞质量少或中等，胞核大、类圆或不规则、核形变异明显，核染色质较疏松，少数可见核仁，核分裂型和有丝分裂型较易见。有条件时可通过增加免疫标记如Syn、GFAP、Olig-2、CD34、CKpan、CD56、Vim等进行鉴别诊断。本病例中影像学首先考虑感染性疾病，但在临床治疗随访过程中效果不佳，结合临床病史重新读片考虑肿瘤可能，送检脑脊液发现了较大巢状分布的异型细胞，部分具有菊花团样结构，一些散在或小簇状的异型细胞具有龟背样结构，细胞形态学倾向神经系统肿瘤来源，但需要与神经内分泌肿瘤、淋巴造血系统肿瘤相鉴别。因此，选择免疫标记时应该考虑覆盖到需要鉴别诊断的肿瘤。该类肿瘤最终的诊断仍需要组织病理学和分子遗传学来明确。

【专家点评】

弥漫性中线胶质瘤 H3K27M 阳性（组化）脑外播散治疗意见：①告知家属预后极差；②建议行脑室腹腔分流术，减少脑疝风险，延长生命；③目前没有公认的有效治疗方案；弥漫性中线胶质瘤穿刺术后2周，易发脑脊液播散、颅外转移，预后极差，目前建议进行多部位放射性治疗。检验科在日常工作中凭借专业的形态识别技能、认真严谨的工作态度，主动给临床医师提出进一步检查的建议，为临床进一步明确诊断提供帮助，彰显出扎实的理论基础和丰富的临床工作经验。检验人员在工作中应主动学习临床医学和检验医学的专业知识，不断提升自己的知识储备和工作能力，积极与临床医师沟通交流，协助临床医师做出正确、全面的诊断。

参 考 文 献

[1] 汪洋. 2021年世界卫生组织中枢神经系统肿瘤分类（第五版）胚胎性肿瘤分类解读[J]. 中国现代神经疾病杂志，2021，21（9）：817-822.

[2] Louis DN，Perry A，Reifenberger G，et al. The 2016 World Health Organization classification of tumors of the central nervous system：a summary[J]. Acta Neuropathol，2016，131（6）：803-820.

[3] 中华人民共和国国家卫生健康委员会. 儿童髓母细胞瘤诊疗规范（2021年版）[J]. 全科医学临床与教育，2021，19：581-584.

[4] Northcott PA，Robinson GW，Kratz CP，et al. Medulloblastoma[J]. Nat Rev Dis Primers，2019，5：11.

[5] Taylor MD，Northcott PA，Korshunov A，et al. Molecular subgroups of medulloblastoma：the current consensus[J]. Acta Neuropathol，2012，123（4）：465-472.

[6] Ostrom QT，Patil N，Cioffi G，et al. CBTRUS statistical report：primary brain and other central nervous system tumors diagnosed in the United States in 2013—2017[J]. Neuro Oncol，2020，22（12 Suppl 2）：iv1-iv96.

[7] Massimino M，Antonelli M，Gandola L，et al. Histological variants of medulloblastoma are the most powerful clinical prognostic indicators[J]. Pediatr Blood Cancer，2013，60（2）：210-216.

[8] McManamy CS，Pears J，Weston CL，et al.Nodule formation and desmoplasia in medulloblastomas-defining the nodular/desmoplastic variant and its biological behavior[J].Brain Pathol，2007，17（2）：151-164.

[9] Tulla M，Berthold F，Graf N，et al. Incidence，trends，and survival of children with embryonal tumors[J]. Pediatrics，2015，136（3）：e623-e632.

[10] Ho B，Johann PD，Grabovska Y，et al. Molecular subgrouping of atypical teratoid/rhabdoid tumors：a reinvestigation and current consensus[J]. Neuro Oncol，2020，22（5）：613-624.

[11] Holdhof D，Johann PD，Spohn M，et al. Atypical teratoid/rhabdoid tumors（ATRTs）with SMARCA4 mutation are molecularly distinct from SMARCB1-deficient cases[J]. Acta Neuropathol，2021，141（2）：291-301.

[12] Hasselblatt M，Oyen F，Gesk S，et al.Cribriform neuroepithelial tumor（CRINET）：a nonrhabdoid ventricular tumor with INI1 loss and relatively favorable prognosis[J]. J Neuropathol Exp Neurol，2009，68（12）：1249-1255.

[13] Ibrahim GM，Huang A，Halliday W，et al. Cribriform neuroepithelial tumour：novel clinicopathological，ultrastructural and cytogenetic findings[J]. Acta Neuropathol，2011，122（4）：511-514.

[14] 吴小延，黄永诗，苏丹婷，等. H3K27M突变型弥漫性中线胶质瘤39例临床病理特征及预后分析[J]. 中国医刊，2022，57（4）：409-415.

[15] 李志敏，靳松. H3K27M突变型弥漫性中线胶质瘤1例并文献复习[J]. 中国临床医学影像杂志，2022，33（1）：61-63.

[16] 杜军，黄亮亮，张安莉，等. H3K27M突变型弥漫性中线胶质瘤11例临床病理分析[J]. 诊断病理学杂志，2019，26（3）：137-141.

48 粪类圆线虫过度感染

作者：徐薇[1]；蒋娟[2]（中南大学湘雅医院：1. 检验科；2. 呼吸内科）
点评专家：梁湘辉（中南大学湘雅医院检验科）

【概述】

本案例患者既往患"肾病综合征"，曾行间断不规律激素治疗，因呕吐、乏力多次就诊于当地医院，经抗感染及对症支持治疗后，仍有腹痛、黑便，并出现发热、气促、咳粉红色泡沫痰等症状，为求进一步诊疗入住笔者所在医院。入院后经大便常规直接镜检及支气管肺泡灌洗液革兰氏染色镜检均发现粪类圆线虫，血 NGS DNA、肺泡灌洗液 NGS DNA 检出粪类圆线虫序列，血培养检出粪肠球菌。予以抗寄生虫、抗细菌、抗病毒感染，治疗效果不佳，患者粪类圆线虫感染严重，并合并消化道大出血、咯血，家属放弃治疗并要求出院。本案例中未能在粪类圆线虫感染早期进行诊断，至笔者所在医院进一步就诊时已表现为粪类圆线虫过度感染综合征，本病缺乏特异性临床表现，易造成临床误诊、漏诊，后果十分严重，应予以充分重视。

【案例经过】

患者女性，58岁，因"呕吐、乏力20天，腹痛5天，发热、气促1天"入院。查体：T 37.9℃，P 120次/分，BP 100/60mmHg，R 30次/分，血氧饱和度98%，发育正常，营养欠佳，腹部及四肢皮肤可见散在出血斑点，全身浅表淋巴结无肿大，颈软，双肺叩诊呈清音，双肺呼吸音粗，可闻及大量哮鸣音，心界无扩大，心率120次/分，律齐。腹平软，右上腹及脐周压痛，无反跳痛，肌张力正常，双下肢轻度水肿。患者于2022年3月9日出现呕吐、乏力，大便呈黄色稀水便，于当地中医院诊断为"肾病综合征、呕吐查因"，经对症治疗后，仍有呕吐、乏力，于3月15日转入当地人民医院，3月16日立位腹部平片示肠管积气积液。肺部CT示肺部少许炎症，两肺小结节，多考虑炎性结节，心包积液。3月18日上消化道碘水造影：右半结肠下段改变，炎性病变？肿瘤性病变待确定。予以禁食、通便处理。3月24日患者出现腹痛，右上腹为甚。3月27日出现发热，最高39.5℃，并有胸闷、气促，偶可闻及喉中喘鸣音，活动后加重，3月27日肺部及腹部CT示肺部炎症，胆囊肿大，胆囊炎。诊断为"不完全性肠梗阻，肺炎，脓毒血症"，予以对症支持治疗后，患者症状无缓解，于3月28日由120救护车送至笔者所在医院急诊科，考虑"重症肺炎，呼吸衰竭"收入呼吸内科ICU。

入院诊断：①重症肺炎、呼吸衰竭；②肾病综合征；③肠梗阻；④急性胆囊炎；⑤糖尿病、糖尿病性酮症；⑥应激性溃疡伴出血。

入院后完善相关检验检查。输血前四项：阴性。血常规：WBC 12.5×10⁹/L，RBC
1.74×10¹²/L，HGB 53g/L，中性粒细胞百分比90.7%，淋巴细胞百分比5.1%。肝功能：总
蛋白39g/L，白蛋白20.7g/L，丙氨酸氨基转移酶 57.4U/L，天冬氨酸氨基转移酶 131.2U/L；
超敏C反应蛋白51.22mg/L，PCT 0.23ng/mL，EB病毒DNA检测：5.12×10⁴IU/mL，巨细胞
病毒DNA：6.53×10³IU/mL；G试验323.95ng/L。胸腹部CT：①左上腹空肠局部管壁可疑
增厚，其近端十二指肠、空肠管腔扩张，原因待查，必要时进一步检查；②脂肪肝；③胆
囊炎；④右肾囊肿；⑤少量盆腔积液；⑥双肺感染，建议治疗后复查；⑦脐尿管结石。3月
30日大便常规+大便隐血试验+大便中找寄生虫卵：颜色为褐色，性状为糊状便，真菌孢子
1+个/HP，脂肪球2+个/HP，可见粪类圆线虫（图48-1）。3月31日肺泡灌洗液离心后瑞氏-
吉姆萨染色、革兰氏染色镜检：可见粪类圆线虫（图48-2）。3月31日血NGS DNA：大肠埃
希菌（序列数11）、粪肠球菌（序列数7）、人类疱疹病毒1型（序列数205）、人巨细胞病毒
（序列数151）、人类疱疹病毒6B型（序列数22）、人类多瘤病毒1型（序列数1）、耶氏肺孢子
菌（序列数42）、粪类圆线虫（序列数15）、烟曲霉（序列数1）。支气管肺泡灌洗液 NGS DNA：
大肠埃希菌（序列数266）、人疱疹病毒1型（序列数3838）、人巨细胞病毒（序列数55）、人
类疱疹病毒4型（序列数2）、人类疱疹病毒6B型（序列数1）、耶氏肺孢子菌（序列数2033）、
粪类圆线虫（序数74）、烟曲霉（序列数122）。4月7日血培养：粪肠球菌。

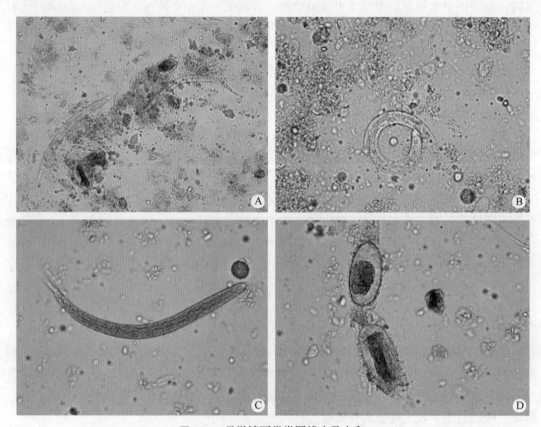

图48-1   显微镜下粪类圆线虫及虫卵

A. 10×10倍镜下粪类圆线虫及虫卵；B. 10×40倍镜下粪类圆线虫；C. 碘液染色后10×40倍镜下粪类圆线虫；D. 碘液染色后
10×100倍镜下粪类圆线虫虫卵

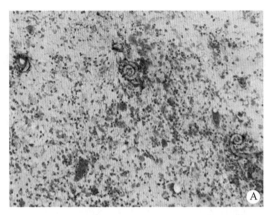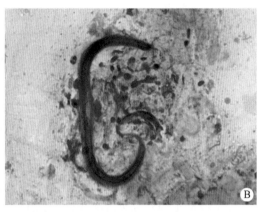

图48-2 显微镜下肺泡灌洗液沉渣

A. 肺泡灌洗液离心取沉渣瑞氏-吉姆萨染色后10×10倍镜下粪类圆线虫；B. 肺泡灌洗液离心取沉渣革兰氏染色后10×40倍镜下粪类圆线虫

最终诊断：①寄生虫病（粪类圆线虫），肠梗阻，消化道出血（大出血）；②重症肺炎（PJP+CMV+大肠埃希菌+粪肠球菌+粪类圆线虫+烟曲霉+洋葱克雷伯菌），呼吸衰竭，急性肺泡出血；③败血症（粪肠球菌），感染性多器官功能障碍综合征，血小板减少；④肾病综合征；⑤糖尿病，糖尿病性酮症。

【案例分析】

1. 临床案例分析

患者为58岁女性，因"呕吐、乏力20天，腹痛5天，发热、气促1天"入院，既往患有肾病综合征，曾行间断不规律激素治疗。患者早期临床表现主要为消化道症状，包括腹泻、腹痛、呕吐，腹立位平片、腹部及肺部CT显示炎性病变、胆囊炎，在以腹痛为首发症状的粪类圆线虫感染病例中，易被误诊为肠炎、胆囊炎，延误治疗。本病例中患者起病早期以消化道症状为主，住院治疗期间，出现肺部症状，且一般的抗感染、对症支持治疗效果不佳，在该患者粪便中发现粪类圆线虫后，在检验医师的建议下，积极完善支气管肺泡灌洗液革兰氏染色镜检，亦发现了粪类圆线虫。粪类圆线虫致病作用与人体免疫功能状态密切相关，若机体存在有效免疫应答，可清除轻度感染，感染者无明显症状，一旦机体抵抗力低下，感染无法清除，慢性感染可持续存在，严重时可造成过度感染综合征。本病例在明确粪类圆线虫感染后立即开始抗寄生虫治疗，但因感染情况过重，且合并大出血，患者放弃治疗自行出院。可见对于免疫力低下的患者，当出现消化道和呼吸道症状时，要积极寻找病原学依据明确诊断，尽早对症治疗，以免造成严重后果。

2. 检验案例分析

该患者有肾病综合征病史，曾行间断不规律激素治疗，可出现细菌、病毒、真菌、寄生虫混合感染。患者入院后，完善大便常规、大便中找寄生虫、支气管肺泡灌洗液离心后革兰氏染色镜检，可检出粪类圆线虫，血NGS DNA、支气管肺泡灌洗液NGS DNA检测后发现患者同时合并细菌（大肠埃希菌、粪肠球菌）、病毒（EB病毒、人巨细胞病毒、人类疱疹病毒）、真菌（耶氏肺孢子菌、烟曲霉）、寄生虫（粪类圆线虫）感染。

粪类圆线虫与十二指肠钩虫幼虫在光学显微镜下虫体形态极为相似，在临床上容易混淆从而导致误诊。二者的主要鉴别要点如下。①口腔：十二指肠钩虫口腔细长，约与体宽相等，壁稍厚，角质口囊的腹侧缘有两对钩齿，外齿较内齿大且明显；粪类圆线虫口腔短，长度小于体宽，壁薄，具有4个不太明显的唇瓣。②食管：十二指肠钩虫食管呈典型的杆状型，长度约为虫体长度的前1/4或1/3，有1个膨大的食管球；粪类圆线虫食管前后两端膨大呈哑铃状，约占虫体的前2/5或1/2，有2个膨大的食管球。③生殖原基：十二指肠钩虫生殖原基小，不明显，粪类圆线虫生殖原基大而明显。④尾部：杆状蚴阶段，十二指肠钩虫尾部尖细，粪类圆线虫尾部钝尖。丝状蚴阶段，十二指肠钩虫尾部尖细，粪类圆线虫尾部钝，微呈凹陷。⑤鞘膜：十二指肠钩虫整条丝状蚴体表覆盖鞘膜；粪类圆线虫杆状蚴蜕膜后形成丝状蚴，粪类圆线虫丝状蚴无鞘膜。根据以上特点，本病例中发现的寄生虫经高倍镜下观察和瑞氏-吉姆萨染色后油镜下观察确定为粪类圆线虫杆状蚴（图48-3），本案例中，从大便直接镜检及肺泡灌洗液革兰氏染色镜检中发现粪类圆线虫，患者可确诊为寄生虫（粪类圆线虫）病。

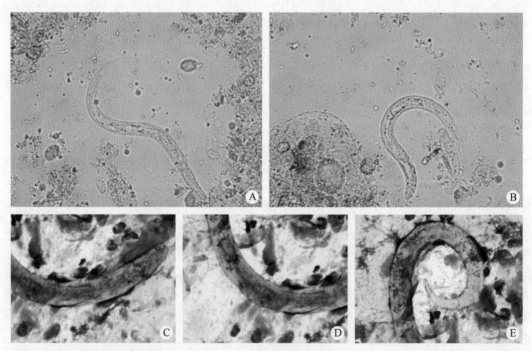

图48-3 本病例中发现的粪类圆线虫杆状蚴（A、B. 直接镜检的虫体；C、D、E. 分别为瑞氏-吉姆萨染色后的头、体、尾部）

【知识拓展】

在我国北京、浙江、广西、广东、江西、福建等地区都有粪类圆线虫感染散发病例报道，长期使用免疫抑制剂以及存在各种免疫缺陷或免疫功能低下的患者发生粪类圆线虫感染的风险高[1]。粪类圆线虫生活周期分为直接发育和间接发育，在适宜环境下，杆状蚴经4次蜕皮后直接发育为自生世代的成虫，当外界环境不利于虫体发育时，杆状蚴蜕皮2次间接发育为感染性丝状蚴，感染性丝状蚴可穿过皮肤或肠道黏膜感染人体，通过血液循环移行至肺，进入气管通过吞咽进入十二指肠和空肠上部，大量幼虫在体内移行，可将肠道细菌带入血流，引发败血症及各器官严重损伤，出现严重的并发症甚至死亡[2]。大部分粪类圆线虫感染患者症状轻微或无症状，或仅表现为外周血嗜酸性粒细胞计数增加。粪类圆线虫的致病作用与感染程度、侵袭部位及宿主的免疫状态密切相关[3]。急性感染时，幼虫穿透皮肤，可产生线性荨麻疹；慢性感染中，幼虫可在皮内迁徙，通常位于肛周区域和大腿上部，被称为肛周匐行疹。当幼虫通过肺部迁徙时，患者会出现干咳、喘息、咳粉红色泡沫痰等症状，虫体到达小肠后可刺激胃肠道，患者可出现腹泻、厌食、呕吐、上腹部疼痛等非特异性症状，部分患者存在进食后加重[4]。长期感染粪类圆线虫的患者出现免疫抑制（如接受自身免疫性疾病或恶性肿瘤治疗的患者）或免疫抑制患者发生急性粪类圆线虫病时，就会发生过度感染综合征。粪类圆线虫过度感染综合征的初始症状包括发热、咯血和喘息，胸部X片可表现为肺部水肿、出血和炎症的综合改变，同时可并发麻痹型肠梗阻、消化道出血、肠道菌群易位引起脓毒症和多器官衰竭，该阶段可于患者体液（如痰液、胸腔积液、腹水等）中发现丝状蚴[5]。粪类圆线虫病由于缺乏特有的临床表现，故常致临床误诊。临床医师首先应询问患者有无泥土的接触史，该病的确诊依据主要为在新鲜粪便或痰液中查见杆状蚴或丝状蚴[6]。检验医师在处理临床高度怀疑粪类圆线虫感染或同时有消化道、呼吸道症状病因不明的患者时，除可将标本离心后镜检提高阳性率外，还可积极建议临床医师送检不同种类的标本，同时进行消化道和呼吸道病原学检查。此外，由于粪类圆线虫为间断性及无规律的排卵，病原学检查困难，血清学诊断是很有帮助的，但制备感染性幼虫的抗原需要利用患者或免疫实验动物。对于确诊病例，应立即进行驱虫治疗，并保持大便通畅，注意肛门周围洁净，防止自身感染。依维菌素或噻苯达唑是治疗粪类圆线虫高度感染的药物，治愈率为92%～94%[1]。

【案例总结】

该例患者起病急，病程长，在治疗过程中首先以消化道症状为主，其后出现呼吸道症状。患者入院时，病因尚不十分明确，入院后，检验医师在大便中发现粪类圆线虫，并建议临床医师送检呼吸道标本寻找病原体，对明确患者病因有着重要的意义。粪类圆线虫感染早期无特异性症状，极易造成误诊，当患者同时出现消化道和呼吸道症状时，要考虑粪类圆线虫感染，除关注嗜酸性粒细胞是否增多外，还需完善病原学、血清学检测，加强多学科诊疗，以准确查找病因并进行对应治疗，避免不恰当的治疗而产生暴发性感染。

【专家点评】

粪类圆线虫既是一种兼性寄生虫，也是一种机会性致病蠕虫。在寄生世代中，成虫主要寄生在人及犬、猫等哺乳动物的小肠内，幼虫可侵入肺、脑、肝、肾等组织或器官，引起粪类圆线虫病。粪类圆线虫的致病作用与其感染程度及人体健康状况,特别是机体免疫功能状态密切相关。粪类圆线虫病的临床表现多样,轻重不一,绝大多数人感染后无任何症状或症状轻微。当在人体免疫功能受损时,如长期应用免疫抑制剂、肿瘤化疗或艾滋病患者,则可出现播散性超度感染,患者可因器官严重衰竭而死亡。本病的诊断主要依靠从粪便、痰、尿或其他体液中检出杆状蚴或培养出丝状蚴为诊断依据。在部分腹泻患者的粪便中也可检出虫卵。本病例通过在粪便常规检验工作中检出粪类圆线虫的幼虫与虫卵,检验医师结合患者的临床表现与病史,主动与临床医师沟通,提出进一步检查的建议,在肺泡灌洗液中也找到粪类圆线虫的幼虫,及时为临床明确诊断提供帮助。

该案例充分体现了实验室检查在临床诊断中的重要性,是检验与临床合作为临床诊断提供良好服务的典型案例,值得分享。检验医师应采取积极主动的态度加强与临床医师的沟通和联系,以患者为中心,更好地将检验数据转化为临床诊疗信息,为临床诊疗服务。

参 考 文 献

[1] Ericsson CD,Steffen R,Siddiqui AA,et al. Diagnosis of *Strongyloides stercoralis* infection[J]. Clin Infect Dis,2001,33(7):1040-1047.

[2] Greaves D,Coggle S,Pollard C,et al. *Strongyloides stercoralis* infection[J]. BMJ,2013(347):f4610.

[3] Prendki V,Fenaux P,Durand R,et al. Strongyloidiasis in man 75 years after initial exposure[J]. Emerg Infect Dis,2011,17(5):931-932.

[4] Valerio L,Roure S,Fernández-Rivas G,et al. *Strongyloides stercoralis*,the hidden worm. Epidemiological and clinical characteristics of 70 cases diagnosed in the north metropolitan area of Barcelona,Spain,2003—2012[J]. Trans R Soc Trop Med Hyg,2013,107(8):465-470.

[5] Ghosh K,Ghosh K. *Strongyloides stercoralis* septicaemia following steroid therapy for eosinophilia:report of three cases[J]. Trans R Soc Trop Med Hyg,2007,101(11):1163-1165.

[6] Jacob CI,Patten SF. *Strongyloides stercoralis* infection presenting as generalized prurigo nodularis and lichen simplex chronicus[J]. J Am Acad Dermatol,1999,41(2 Pt 2):357-361.